GRUNDZÜGE DER RÖNTGENDIAGNOSTIK

INNERER ERKRANKUNGEN

GRUNDZÜGE DER RÖNTGENDIAGNOSTIK

INNERER ERKRANKUNGEN

VON

Dr. FELIX PELTASON

OBERARZT AM RÖNTGENINSTITUT DER ALLG. ORTSKRANKENKASSE
IN DARMSTADT · FRÜHER LEITER DER RÖNTGENABTEILUNG
DER MED. UNIVERSITÄTS-POLIKLINIK IN WÜRZBURG

MIT 222 ABBILDUNGEN

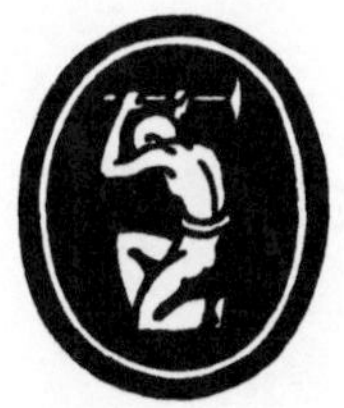

MÜNCHEN
VERLAG VON J. F. BERGMANN
1927

ISBN-13:978-3-642-90230-7   e-ISBN-13:978-3-642-92087-5

DOI: 10.1007/978-3-642-92087-5

Vorwort.

Röntgendiagnostik aus Büchern „erlernen" zu wollen, gleicht dem Versuche, Licht auf Flaschen zu ziehen. Weder das geschriebene Wort noch die besten Abbildungen vermögen die persönliche Anleitung am Leuchtschirm und am Röntgen-Negativ zu ersetzen. Da jedoch der größte Teil der Ärzteschaft heute noch einer diesbezüglichen Ausbildung ermangelt, aber täglich mit der immer weiter sich ausbreitenden diagnostischen Anwendung der Röntgenstrahlen in Berührung kommt, besteht vielerorts das Bedürfnis, aus allgemeinen Gesichtspunkten Klarheit darüber zu gewinnen, wie ein „Röntgenbefund" entsteht, wie seine Unterlagen im Einzelfalle zu bewerten sind, wo die Grenzen des Verfahrens liegen u. a. m. Dieses Bedürfnis ist sicherlich am stärksten auf dem Gebiete der inneren Medizin. Im Gegensatz zu der Anschaulichkeit des chirurgischen Röntgenbildes entbehrt ja der interne Röntgenbefund schon durch die Art seiner Erhebung, welche zum großen Teil auf die Beobachtung am Fluorescenzschirm angewiesen ist, oft der Klarheit und Objektivität. Sein Wesentlichstes sind oft funktionelle Momente, rasch wechselnde Phasen von in Bewegung befindlichen Organen oder Zustandsbilder von rasch ablaufenden Erkrankungen ohne Möglichkeit einer autoptischen Kontrolle. Röntgenbefunde innerer Erkrankungen bedürfen viel mehr als andere der Erläuterung. Sie sind sozusagen in höherem Grade Eigentum des Röntgenuntersuchers. Ihre Nomenklatur ist eine eigenartige, z. T. neugeschaffene, nicht überall einheitliche.

Wie jedes Gebiet ärztlicher Betätigung, so erfordert auch dieses eine wissenschaftliche Durchdringung, um nicht zur bloßen Routine herabzusinken. Jeder denkende Arzt hegt den Wunsch, auf die Grundlagen einer von ihm benutzten Technik zurückzugreifen. Hierbei läßt sich ein Eingehen sowohl auf die physikalischen Grundbegriffe wie auch auf die spezielle Technik der Untersuchung einzelner Organsysteme nicht vermeiden, von denen jedes dem Röntgenverfahren andere Aufgaben und Bedingungen stellt. Es wird deshalb in den nachstehenden Ausführungen auch kurz auf die Physik und Technik der Röntgenstrahlen, dann auf die Erörterung der diagnostischen Ergebnisse eingegangen werden.

Eine erschöpfende Darstellung ist nicht beabsichtigt, angesichts der trefflichen, bereits vorliegenden größeren Werke, von denen nur diejenigen von ASSMANN, MUNK, DIETLEN, STIERLIN und SCHLESINGER besonders hervorgehoben seien, abgesehen von den bekannten Lehrbüchern mehr allgemeinen Inhalts von GOCHT, GROEDEL, SCHITTENHELM, ALBERS-SCHÖNBERG usw. An sie wird sich stets derjenige wenden, der für ein bestimmtes Gebiet näheres Interesse gewonnen hat.

Dieses Interesse zu wecken und fruchtbringend zu gestalten, möge dem vorliegenden Werkchen beschieden sein. Es ist der Hauptsache nach aus Ferienvorlesungen vor Studenten und Ärzten in den Jahren 1922—25 hervorgegangen. Die wiedergegebenen Röntgenbilder entstammen größtenteils der Sammlung der medizinischen Poliklinik Würzburg. Herrn Prof. Dr. MAGNUS-ALSLEBEN, meinem früheren Chef, sei an dieser Stelle herzlich für vielseitige Förderung des Werkes gedankt. Wertvolle Unterstützung durch Hergabe von Bildmaterial erfuhr ich auch von seiten der Medizinischen Universitätsklinik (Prof. Dr. GRAFE)[1], der Chirurgischen Universitätsklinik (Geh.-Rat Prof. Dr. KÖNIG)[2], der Orthopädischen Klinik (Prof. Dr. PORT)[3] und der Univ.-Frauenklinik (Prof. Dr. GAUSS)[4], wofür gleichfalls herzlich gedankt sei. Zwei Bilder (Abb. 125 u. 200) verdanke ich der Freundlichkeit des Herrn Dr. DAHL, Röntgenfacharzt in Würzburg. Der Verlag J. F. BERGMANN hat es sich angelegen sein lassen, das Buch in seiner bewährt sorgfältigen, keine Kosten scheuenden Weise auszustatten.

Würzburg-Darmstadt, im Oktober 1927.

DR. F. PELTASON.

---

[1] Abb. 168 u. 169.
[2] Abb. 92, 101, 121, 196, 197, 201, 206, 207, 208.
[3] Abb. 210, 211, 213.
[4] Abb. 193 u. 215.

Inhaltsverzeichnis.

Einleitung.

Dem Fortschritt in der Medizin standen von jeher zwei Wege offen: Die von klinischer Erfahrung getragene geniale Idee großer Denker war der eine; der andere die Anwendung neuer Errungenschaften der Naturwissenschaft, insbesondere der Physik und Chemie. Dieser letztere Weg ist weitaus am meisten betreten worden seit den grundlegenden Entdeckungen des 18. und namentlich des 19. Jahrhunderts. Zahlreich sind die Beispiele, daß Entdeckungen physikalischer und chemischer Natur befruchtend auf die Medizin gewirkt und zur Ausarbeitung neuer Methoden der Therapie und Diagnostik geführt haben. War erst eine neue brauchbare Methode oder ein neues Instrument da, so ließen die damit erzielten, oft überraschenden Fortschritte in der Erkennung und Behandlung der Krankheiten nicht lange auf sich warten. Man erinnere sich an die enorme Bedeutung, die das Mikroskop für die Medizin gewonnen hat. HELMHOLTZ' geniale Erfindung des Augenspiegels, die er selbst übrigens nicht besonders hoch bewertete, hat den Grundstein der gesamten modernen Augenheilkunde gelegt. Ähnlich war es mit dem Kehlkopfspiegel. Freilich führten neue Erkenntnisse jedesmal auch zu neuen Fragestellungen, die ihrerseits eine weitere Vervollkommnung der Methodik gebieterisch forderten und so den Weg zu weiterem Fortschreiten wiesen.

Dies alles trifft in besonderem Maße zu auf die junge Wissenschaft der Röntgenkunde, die sich auf die geniale Entdeckung des Würzburger Physikers im Jahre 1895 aufbaut und in den drei Jahrzehnten ihres Bestehens gerade durch ihre Anwendung in der Medizin eine solche Ausdehnung gewonnen hat, daß sie jetzt keineswegs nur mehr ein Spezialfach darstellt, sondern sozusagen eine ganze Reihe von Sonderfächern, die sich eng an die einzelnen Disziplinen der praktischen Medizin, denen sie dienen, anschließen.

Uns beschäftigt hier von dem ausgedehnten Gebiete der gesamten Röntgenkunde nur die Röntgenuntersuchung in der inneren Medizin. Die folgenden Ausführungen sollen in Kürze ihre Prinzipien, Methodik und Erkenntnismöglichkeiten sowie ihren Umfang und ihre Bedeutung für den praktischen Arzt vorführen. Vorher jedoch möchte ich versuchen, in zwei kurzen Abschnitten das Wesen und die Eigenschaften der Röntgenstrahlen und die technischen Bedingungen ihrer Erzeugung und Anwendung zu erläutern, soweit das zum Verständnis der röntgendiagnostischen Verfahren nötig erscheint.

I. Physikalisch-technische Einführung.

1. Allgemeines über Röntgenstrahlen und Röntgenröhren.

Von dem Wesen der Röntgenstrahlen haben wir erst im letzten Jahrzehnt eine klare Vorstellung bekommen. Nach der grundlegenden Entdeckung RÖNTGENS selbst bedurfte es noch umfassender Arbeit, wie sie namentlich die Erforscher der radioaktiven Elemente LORD KELVIN, RAMSAY und RUTHERFORD, ferner durch die Versuche über Beugung und Polarisation der Röntgenstrahlen

Barkla [1], Marx [2] und vor allem v. Laue und die beiden Bragg [3] mit der Spektralanalyse der Röntgenstrahlen geleistet haben.

Wir gehen am besten in der Weise historisch vor, wie Röntgen zu seiner Entdeckung geführt wurde. — Es ist bekannt, daß die Luft dem elektrischen Strom, wie er beispielsweise in unserer Lichtleitung fließt, einen recht erheblichen Widerstand entgegensetzt. Gelingt es dem Strom, vermöge sehr erhöhter Spannung, einen Luftraum von einiger Breite zu überbrücken, so findet ein plötzlicher Ausgleich in Form eines elektrischen Funkens statt, oder, bei der Bogenlampe, durch kontinuierliche Zerstäubung glühender Kohleteilchen der beiden Elektroden, ein elektrischer Lichtbogen. Anders, wenn man den Strom durch einen luftverdünnten Raum treten läßt. Hier entstehen eigentümliche, zum Teil prächtige Leuchterscheinungen, besonders wenn man das betreffende Gefäß nicht mit verdünnter Luft, sondern mit einem anderen stark verdünnten Gas (Wasserstoff oder dergleichen) anfüllt, wie es in den allgemein bekannten Geißlerröhren der Fall ist. Verdünnt man den Gasinhalt einer Geißlerröhre mehr und mehr, so treten der Reihe nach bestimmte andere Leuchterscheinungen auf; dabei wächst der Widerstand gegen den elektrischen Strom noch an; ein absolutes Vakuum kann der Strom gar nicht mehr ohne weiteres überbrücken. Von einem gewissen Evakuationsgrad ab, etwa bei einem Druck von $^1/_{1000}$ mm Quecksilber, sieht man nun von dem Pol der Röhre, der an den negativen Pol der Stromquelle angeschlossen ist, der sog. Kathode, ein bläuliches Licht ausgehen, welches sich kegelförmig durch den Röhreninnenraum verbreitet und beim Auftreffen auf die Glaswand eine grünliche Fluorescenz hervorruft. Der Heidelberger Physiker Lenard, der sich nach Hittorf, ihrem Entdecker, vorzugsweise mit ihr beschäftigt hat, nannte diese Erscheinung „Kathodenstrahlung“. Bald wurde entdeckt, daß diese bläulich aufleuchtende Strahlung von ganz eigenartiger Beschaffenheit ist und sich scharf von allen bisher bekannten Licht-, Wärme- usw. Strahlungen unterscheidet. Zunächst ließ sich nämlich feststellen, daß das Kathodenstrahlenbündel durch einen Magneten ablenkbar ist. Für das gewöhnliche Licht trifft das bekanntlich nicht zu, weil ja das Licht für uns einen Schwingungsvorgang, wenn man es so nennen will, Ätherwellen, darstellt, die sich geradlinig im Raume fortpflanzen; die Kathodenstrahlung dagegen besteht, wie sich gezeigt hat, aus von der Kathode fortgeschleuderten kleinsten Teilchen; sie ist eine sog. „Corpuscularstrahlung“, wie die α und β-Strahlung der radioaktiven Körper. Woraus bestehen diese Teilchen? Die Erklärung führt tief in die moderne Atomtheorie hinein; zur Zeit von Röntgens Entdeckung war sie noch nicht bekannt. Nur soviel sei gesagt:

Beim Stromdurchgang durch ein verdünntes Gas findet eine Art Elektrolyse des Gases statt. Jedes Molekül des Gases, auch das eines elementaren Gases, z. B. Wasserstoff, ist Träger eines ganz bestimmten Quantums elektrischer Ladung. Das Atom ist im Ruhezustand elektrisch neutral, d. h. auf ihm haften zwei kleinste Quantitäten Elektrizität von entgegengesetztem Vorzeichen, die sich gegenseitig neutralisieren, eine $+$ Ladung und eine $-$ Ladung. Die neuere Atomtheorie nimmt an, daß die $+$ Ladung dem mit Masse begabten zentralen „Atomkern“ angehört, während die in Ring- (bzw. Ellipsen-) form ihn umkreisenden „Elektronen“ zusammen die Träger einer gleichgroßen Quantität negativer Elektrizität sind. Verdünnte Gase enthalten nun aber, ebenso wie verdünnte Salzlösungen, stets eine gewisse Anzahl bereits „dissoziierter“ Atome, d. h. solcher, die bereits ein oder mehrere Elektronen abgespalten haben,

---

[1] Jahrb. d. Radioaktivität und Elektrotechnik. Bd. 5. 1908 und Bd. 7. 1910.
[2] Ann. d. Physik. Bd. 35. 1911.
[3] Jahrb. der Radioaktivität und Elektronik. Bd. 11. 1914.

wahrscheinlich unter dem Einflusse minimaler Mengen radioaktiver Stoffe, die in unserer Atmosphäre überall vorhanden sind. Die infolge Überwiegens der positiven Kernladung nunmehr positiv geladenen Atomreste nennt man positive Ionen, d. h. Wanderer.

Beim Stromdurchgang durch eine LENARDsche Röhre werden nun die beiden Pole dauernd mit entgegengesetzter Elektrizität aufgeladen, die Anode positiv, die Kathode negativ. Es werden, da sich ungleichnamige Elektrizitäten bekanntlich anziehen, die negativen Teilchen im Gase, also die freien Elektronen, zur Anode hingezogen, die positiven Atomreste zur Kathode, und zwar mit beträchtlicher Geschwindigkeit, da sie ja nur von winziger Masse sind. Auf ihrem Wege treffen sie da und dort intakte Moleküle, die sie durch die Wucht ihres Anpralls zerspalten, so daß also immer für freie Ionen gesorgt ist. Der Vorgang heißt Stoßionisation; auf ihm allein beruht die Wegsamkeit eines verdünnten Gases für den Strom. Die Ionen und Elektronen sind gewissermaßen die Transporteure für die einzelnen elektrischen Elementarquanten, aus denen der elektrische Strom letzten Endes besteht.

Durch den Anprall der positiven Ionen auf der Substanz der Kathode lösen sich ferner von deren Substanz Teilchen (Elektronen) los; da die Kathode durch den Strom elektrisch negativ geladen ist, haben diese Teilchen auch negative Ladung und werden demnach abgestoßen; frei in den Raum geschleudert, fallen sie und ebenso die durch die Stoßionisation direkt freigewordenen Elektronen der Anziehung durch die positiv geladene Anode anheim und stürzen vermöge ihrer winzigen Masse mit enormer Geschwindigkeit ($^1/_2$—$^3/_4$ der Lichtgeschwindigkeit) auf sie zu. Soweit über

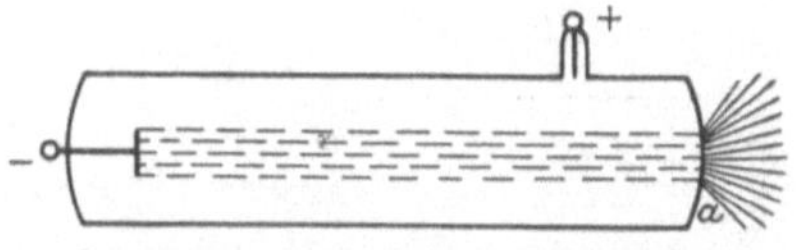

Abb. 1. LENARDsche Röhre.

a Entstehungsort der Röntgenstrahlen.

die Vorgänge in den von RÖNTGEN zu seinen Versuchen benützten LENARDschen Röhren. Abb. 1 zeigt eine solche Röhre mit den beiden Elektroden und dem Kathodenstrahlenbündel.

Den eigentlichen Vorgang, der in solchen Röhren zur Auslösung der Röntgenstrahlen führt, entdeckte RÖNTGEN bekanntlich zufällig dadurch, daß in der Nähe einer völlig mit schwarzem Papier verhüllten LENARDschen Röhre während des Betriebes ein Baryumplatincyanürschirm im Dunkeln aufleuchtete. Die Kathodenstrahlen konnten dies nicht hervorrufen, denn sie können die Glaswand der Röhre nicht durchdringen, wie längst festgestellt war [1]. RÖNTGEN fand bald, daß die neue Art von Strahlen nur an der Stelle der Röhre austrat, wo Kathodenstrahlen auftrafen. Aber er sah auch sofort, daß die neuen Strahlen etwas von den Kathodenstrahlen Grundverschiedenes waren; vom Magneten nicht ablenkbar, selbst unsichtbar, aber mit großem Durchdringungsvermögen begabt, fähig, die photographische Platte wie Licht zu schwärzen, fluorescierende Substanzen aufleuchten zu lassen, die Luft in ihrer Umgebung leitend zu machen, endlich biologisch wirksam. Er fand, daß die Ausbeute an Röntgenstrahlen wächst, wenn man in den Weg der Kathodenstrahlen ein schräges Platinblech stellt, die sog. Antikathode, welche am besten leitend mit der Anode verbunden wird. Wenn die Kathode die Form eines Hohlspiegels erhält, können die Kathodenstrahlen, die sich geradlinig fortpflanzen und sich infolgedessen in einem Punkte schneiden müssen, in diesem Punkte auf der Antikathode

---

[1] Durch sehr dünne Aluminiumfolie können sie allerdings nach Versuchen LENARDS auch in die freie Luft austreten und, wie neuerdings COOLIDGE berichtet hat, dort sehr starke biologische Wirkungen hervorrufen. Vielleicht eröffnet sich hier wieder ein neuer Weg therapeutischer Bestrebungen.

konzentriert werden. Es entsteht ein eng begrenzter „Brennfleck" auf der Antikathode, der eigentliche Entstehungsort der Röntgenstrahlen (s. Abb. 2).

Für die Entstehung der Röntgenstrahlung durch das Auftreffen der Kathodenstrahlen auf der Antikathode gibt es nun zwei Erklärungen, die, wie sich gezeigt hat, beide zutreffen. Die ältere, welche für die Hauptmenge der von den Diagnostikröhren ausgesandten Strahlen in Betracht kommt, ist die sog. „Bremstheorie" von Wiechert und Stokes [1]. Die Kathodenstrahlen, wie wir gesehen haben, elektrisch negativ geladene kleinste Teilchen (ihre Größe entspricht etwa dem 1800. Teil eines Wasserstoffatoms), prallen mit großer Wucht auf die Substanz der Antikathode auf, die dadurch sehr stark erhitzt wird und oft ins Glühen gerät; man verfertigt sie deshalb aus besonders schwer schmelzbarem Metall, Platin, Iridium oder Wolfram, und kühlt sie durch Luft oder Wasser ausgiebig (s. Abb. 5). — In dem dichten, harten Metall der Anode werden die Teilchen bald gebremst. Sie geben also ihre Bewegungsenergie an dasselbe ab, und zwar, wie eben erwähnt, größtenteils in Form von Wärme. Ein kleiner Teil (etwa 2—5 Tausendstel!) der abgegebenen Energie macht sich aber noch in anderer Weise bemerkbar.

Jedes elektrisch geladene, durch den Raum bewegte Teilchen führt nämlich ein sog. „elektromagnetisches Feld" mit sich. Eine Änderung in dem Bewegungszustand eines solchen Feldes, sei es eine Beschleunigung oder Verzögerung — wie man sich ausdrückt, jede „Feldstörung" — pflegt aber ein Hin- und Herschwingen der benachbarten Ätherteilchen auszulösen, das wir als elektromagnetische Wellen kennen; ihr Schulbeispiel ist das Licht. Nun kann man sich wohl kaum eine energischere Störung eines bewegten elektromagnetischen Feldes vorstellen als es diese „Bremsung" an der Antikathodenoberfläche ist, und demgemäß sind auch die von hier

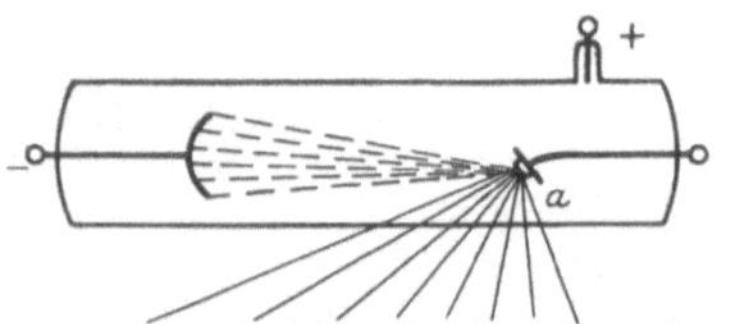

Abb. 2. Röntgenröhre, schematisch.
a Antikathode.

ausgehenden Wellenzüge von ganz besonderer Natur und Energie [2]. Sie sind in der Tat Lichtwellen, also keine fortgeschleuderten Teilchen wie die Kathodenstrahlen, aber von durchschnittlich 10000 mal kleinerer Wellenlänge als das sichtbare Licht; dies befähigt sie, zwischen den Molekülen der meisten Körper hindurchzudringen; für sie sind die meisten Körper mehr oder weniger „durchsichtig".

Die zweite Art von Röntgenstrahlen, die neben der ersten häufig vorkommt, ist die sog. „Eigenstrahlung" der Anodensubstanz. Durch den Anprall der Kathodenstrahlenteilchen werden nicht nur diese selbst gebremst, sondern sie regen (selbst oder durch die entstehenden Bremsröntgenstrahlen) Teilchen der Antikathode, vermutlich die Elektronen der getroffenen obersten Schichten, zum Mitschwingen an, eine Art Resonanzvorgang, dem man vielfach auch außerhalb der Röhre überall da begegnet, wo Röntgenstrahlen auftreffen. Nach Barkla bezeichnet man den Vorgang in den bestrahlten Substanzen als „charakteristische Sekundärstrahlung". Diese Sekundärstrahlen sind in ihrer Intensität abhängig von der Menge und Wellenlänge der auftreffenden „Primärstrahlen" und außerdem abhängig von der betreffenden Substanz, in der sie erzeugt werden, zum Unterschied von der ebenfalls vielfach als „Sekundärstrahlung" bezeichneten Streustrahlung, welche nichts anderes als die in den durchstrahlten Medien abgelenkte, zerstreute Primärstrahlung ist (s. u.).

---

[1] Wiedemanns Ann. Bd. 59, S. 283. 1896.
[2] Die Intensität der entstehenden Bremsröntgenstrahlung ist um so größer, je höher die Ordnungszahl des Antikathodenmaterials im periodischen System der Elemente ist. Auch aus diesem Grunde werden Metalle wie Platin (78) und Wolfram (74) verwendet.

Für die praktische Benutzung der Röntgenstrahlen ist nun wichtig zu wissen, daß die von einer Röhre ausgesandten Röntgenstrahlen unter sich keineswegs gleichartig, d. h. von gleicher Wellenlänge und damit Penetrationskraft sind, so wenig wie das Sonnenlicht eine homogene Strahlung darstellt. Und so wie es gelingt, durch ein Prisma das Sonnenlicht in seine einzelnen Komponenten, die verschiedenen Farbstrahlungen, zu zerlegen, so ist es vor einigen Jahren durch eine geniale Idee v. LAUES und durch die Arbeiten der beiden BRAGG gelungen, mittels Reflexion bzw. Interferenz an Krystalloberflächen die verschiedenen Wellenlängen, die in der praktischen Verwendung den verschiedenen „Härtegraden", d. h. Durchdringungsgraden entsprechen, auseinanderzubreiten in Form eines Röntgenspektrums. Damit ist auch der letzte Zweifel an der Wellennatur des „Röntgenlichtes", wie wir jetzt sagen dürfen, beseitigt. Wie kommt es nun, daß eine Röhre stets verschiedene Wellenlängen hergibt? Zunächst dadurch, daß nicht alle Kathodenstrahlteilchen gleiche Geschwindigkeit zu haben brauchen. Ein langsameres wird an der Antikathodenoberfläche weniger Energie abgeben und infolgedessen langsamer schwingende, langwelligere, weniger durchdringende, wie wir sagen, „weichere" Röntgenstrahlen erzeugen, ein schnelleres umgekehrt. Die End-
geschwindigkeit der Kathodenstrahlteil-
chen hängt aber hauptsächlich von
zwei Dingen ab:

1. Dem Evakuationsgrad der Röhre;
je weniger Gasinhalt, desto größer der
elektrische Widerstand. Dieser wird,
bleibt die Stromstärke gleich, nur durch
eine höhere Spannung überwunden,

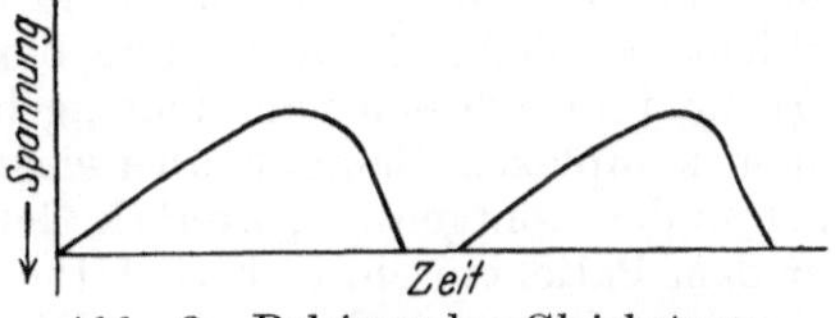

Abb. 3. Pulsierender Gleichstrom.

welche die Kathodenstrahlen stärker beschleunigt. Also erzeugt eine stark evakuierte Röhre vorwiegend rasche Kathodenstrahlen und dementsprechend durchdringende, harte Röntgenstrahlen, umgekehrt eine Röhre mit mehr Gasinhalt vorwiegend weiche Röntgenstrahlen; in ihr haben die Kathodenstrahlteilchen ja auch mehr Gelegenheit zu Zusammenstößen mit Gasmolekülen und vorzeitiger Bremsung;

2. hängt die Beschleunigung der Kathodenstrahlteilchen sehr wesentlich von der an die Röhre angelegten Spannung ab. Diese aber wechselt dauernd schon während des Verlaufes eines einzigen Stromstoßes. Die bisher in der Röntgendiagnostik verwendeten Apparate zur Erzeugung der nötigen Hochspannung, welche etwa 25—100 000 Volt beträgt, geben nämlich keinen kontinuierlich fließenden, sondern einen pulsierenden Strom ab. Ein pulsierender Strom, also ein solcher, der immer wieder ein- und ausgeschaltet wird, verläuft aber, seiner Stromstärke wie seiner Spannung nach, stets in einer Kurve, etwa wie sie Abb. 3 zeigt, d. h. er befindet sich nicht sofort beim Einschalten auf der Höhe seiner Spannung, sondern er steigt allmählich an und hört nach dem Ausschalten nicht sofort auf. Über die Ursachen davon später. Jedenfalls werden die Kathodenstrahlen, die von einem solchen Stromstoß in der Röhre erzeugt werden, im Beginn der Spannungskurve, also bei verhältnismäßig niederer Spannung, eine geringere kinetische Energie aufweisen als auf der vollen Höhe der Spannung, und so ist wohl klar, daß in der Röntgenröhre immer ein ganzes Gemisch von Strahlen verschiedener Härte, d. h. Durchdringungsfähigkeit, entsteht [1].

---

[1] Dasselbe ist übrigens auch bei den modernen, bis jetzt ausschließlich für Therapiezwecke verwendeten „Gleichspannungsapparaten" der Fall, trotzdem die Stromkurve hier weitgehendst abgeflacht ist und eine kontinuierliche Spannung an der Röhre liegt. Der Grund liegt in der verschiedenen Eindringungstiefe der Kathodenstrahlteilchen in den Oberflächenschichten des Antikathodenmetalls.

Wir haben immerhin Mittel, dieses Strahlengemisch weitgehend nach unseren
Wünschen umzugestalten. Brauchen wir harte Strahlen, wie sie z. B. für die
therapeutische Bestrahlung tiefliegender Organe nötig sind, wo weiche Strahlen
sich bereits in der Haut erschöpfen, so bleibt zunächst nichts übrig, als stark
evakuierte Röhren zu wählen und diese mit einer hohen Spannung zu betreiben.
Auch solche Röhren senden aus dem oben unter 2. erwähnten Grunde noch
einen beträchtlichen Anteil weicher Strahlen neben den harten aus; man kann
die ersteren aber durch passende Filter abfangen. Das ist wichtig, weil sonst
die Haut des Patienten, auf die die weicheren Strahlen ja auch noch wirken,
im Verhältnis zuviel Strahlen bekommen und Verbrennungen davontragen
würde. Die allerweichsten Strahlen werden schon durch das Glas der Röhre
zurückgehalten. Als Filter verwendet man Leder sowie verschiedene Metalle,
z. B. Aluminium in Stärken von 0,5—10 mm, Zink in solchen von 0,3—3 mm,
Kupfer u. a. m. Die durch die Filtersubstanz viel weniger geschwächten [1]
harten Strahlen durchdringen auch die Haut glatt, fast ohne sie zu beeinflussen,
denn sie werden ja in ihr kaum absorbiert. Es ist ein anerkanntes Gesetz in der
Strahlenbiologie, das in der Photochemie schon lange vorher bekannt war,
daß nämlich jede Strahlung nur dort überhaupt zur Wirkung kommt, wo sie
absorbiert wird. Dringt sie ohne Schwächung durch Absorption durch eine
Schicht, so bleibt sie auch ohne biologische Wirkung auf dieselbe. Die Haut
verträgt infolgedessen von einer „gehärteten" Strahlung ungleich mehr als von
einem komplexen Gemisch überwiegend weicher Strahlen. Davon machen wir
auch in der Röntgendiagnostik Gebrauch, wenn wir bei jeder Durchleuchtung
vor dem Patienten ein Schutzfilter von 0,5—1 mm Aluminium anbringen.
Immerhin liegen die bei der Röntgendiagnostik verwendeten Wellenlängen
überwiegend auf dem weicheren Teil des Röntgenspektrums. Es ist daher
häufig erwünscht, das Strahlengemisch weicher zu machen. Härter wird jede
Gasreste enthaltende Röhre von selbst; denn durch die Ionisation wird der
Gasinhalt allmählich verbraucht; zerstäubte Metallteilchen binden Gas an der
Glaswand usw. Das gewöhnliche, sozusagen „natürliche" Ende der klassischen
Röntgenröhre ist dadurch gegeben, daß eines Tages das Vakuum zu hoch, der
Widerstand für den Stromdurchgang zu groß wird; der Strom sucht sich dann
einen Weg außen um die Röhre herum, und der entstehende Funke zerstört
die Glaswand, die Röhre „schlägt durch". Um dieses Ende möglichst hinaus-
zuschieben und um überhaupt den Gasinhalt gelegentlich auffrischen zu können,
wodurch sie nach dem oben Gesagten wieder „weicher" wird, sind im Laufe
der Zeit mehrere Arten von sog. „Regeneriervorrichtungen" konstruiert worden.
Das Problem war, eine minimale Menge Gas oder Luft in die hermetisch abgeschlossene Röhre zu bringen. Man benutzte zuerst die Eigenschaft gewisser
feinverteilter Substanzen, wie Kohle, Glimmer usw., eine geringe Menge Gas in
physikalischer Bindung an ihrer Oberfläche festzuhalten (Adsorption). Solche
Substanzen werden in kleinen, an die Glaskugel angeschmolzenen Nebenröhren
untergebracht; zum Freimachen einer Spur Gas bedient man sich der Erwärmung
durch einen hindurchgeleiteten elektrischen Strom. Es werden also an zwei
dazu angebrachte Elektroden der Nebenröhre die beiden zur Röntgenröhre
führenden Kabel angeschaltet und der Strom für kurze Zeit durchgeleitet.
Eine solche Regenerierung kann allerdings (abgesehen von einer Ausführung
von GUNDELACH) nicht während des Betriebes der Röhre selbst betätigt werden;
auch wirkt sie nicht dauernd, da die begrenzte an die Kohle oder dergleichen
adsorbierte Gasmenge mit der Zeit verbraucht wird. Trotzdem ist diese Art der
Regenerierung noch viel im Gebrauch für solche Röhren, die nicht dauernd zu

---

[1] Die Absorption für Röntgenstrahlen wächst nämlich mit der Wellenlänge derselben
nicht im einfachen, sondern im kubischen Verhältnis (HULL, SIEGBAHN).

leuchten brauchen, wie sie also z. B. zu Aufnahmen gebraucht werden. Abb. 4 zeigt eine einfache Röhre ohne Regenerierung, Abb. 5 eine solche mit Glimmer-regenerierung. Eine andere sehr verbreitete Methode stellt die BAUERsche

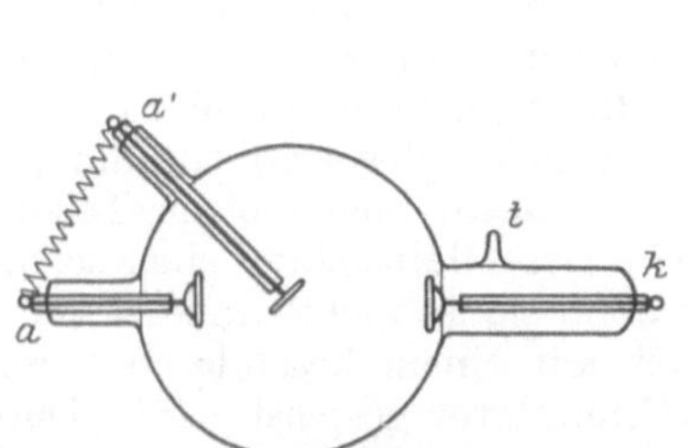

Abb. 4. Einfache Röntgenröhre (Ionenröhre). a Anode, a' Antikathode, k Kathode, t Abschmelztubus.

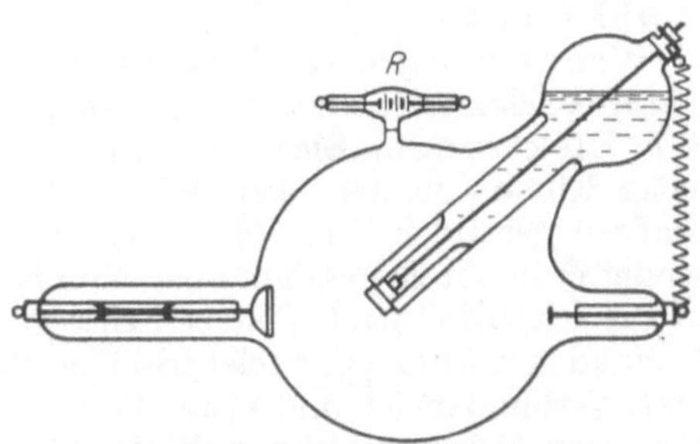

Abb. 5. Wasserkühlröhre (Ionenröhre). R Regeneriervorrichtung.

Luftregenerierung dar (Abb. 6). Ein sehr fein konstruiertes Quecksilberventil gestattet den Eintritt einer minimalen Luftmenge durch ein poröses Tonplätt-chen, sobald die dasselbe abdeckende Quecksilbersäule von demselben abgehoben wird, was durch Luftdruck mittels eines Handballes geschieht. Die dritte heute gebrauchte Methode, die sich durch besonders feine Abstufbarkeit aus-zeichnet, findet hauptsächlich bei den Röhren für Therapie Verwendung. Sie beruht auf dem Prinzip, daß ein feines Röhrchen aus Palladium, das zur Hälfte in die Röhrenkugel eingeschmolzen ist, an dem herausragenden Teil glühend gemacht wird. In diesem Zustande wird das Metall für Gas durchgängig und läßt etwas Wasserstoff aus der zur Erhitzung benutzten Flamme in das Röhreninnere hineindiffundieren. Wenn man zur Erhitzung ein Gasflämmchen benutzt, das aus einiger Entfernung mittels eines Hahnes an der Gasleitung hoch und niedrig gestellt werden kann, so hat man die vielgebrauchte Gasfernregu-lierung, die auch während des Betriebes der Röhre funktioniert.

Alle diese Regenerierungen wirken aber nur in einer Richtung, sie vermögen die Röhre nur weicher zu machen. Eine zu weiche Röhre zu „härten" ist schwer und zeitraubend. Aus diesem Grunde, und weil man mittels der immerhin rohen Regeneriermethoden den Härtegrad des Strahlengemisches keineswegs beliebig abstufen kann, bedeutet es einen großen Fortschritt, daß im Jahre 1914 von zwei Seiten gleichzeitig, von

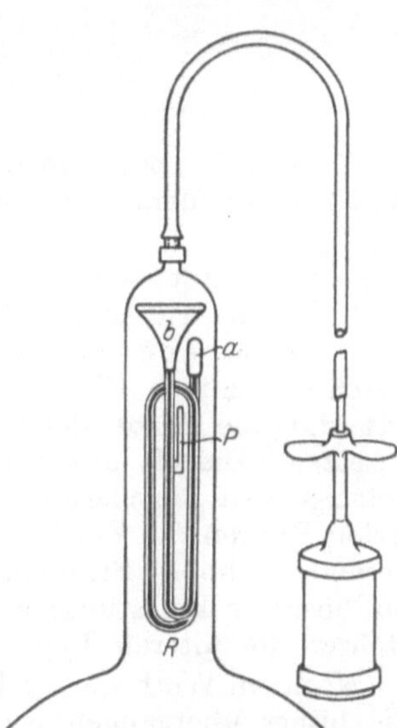

Abb. 6. Luftregenerierung nach BAUER. R Capillare mit Quecksilber gefüllt, bei a verschlossen, bei b offen. P Tonplättchen und Luftfilter. (Nach GOCHT.)

LILIENFELD und dem Amerikaner COOLIDGE, ein neuer Typ von Röntgenröhren bekanntgemacht wurde, die sog. „gasfreie" oder „Elektronenröhre" (Abb. 7). Ihre Wirkungsweise ist an sich einfacher zu verstehen als die der klassischen „gashaltigen" Röhren. Wie der Name sagt, sind die neuen Röhren (fast) völlig leergepumpt (bis auf $^1/_{100\,000}$ mm Quecksilber), also praktisch frei von Gasresten.

Wie vollzieht sich nun hier der Transport des Stromes, der doch nach dem Obengesagten an das Vorhandensein irgendwelcher elektrisch geladener Teilchen gebunden ist? Nun, solche Teilchen werden hier im Röhrenvakuum **künstlich** erzeugt, zwar nicht durch Dissoziation eines Gases, sondern durch eine sog. **Glühkathode.**

WEHNELT hatte bereits entdeckt, daß von glühenden Körpern jeder Art kleinste, elektrisch negativ geladene Masseteilchen ausgeschleudert werden, d. h. **Elektronen.** Sie sind den Kathodenstrahlteilchen wesensgleich. Dasselbe hatte EDISON in den 80er Jahren des vorigen Jahrhunderts an Glühlampendrähten gefunden. Je stärker ein Körper glüht, desto mehr solche Teilchen sendet er in der Zeiteinheit aus. Nun ist es leicht, den Glühzustand einer solchen „Glühelektrode" nach Belieben zu regulieren; denn sie ist nichts anderes als ein Glühfaden wie in einer elektrischen Birne, der mit einem besonderen Stromkreis verbunden ist und etwa durch einen Akkumulator gespeist wird. Durch Ein- bzw. Ausschalten von Widerständen in diesem Stromkreis kann man die Glühkathode in schwache bis starke Glut versetzen, also je nachdem wenig oder viel Elektronen produzieren. Diese bewirken unter dem Einfluß der Hochspannung durch ihren Anprall auf die Antikathode genau wie bei den alten Röhren die Entstehung von Röntgenstrahlen. Der Unterschied liegt in folgendem:

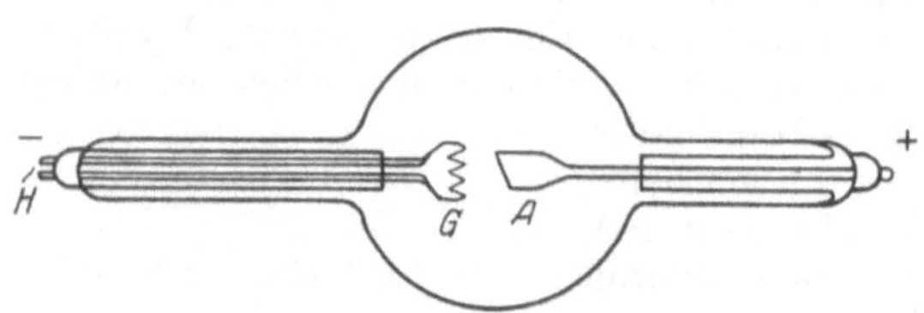

Abb. 7. Coolidgeröhre, schematisch.
H Heizstromzuführung, G Glühkathode, A Anode.

Bei den Röhren des „klassischen" Typs hängt die Qualität der erzeugten Strahlung von zwei Faktoren ab:

1. Dem größeren oder geringeren Gasinhalt der Röhre,
2. der angelegten Spannung.

Der erste Faktor fällt bei den gasfreien Röhren natürlich fort; der zweite, die angelegte Spannung, läßt sich aber mit technischen Mitteln leicht regulieren. Demnach haben wir es bei den modernen gasfreien Röhren in der Hand, nicht nur die **Menge** der erzeugten Röntgenstrahlen zu regulieren, sondern durch die einfache Veränderung der angewendeten Spannung auch die **Qualität**, d. h. die Härte oder Durchdringungsfähigkeit beliebig herauf- und herunterzusetzen. Die oft unzuverlässigen und, wie gesagt, nur in einer Richtung zu betätigenden Regeneriervorrichtungen fallen fort. Ohne Frage gehört den gasfreien Röhren die Zukunft; für bestimmte diagnostische Arbeiten, welche eine besonders hohe Strahlenausbeute erfordern (z. B. Weichstrahlaufnahmen bei höchster Belastung) werden allerdings heute noch von manchen gashaltige Röhren des älteren Typs vorgezogen.

Noch ein Wort, der Vollständigkeit halber, über die sog. „**Kanalstrahlen**", die bisher übergangen wurden, weil sie keine praktische Wichtigkeit erlangt haben. Sie entstehen nur in gashaltigen Röhren und bilden ein Analogon zu den Kathodenstrahlen; sie sind wie diese Corpuscularstrahlen. Nur ziehen sie im Gegensatz zu ihnen zur Kathode hinüber. Sie bestehen aus den **positiven Ionen** des dissoziierten Gases und sind von wesentlich größeren Dimensionen als die Kathodenstrahlteilchen und entsprechend geringerer Geschwindigkeit. Deshalb vermögen sie auch auf der Kathode keine Röntgenstrahlen zu erzeugen.

Es entstehen also in einer Röntgenröhre des **alten** Typs **dreierlei** Strahlengattungen: Kathoden- und Kanalstrahlen, beides Corpuscularstrahlungen, ferner kurzwelligstes Licht, nämlich Röntgenstrahlen. In einer **Elektronenröhre** entstehen nur **zweierlei** Strahlengattungen: Kathodenstrahlen aus der Glühkathode und Röntgenstrahlen.

Die Röntgenröhren stellen nun in der Natur nicht die einzige Quelle solcher Strahlungen dar; wie bekannt, senden die radioaktiven Elemente ebenfalls derartige Strahlungen aus. Nur die γ-Strahlung des Radiums besteht aber aus echten Röntgenstrahlen, und zwar solchen von größter Durchdringungskraft, also kürzester Wellenlänge. Daneben entstehen α- und β-Strahlen. Diese sind Corpuscularstrahlungen genau entsprechend den Kathoden- und den Kanalstrahlen in den Röntgenröhren.

2. Stromerzeugende Apparate.

Wir wissen, daß zur Erzeugung der Röntgenstrahlen in der Röhre die Durchleitung eines hochgespannten elektrischen Stromes nötig ist. Seine Spannung muß in der Röntgendiagnostik etwa 20 000—80 000 Volt betragen, seine Stromstärke dagegen darf sehr klein sein, wenige Milliampère genügen. Als Hochspannungserzeuger für Ströme so geringer Intensität stehen zwei Typen von Apparaten zur Verfügung: Induktorien nach dem Muster des Ruhmkorffschen mit offenem Eisenkern, mit Vorteil noch heute da verwendet, wo primär Gleichstrom zur Verfügung steht, und technische Transformatoren mit geschlossenem Eisenkern für Betrieb mit primärem Wechselstrom bzw. unter Verwendung eines Umformers auch für Gleichstrom. Wir wollen auch hier historisch vorgehen und zuerst den „klassischen" Induktorapparat besprechen.

Ein Röntgenapparat wird gewöhnlich an die allerorts vorhandene Lichtleitung angeschlossen. Im Notfalle kann man sich aber auch einer Akkumulatorenbatterie bedienen. Der von der Lichtleitung gelieferte Strom z. B. habe eine Spannung von 110 Volt, oder, was für Kraftzwecke häufiger ist, 220 Volt bei etwa 30—40 Ampères. Es ist Gleichstrom vom städtischen Elektrizitätswerk. Da wir hochgespannten Strom benötigen, muß er erst umgewandelt werden in einen Strom von höherer Spannung und entsprechend geringerer Stromstärke, also viel mehr Volt und weniger Ampère. Nun gibt es dazu nur ein Mittel, nämlich den vorhandenen Strom zu benutzen, um einen Induktionsstrom zu erzeugen, der die geforderten Eigenschaften besitzt.

Das Prinzip der elektrischen Induktion besteht bekanntlich darin, daß, wenn man neben einem vom elektrischen Strom durchflossenen Leiter, also etwa einem Kupferdraht, einen anderen, stromlosen Leiter in geringer Entfernung anbringt, dieser letztere ebenfalls von einem Strom durchflossen wird; allerdings nicht dauernd, sondern nur beim Ein- und Ausschalten, bzw. beim An- und Abschwellen des in dem ersten Leiter fließenden Stromes, den wir als Primärstrom bezeichnen. Und zwar ist der „induzierte" oder Sekundärstrom beim Einschalten des Primärstromes diesem entgegengerichtet, beim Ausschalten gleichgerichtet. Es beruht das, wie die ganze Erscheinung der Induktion, auf elektromagnetischen Gesetzen, die zum Teil schon auf Faraday und Ampère zurückgehen, deren Entwicklung aber hier zu weit führen würde. Um die Induktionswirkung zu verstärken, wählt man als Form der beiden Leiter zwei eng mit Draht bewickelte Rollen, die sog. Induktionsspulen (Abb. 8), deren innere in der Regel die Primärspule darstellt, durch die also der „Netzstrom" hindurchfließt; die äußere, nicht mit der Stromquelle verbundene, ist die Sekundärspule.

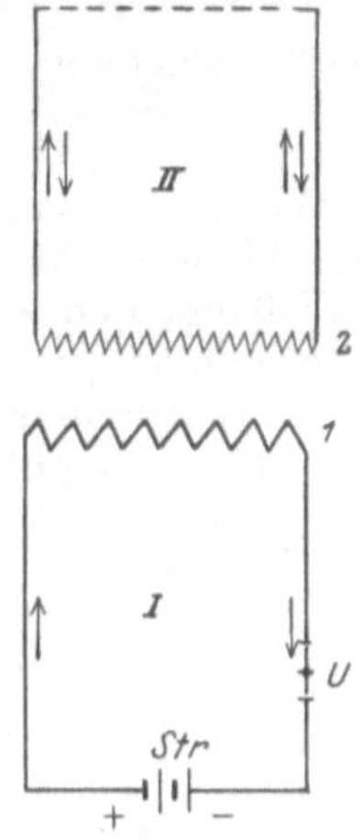

Abb. 8.
Schema der elektrischen Induktion.
I Primärkreis. Str Stromquelle, U Unterbrecher, 1 Primärspule. II Sekundärkreis, 2 Sekundärspule.

Wir haben ein sehr einfaches Mittel, den Charakter des Sekundärstromes weitgehend von vorneherein zu bestimmen: Nehmen wir für die Primärspule wenige dicke Drahtwindungen, für die Sekundärspule dagegen viele dünne Windungen, so erreichen wir das gewünschte Verhältnis in genau abstufbarer Weise: primär wenig Volt, viel Ampère, sekundär viel Volt, wenig Ampère; man nennt dies das „Übersetzungsverhältnis" des Induktors. Zu einem vollständigen Induktor gehört noch ein massiver Eisenkern im Inneren der Primärspule, um die magnetische Induktionswirkung zu verstärken, indem den von den Spulen ausgehenden magnetischen Kraftlinien durch den Eisenkern gewissermaßen der Weg gebahnt wird (Abb. 9). — Der primäre, niedrige Spannung führende Stromkreis und der sekundäre, Hochspannung führende Stromkreis sind also völlig voneinander getrennt; es existiert keinerlei leitende Verbindung zwischen ihnen. Der sekundäre Strom ist ein neu entstehender, durch den Primärstrom veranlaßter, „induzierter" Strom.

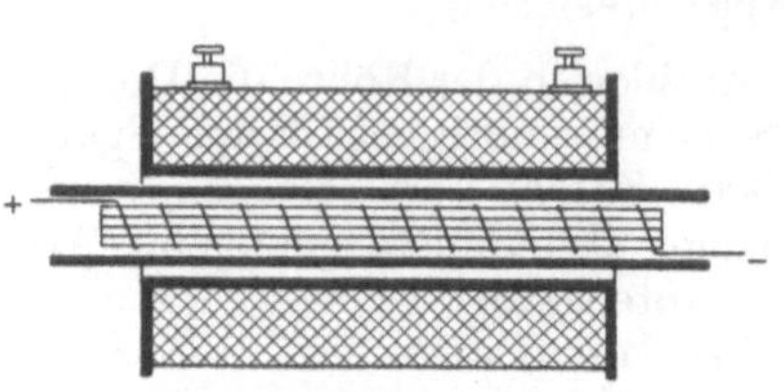

Abb. 9. Induktorium nach Ruhmkorff.
(Nach Gocht.)

Wie schon betont, entsteht er nun freilich nicht während des kontinuierlichen Flusses des Primärstroms, sondern nur bei dessen Unterbrechung und Schließung, und zwar beide Male in entgegengesetztem Sinn. Es ist also ein Wechselstrom, im Gegensatz zu dem im vorliegenden Beispiel als Gleichstrom angenommenen Primärstrom. Aus diesen beiden Umständen ergeben sich zwei Komplikationen für unseren Betrieb einer Röntgenröhre. Erstens wird es notwendig sein, den Primärstrom möglichst oft zu unterbrechen und wieder zu schließen, damit im Sekundärkreis überhaupt Stromimpulse auftreten; zweitens, da diese Stromimpulse abwechselnd verkehrt gerichtet sind, wir aber nur einseitig gerichteten Strom in der Röntgenröhre brauchen können, muß die eine Stromrichtung im Sekundärkreise unterdrückt werden.

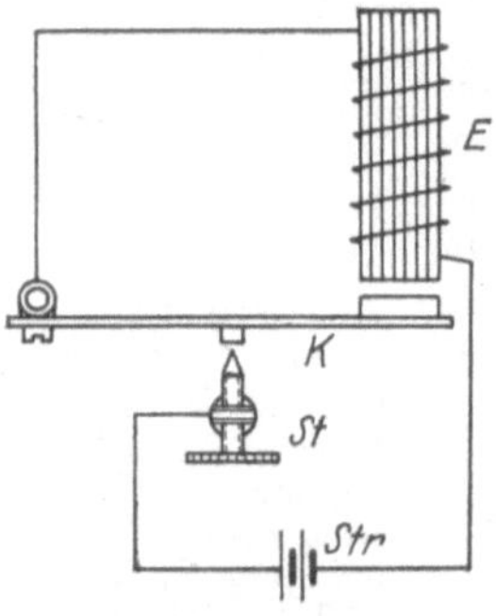

Zunächst einmal zu den Unterbrechungsvorrichtungen. Solche Vorrichtungen, einen kontinuierlichen Gleichstrom etwa 50—60mal in der Sekunde zu öffnen und wieder zu schließen, sind als Neefscher Hammer bekannt; jede elektrische Klingel enthält einen solchen. Der Strom erregt einen kleinen Elektromagneten, um den er herumgeführt ist. Dieser zieht einen kleinen Anker an, der gerade die Verbindung des Stroms bildete, diese wird dadurch gelöst, der Elektromagnet wird stromlos, und der Anker kann wieder, durch Federkraft etwa, in seine alte Lage zurückschnellen, so den Strom wieder schließend, usw. (Abb. 10).

Abb. 10.
Hammerunterbrecher.
E Eisenkern, K Platinkontakt, St Stellschraube, Str Stromquelle.

Solche mechanische Unterbrecher wurden anfangs auch für Röntgenzwecke benützt; doch war ihre Aktion zu langsam und unregelmäßig. Zur Zeit stehen nur noch zwei Typen zur Wahl: der elektrolytische und der Quecksilbergas-Unterbrecher.

Der Hauptrepräsentant des ersteren Typus ist der Wehnelt-Unterbrecher. Er stellt eigentlich eine elektrolytische Zelle dar, in der Wasser zersetzt wird, der besseren Leitfähigkeit wegen mit Schwefelsäure angesäuert. Die negative Elektrode besteht aus einer eingehängten Bleiplatte, die positive aus einer dünnen Platinspitze. Wie bekannt, sondert sich an der negativen Elektrode einer solchen Zelle Wasserstoff, an der positiven Sauerstoff in Gasform ab. Da die letztere Elektrode nun die Form einer feinen Spitze hat, wird hier der Strom auf eine sehr enge Bahn zusammengedrängt, infolgedessen ist die Wärmeentwicklung, die sog. JOULEsche Wärme groß, so daß sich eine den Stromdurchgang unterbrechende Dampfhülle um die Platinspitze bildet. Aus dem Wasser bildet sich zum Teil Knallgas. Durch den bei der plötzlichen Stromunterbrechung entstehenden Funken entzündet sich dieses. Es erfolgt also an der Spitze eine lokale kleine Explosion, die die Dampfhülle zerreißt; danach geht das Spiel durch die neu eintretende Wasserzersetzung usw. wieder von vorn an (Abb. 11).

Auf einem ähnlichen Prinzip beruht der SIMON-unterbrecher, der lediglich die Wärmeentwicklung durch Verengerung der Strombahn benützt. Der Platinstift wird hier durch ein enges Loch in einem Porzellanzylinder ersetzt, in dem sich weiter oben als Elektrode ein dicker Bleistab befindet.

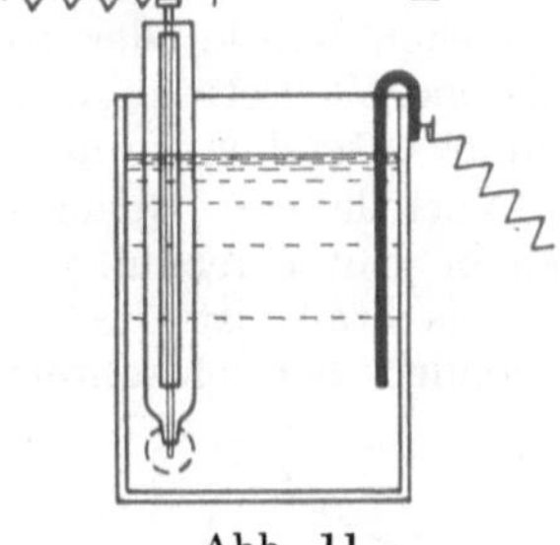

Abb. 11.
WEHNELT-Unterbrecher.

Bei den elektrolytischen Unterbrechern läßt sich die Zahl der Unterbrechungen in der Sekunde, die Dauer der einzelnen Unterbrechung und die durchgelassene Strommenge einigermaßen variieren, beim WEHNELT durch Verstellen der Stiftlänge, beim SIMON durch Veränderung der Lochweite mittels eines kleinen hineinragenden Porzellankegels. Beide Unterbrecher haben den Vorteil des Fortfallens bewegter Teile und einer hohen Leistung, d. h. sie lassen die Verwendung hoher Stromstärken zu. Ein Nachteil ist, daß die fortwährenden Explosionen einen recht störenden Lärm verursachen, und daß die dabei verspritzende Schwefelsäure die Luft verschlechtert. Der Unterbrecher muß also außerhalb des Röntgenraumes untergebracht oder wenigstens schall- und luftdicht abgeschlossen sein.

Die moderne Form eines Unterbrechers stellt der motorisch angetriebene Quecksilberunterbrecher dar; für langdauernden Betrieb, z. B. therapeutische Bestrahlungen, wird er heute fast allein verwendet, während für diagnostische Aufgaben auch noch die beiden Arten elektrolytischer Unterbrecher in Frage kommen. Der Hauptbestandteil eines Quecksilberunterbrechers ist ein rundes Gefäß mit einer gewissen Menge Quecksilber, in welches eine Art Turbine eintaucht, die von einem kleinen, etwa an die Lichtleitung angeschlossenen, Elektromotor angetrieben wird. Sie pumpt während ihrer Rotation ständig Queck-

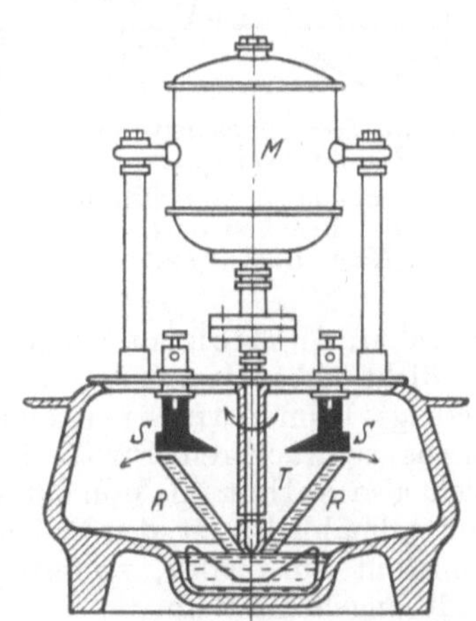

Abb. 12. Konstant-Unterbrecher (REINIGER, GEBBERT u. SCHALL). M Motor, T Turbine, RR Rinnen, SS Kontaktsegmente.

silber aus dem Reservoir und spritzt es durch zwei Düsen (Apex) oder Rinnen (Konstantunterbrecher) gegen zwei oder vier aus der Wand des Hauptgefäßes hervorragende Kontaktsegmente, an die der zu unterbrechende Strom angelegt ist (Abb. 12). Treffen die Quecksilberstrahlen gerade auf zwei gegenüberliegende Kontaktsegmente gleichzeitig, so ist in diesem Moment der Strom geschlossen, die übrige Zeit unterbrochen. Durch Verstellen der

Kontaktsegmente, die oben breit, unten schmal sind, und durch Änderung der Umlaufszahl kann man die Dauer des jeweiligen Stromschlusses und die Anzahl der Unterbrechungen in der Sekunde variieren. — Eine andere Ausführung des Quecksilberunterbrechers (Rotax) macht das ganze Quecksilbergefäß beweglich; es rotiert rasch, und durch Zentrifugalwirkung bildet das Quecksilber an der Innenwand einen Ring, in den die feststehenden Kontaktstücke bald hineintauchen, bald nicht, wodurch die Schließung bzw. Öffnung erfolgt. — Da nun in einem mit Luft gefüllten Gefäß jedesmal bei der Stromöffnung ein Funke entstehen würde, der sog. „Abreißfunke", verwendet man als sog. „Löschflüssigkeit" Petroleum und neuerdings gewöhnlich Leuchtgas, in dem kein Funke entstehen kann.

Vorteile des Quecksilbergasunterbrechers sind: Gleichmäßigkeit der einzelnen Unterbrechungen und die dadurch bedingte Schonung der Röhren; ein Nachteil ist die notwendige häufige Reinigung des Quecksilbers, das besonders bei schlechtem Leuchtgas schnell verschlammt.

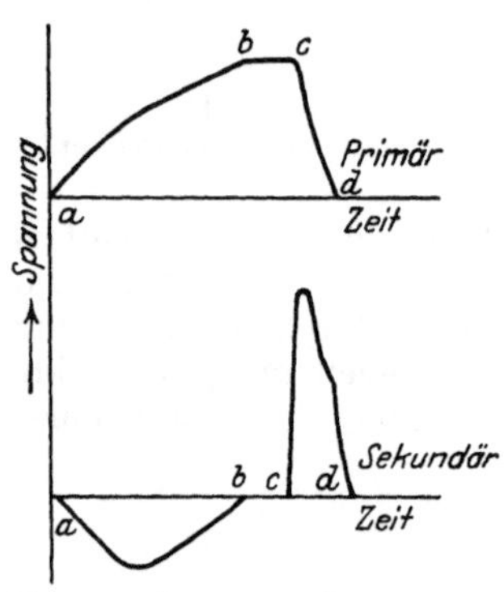

Abb. 13. Spannungskurve eines Induktorapparates.
Bei a Schließung, bei b Öffnung des Primärstroms.
(Nach Dessauer.)

Wir haben also einen mit Unterbrecher versehenen Primärstromkreis. Wie schon erwähnt, entstehen nunmehr im Sekundärkreis bei jeder Unterbrechung hochgespannte Ströme wechselnder Stromrichtung. Die eine Stromrichtung soll unterdrückt werden. Es hat sich gezeigt, daß es nicht ganz gleich ist, welche. Die zweierlei Stromimpulse, welche anläßlich der Schließung und Öffnung des Primärstroms erfolgen, sind nämlich nicht gleichwertig.

Tragen wir die Spannung (oder auch die Stromstärke) eines einzelnen Stromstoßes im Primär- und Sekundärkreise auf ein Koordinatennetz auf, so ergibt sich beim Induktor eine Kurve nach Abb. 13. Zuerst die Schließung (a—b). Das heißt: Der Strom erreicht nicht sofort seinen vollen Wert, sondern steigt allmählich an, fällt aber dann steil ab. Den Grund hierfür haben wir in der von Faraday zuerst erkannten Selbstinduktion zu suchen. In den Spulen liegen die Drahtwindungen ja dicht nebeneinander, und so induziert eine die andere, d. h. sie erzeugt beim Auftreten eines Stromes einen entgegengesetzten, freilich etwas schwächeren Strom in der Nachbarwindung. Der Strom hemmt sich also selbst im Moment seines Auftretens. Sein Anstieg erfolgt demnach nur allmählich. Ist der Primärstrom dann auf seiner vollen Höhe und beginnt konstant zu fließen, so erregt er keinen Sekundärstrom mehr; dieser fällt ungehemmt ab.

Nun zur Öffnung (c—d), das heißt: Ein bisher konstant fließender Strom in der Primärspule fällt ab. Es entsteht nach dem Vorhergehenden in der Sekundärspule ein neuer Stromstoß, nur in umgekehrter Richtung als vorher, deshalb ist er in der Abb. 13 nach oben aufgetragen.

Auch jetzt induziert in der Sekundärspule eine Drahtwindung die andere, so daß der Anstieg des Sekundärstromes langsamer erfolgt als er eigentlich müßte.

So sehen die beiden Kurven beim Schließen und Öffnen des Primärstroms noch gleich aus. Man hat es aber bei der Konstruktion unserer Unterbrecher, wie gesagt, in der Hand, speziell die Dauer der Schließung im Primärstromkreis zu variieren, etwa so, daß man die Schließung relativ langsam ausführen läßt, die Stromöffnung dagegen plötzlich; dann zieht sich die „Schließungskurve" im Sekundärkreis lang aus (Abb. 14a), erreicht aber nur geringe Höhe, die „Öffnungskurve" dagegen wird kurz und steil (Abb. 14b), erreicht also eine beträchtliche Spannung und erscheint so schon als die geeignetere [1].

Man pflegt bei den mit mechanischen Unterbrechern betriebenen Apparaten nach dem Vorgange FIZEAUS außerdem eine besondere Einrichtung in den Primärstromkreis einzuschalten, die ein plötzliches Abfallen des Primärstroms bei der Öffnung bewirkt; es ist dies ein Kondensator, ein nach dem Prinzip der „Leydener Flasche" gebautes Aggregat von Glas bzw. Hartgummi und Stanniol. Es dient dazu, mit seiner großen Kapazität den bei der Öffnung am Unterbrecher entstehenden Extrastrom aufzunehmen, welcher durch die Selbstinduktion der Primärwindungen entsteht und bestrebt ist, den Primärstrom, dem er bei der Öffnung, wie schon erwähnt, gleichgerichtet ist, aufrecht zu erhalten. Dieses Bestreben macht sich ohne den Kondensator in

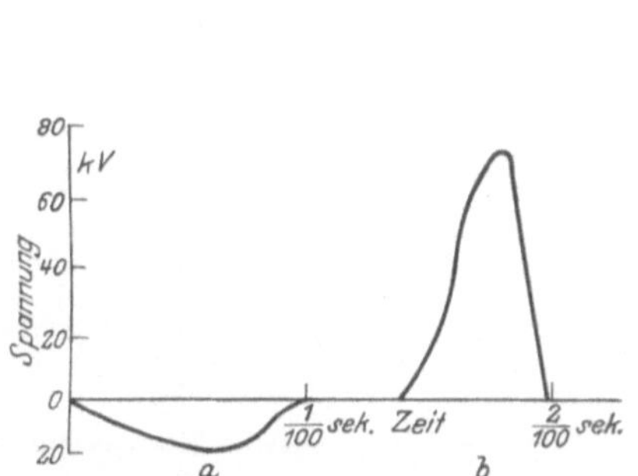

Abb. 14. Schließungs- und Öffnungskurve
beim Induktorapparat.

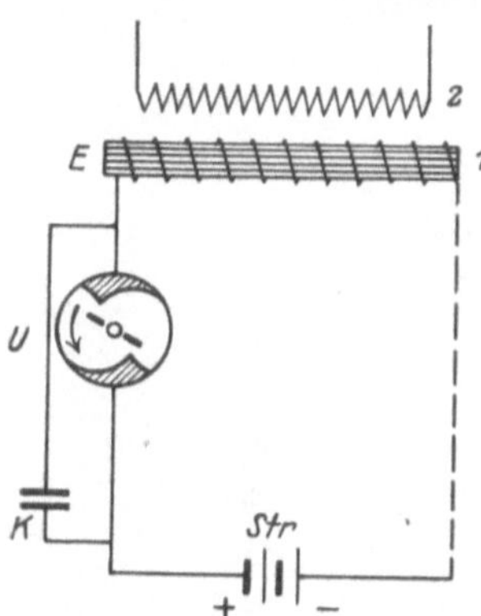

Abb. 15. Einschaltung eines Kondensators
parallel zur Unterbrechungsstelle.

Form eines sog. „Abreißfunkens" an den Kontaktstücken des Unterbrechers, wie an jedem gewöhnlichen Schalter, bemerkbar. Der Kondensator befindet sich in einer Abzweigung der Primärleitung vor Eintritt derselben in den Unterbrecher, demselben parallel geschaltet (Abb. 15). Im Moment der Stromöffnung, wo sich ja der Widerstand im Unterbrecher rasch vergrößert, andererseits der Strom durch den „Extrastrom" einen Zuwachs erfährt, nimmt er seinen Weg in den Kondensator und wird dort unschädlich gemacht.

Obwohl also beim Induktor die beiden der Schließung bzw. Öffnung des Primärstroms entsprechenden sekundären Phasen verschieden sind, so daß diejenige der Öffnung hinsichtlich des Durchgangs durch die Röntgenröhre begünstigt wird, ist es doch in den meisten Fällen noch nötig, die „Schließungsphase" durch besondere Vorkehrungen zu unterdrücken. Nur bei Verwendung von gasfreien Röntgenröhren an kleinen Apparaten mit geringer Stromstärke besteht dieses Postulat nicht, denn diese Röhren, deren Wegsamkeit ja lediglich auf dem Transport negativer Elektrizität mittels der Elektronenemission aus der Glühkathode beruht, sind „selbstsperrend", d. h. sie leiten den Strom von selbst nur in der erwünschten Richtung, von der Kathode zur Anode.

---

[1] In Wirklichkeit besitzt sie die Form einer stark gedämpften elektrischen Schwingung, d. h. sie besteht aus mehreren sich verkleinernden Zacken, von denen jedoch nur die erste den Widerstand der Röhre überwendet.

Infolge des Fehlens von Gasresten kann kein Strom in umgekehrter Richtung, etwa durch Stoßionisation, auftreten. Dies gilt jedoch nur solange, als nicht (bei hoher Stromstärke oder längerer Betriebsdauer) die Antikathode ihrerseits in Weißglut gerät und nunmehr selbst Elektronen aussendet.

Besondere Ventileinrichtungen zur Unterdrückung der Schließungsphase sind folgende:

Das Einfachste ist, in den Sekundärstromkreis vor die Röhre eine sog. Vorschaltfunkenstrecke zu legen, bestehend aus Spitze und Platte (Abb. 16). Von der Spitze zur Platte kann der Strom, wie begreiflich, leicht in Form eines Funkens übergehen, umgekehrt dagegen schwerer. So ist also die eine

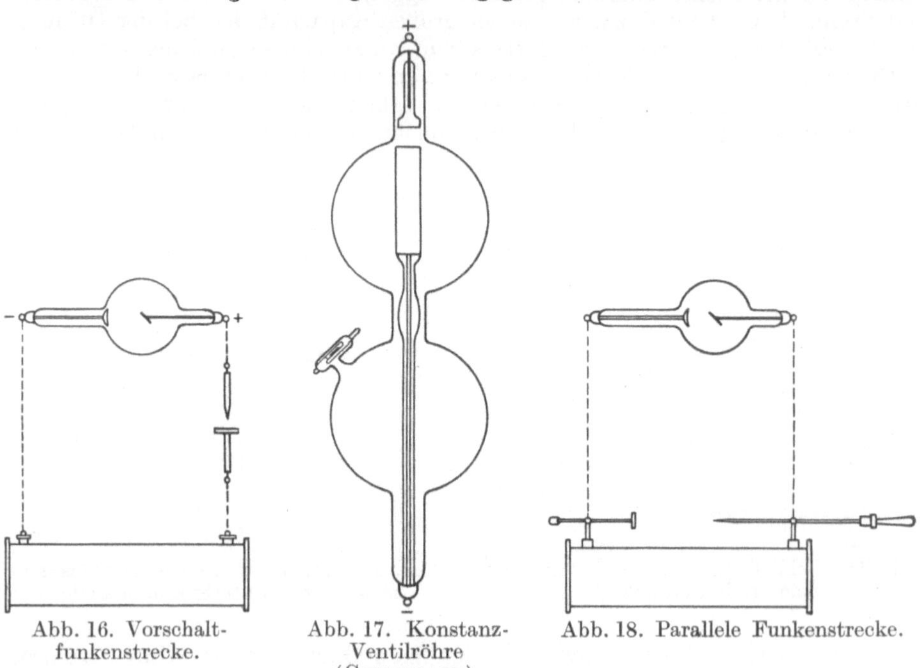

Abb. 16. Vorschalt-
funkenstrecke.

Abb. 17. Konstanz-
Ventilröhre
(GUNDELACH).

Abb. 18. Parallele Funkenstrecke.

Stromrichtung erschwert. Eine solche Vorschaltfunkenstrecke verzehrt freilich viel Strom und macht störenden Lärm, verschlechtert außerdem die Luft durch Bildung von Ozon und nitrosen Gasen infolge der Luftzersetzung im elektrischen Funken. Man hat sie infolgedessen auch in mit indifferentem Gas gefüllte Röhren eingeschlossen (Gasfunkenstrecke von Reiniger, Gebbert & Schall).

Beliebter sind die sog. Ventilröhren, hochevakuierte Geißlerröhren mit entsprechend geformter Anode und Kathode, in denen der Strom auch nur in einer Richtung passieren kann (Abb. 17). Neuerdings werden auch solche Ventilröhren nach dem Glühkathodenprinzip hoch evakuiert und mittels besonderer Stromquelle deren Glühkathode geheizt, wodurch (s. o.) eine vollkommene Sperrwirkung erzielt wird.

Wenn man einen Gasunterbrecher verwendet, so kann man auch einen mechanischen „Schließungsstromsperrer" anbringen, d. i. ein rotierender Schalter im Hochspannungskreis, der auf der Achse des Unterbrechermotors sitzt. Seine beiden Kontaktarme stellen im Sekundärkreis nur in dem Moment Kontakt her, wo durch den Unterbrecher Stromöffnung des Primärstroms erfolgt. Diese sog. „rotierenden Nadelschalter" leiden freilich auch an störender Abreißfunkenbildung.

Zum Betriebe eines Röntgenapparates gehören noch einige Nebenapparate. Es sind dies 1. die parallele Funkenstrecke. Sie ist nicht wie die Vorschaltfunkenstrecke vor die Röntgenröhre geschaltet, sondern in eine Abzweigung des Sekundärstromkreises (Abb. 18). Ihr Zweck ist hauptsächlich der, die Anlegung einer zu hohen Spannung an die Röntgenröhre zu verhüten. Wenn nämlich die Röntgenröhre härter wird, so wächst ihr innerer Widerstand, da ja ihr Vakuum dann höher ist. Der Strom würde sich außen herum einen Weg suchen und dabei oft die Röhrenwand durchschlagen, wenn ihm nicht die bequemere Abzweigung über die entsprechend eingestellte Parallelfunkenstrecke offen stände. Dabei besteht ein konstantes Verhältnis: Ein bestimmter Widerstand der Röntgenröhre entspricht einer bestimmten freien Luftstrecke in Zentimeter zwischen den Spitzen der Funkenstrecke. Man kann also durch Verstellen derselben aus der Weglänge, bei der eben noch Funken überspringen,

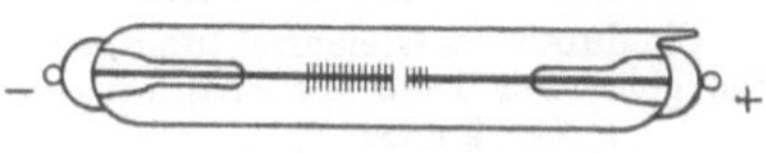

Abb. 19. Glimmlichtröhre.

während gleichzeitig Strom durch die Röhre geht, einen unmittelbaren Schluß auf deren Härtegrad ziehen. Es kann sich freilich nur um Näherungswerte handeln, denn der Funkenübergang in freier Luft ist zu sehr von Feuchtigkeit, Luftdruck usw. abhängig, um ein genaues Maß darzustellen.

2. Die Glimmlichtröhre nach GEHRCKE (Abb. 19). Es ist eine längliche, wenig evakuierte Geißlerröhre mit zwei einander stark genäherten stabförmigen Elektroden. Sie dient lediglich als Warnungssignal, indem sie das schädliche „Schließungslicht", d. h. Spuren verkehrter Stromrichtung, anzeigt, die trotz der Ventileinrichtung evtl. noch durchgehen. In diesem Falle glimmen beide Elektroden in dieser „Glimmlichtröhre", sonst nur die eine, am negativen Pol liegende.

Im übrigen braucht man noch verschiedene Meßinstrumente; für den Primär- und Sekundärstrom je ein Ampèremeter; dasjenige für den Sekundärstrom zeigt entsprechend der hohen Spannung nur sehr niedrige Ampèrewerte, nämlich Milliampère, an. Durch Veränderung von Widerständen auf dem Schalttisch kann man die primäre Spannung und Stromstärke und damit auch die sekundäre Leistung, also die durch die Röhre gehende Strommenge variieren, die sog. „Belastung" der Röhre. Von ihr hängt die Helligkeit des Durchleuchtungsbildes, der photographische und therapeutische Effekt einer Röhre größtenteils ab, freilich auch ihre Erhitzung und Abnützung.

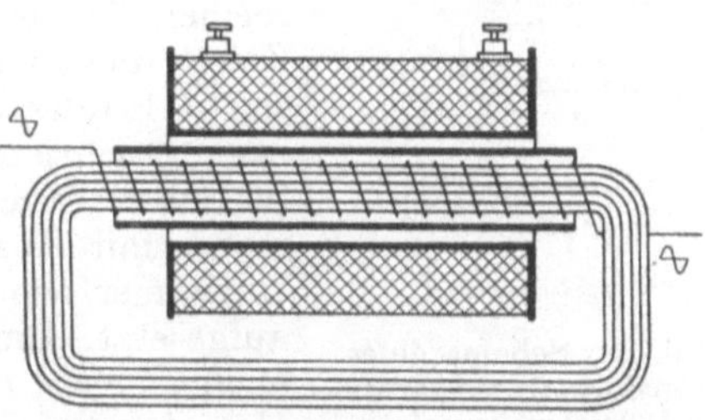

Abb. 20. Eisengeschlossener Transformator. (Nach GOCHT.)

Die bisher beschriebene Apparatkonstruktion entspricht im wesentlichen dem älteren Typ von Stromerzeugern, wie er, besonders im Anschluß an Gleichstromnetze, doch noch häufig verwendet wird: dem Induktorapparat. Verbreiteter ist heutzutage der Typ des sog. Transformatorgleichrichterapparates. Er ist vorzugsweise da am Platze, wo das Ortsnetz Wechselstrom liefert; anderenfalls muß der gelieferte Gleichstrom zu Wechselstrom umgeformt werden, wofür es besondere kleine Maschinen gibt. Ein Wechselstromtransformator ähnelt in Form und Wirkungsweise einem Induktor, bis auf den Unterschied, daß der Eisenkern des ersteren ein geschlossener, ringförmiger ist, im Gegensatz zu dem Stabkern des Induktors (Abb. 20).

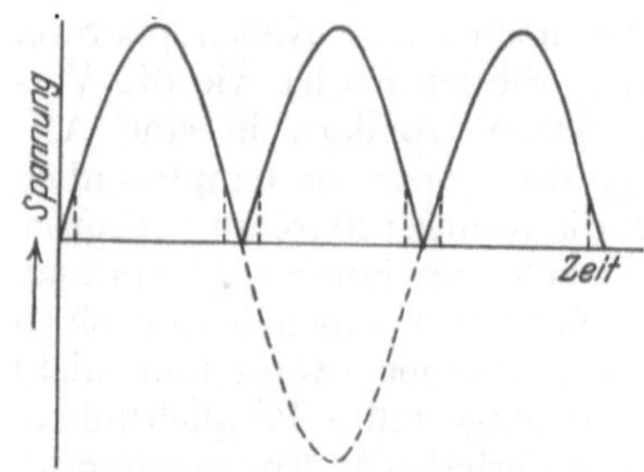

Abb. 21. Spannungskurve eines Wechselstromtransformators.

------ die durch die Gleichrichtung verloren gehenden Teile der Spannungskurve.

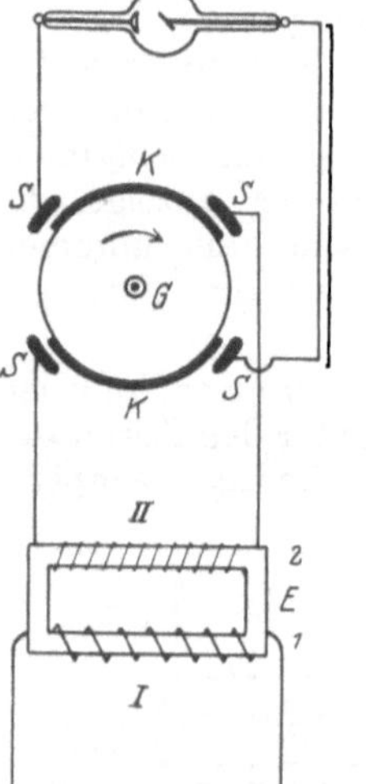

Abb. 22. Schema eines Transformatorapparats mit Gleichrichter (sog. „Transverter"-Typ von KOCH & STERZEL).

I Primärkreis, II Sekundärkreis. 1 Primärspule, 2 Sekundärspule des Transformators, E Eisenkern, G Gleichrichterscheibe mit zwei Kontaktstücken K, S Kontaktsegmente.

Dadurch wird eine bedeutend bessere Ausnützung der durch Stromschluß und -öffnung in der Primärspule entstehenden und verschwindenden Kraftlinien erzielt, da diese nunmehr ganz in Eisen verlaufen. Andererseits erfolgt besonders der Zusammenbruch des Kraftfeldes bei der Öffnung nicht so vollständig wie beim Induktor, so daß sekundärseitig eine relativ niedrigere Scheitelspannung resultiert.

Da die Primärspule nicht von einem kontinuierlichen Strome durchflossen wird, sondern von einem solchen, der etwa 50 bis 60 mal in der Sekunde die Richtung wechselt, also ebenso oft durch den Nullpunkt hindurchgeht, ist ein besonderer Unterbrecher für den Primärstrom entbehrlich, und darin liegt auch die Hauptstärke dieser Apparate. Das zweite der oben (S. 10) erwähnten Probleme, das der Unterdrückung der schädlichen Stromrichtung, bleibt freilich in voller Schwere bestehen, namentlich, da hier Öffnungs- und Schließungsstrom ganz genau gleiche Kurvenform aufweisen. Die sekundäre Spannungskurve ist eine regelrechte „Sinuskurve" (Abb. 21); als solche ist sie für diagnostische Zwecke ebensogut oder besser als die eines Induktors verwendbar. Auch für Therapie, wo ihre Verwertbarkeit wegen der gegenüber der eng zusammengedrängten Öffnungskurve des Induktorapparates geringeren Scheitelspannung lange Zeit bestritten wurde, ist sie, wie die mit besten Erfolgen verwendeten „Reform"apparate DESSAUERS lehrten, unter gewissen Vorkehrungen wohl brauchbar.

Zur Unterdrückung einer der beiden Stromrichtungen reichen die gewöhnlichen Ventilröhren nicht aus [1]. Diesem Zweck dient vielmehr ein in den Sekundärkreis gesetzter sog. Gleichrichter, im Prinzip das gleiche wie der oben beschriebene „rotierende Nadelschalter", nur hier betrieben durch einen eigenen Wechselstromsynchronmotor mit Anschluß an das Stadtnetz, oder, wenn ein Umformer benutzt werden muß, direkt auf dessen Achse aufgesetzt. Die Komplikation ist also in diesem Falle auch nicht größer als beim Induktorbetrieb; dort: Unterbrecher, Induktor, Ventileinrichtungen; hier: Transformator, Gleichrichter, evtl. mit Umformer kombiniert. Das Schaltschema eines Transformatorapparates mit Gleichrichter gibt Abb. 22 wieder.

Welche von beiden Apparattypen man wählen wird, ist mehr nach den örtlichen und wirtschaftlichen Verhältnissen zu entscheiden als eine Prinzipienfrage. Für Diagnostik leisten beide Gutes. Wenn der Wechselstromtransformator, soweit übersehbar, mehr und mehr an

---

[1] Neuerdings wird statt eines Gleichrichters ein mit vier Glühventilen in sog. GRAETZscher Schaltung versehener Wechselstromtransformator für Diagnostik von SIEMENS & HALSKE auf den Markt gebracht, der den Vorteil hat, daß bei seinem Betriebe alle bewegten Teile fortfallen.

Boden gewinnt, so liegt dies offenbar an folgenden Umständen: Im Falle des Betriebes mit gasfreien Röhren ist es wünschenswert, um deren Vorzüge, die oben auseinandergesetzt wurden, voll auszunützen, daß die Spannung, somit die Härte der erzeugten Strahlen und die Stromstärke, also die Menge der erzeugten Strahlen, tatsächlich voneinander unabhängig reguliert werden können (s. o. S. 8). Beim Induktor bestehen hier etwas komplizierte Verhältnisse dadurch, daß bei ihm mehr als beim Transformator in Augenblicken größerer Stromentnahme, z. B. bei Aufnahmen mit hohen Stromstärken, die Spannung stark absinkt, wodurch die Härte der entstehenden Röntgenstrahlen im gegebenen Moment vermindert wird.

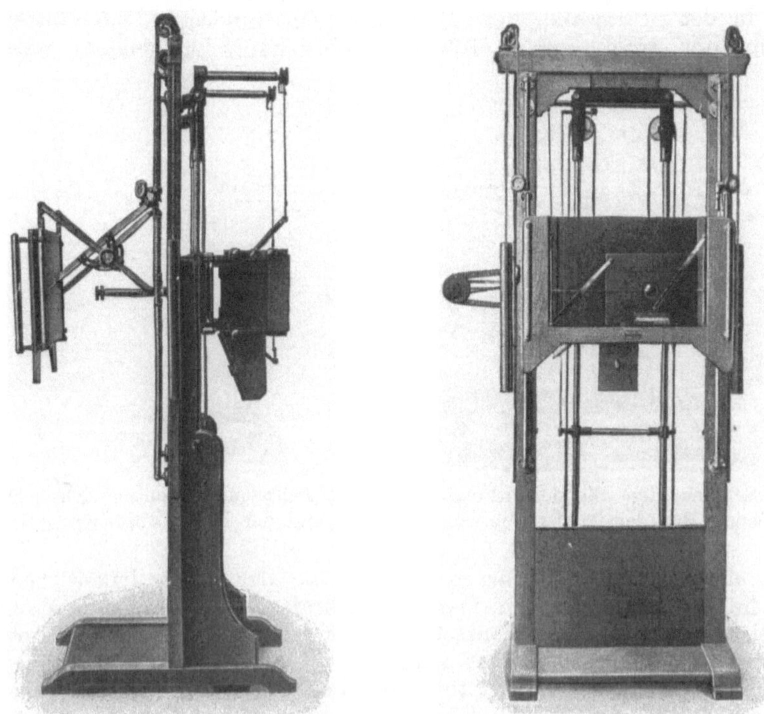

Abb. 23. Durchleuchtungsgerät (Siemens-Reiniger-Veifa).

3. Hilfsapparate für Diagnostik.

Die Hauptbestandteile einer Röntgenapparatur wurden bereits beschrieben. Außer diesen benötigt der Röntgenuntersucher aber noch eine ganze Anzahl spezieller Hilfsmittel, welche die praktische Anwendung der Röntgenstrahlen zu diagnostischen Zwecken erleichtern bzw. ergiebiger gestalten. Es sind dies außer den Lagerungs- und Fixationseinrichtungen für den Patienten und der nötigen Haltevorrichtung für die Röntgenröhre vor allem die verschiedenen Arten von Blenden, ferner ein Fluorescenzschirm aus Zinksulfid (früher Bariumplatincyanür) zur Durchleuchtung und photographische Platten bzw. Filme, evtl. auch Fluorescenzfolien zur Verstärkung der photographischen Wirkung der Röntgenstrahlen bei Aufnahmen.

Für die Durchleuchtung, die im völlig verdunkelten Zimmer nach vorhergehender Dunkelanpassung der Augen vorgenommen wird [1], ist in jedem Röntgenlaboratorium eine Stützwand vorgesehen, an die sich der stehende oder sitzende Patient anlehnt, während an der anderen Seite die Röntgenröhre in einer zum Schutze gegen vagabundierende Strahlen mit Bleiglas oder Bleigummi abgedeckten Klammervorrichtung so angebracht ist, daß sie leicht nach allen Richtungen verschoben werden kann. Manche dieser Stative können umgelegt werden, so daß man den Patienten in Rücken- oder Bauchlage mit unter dem Tische befindlicher Röhre durchleuchten kann (Veifaklinoskop, SIEMENS-Universalstativ u. a.) (Abb. 23). Doch ist eine eigene Untertischröhreneinrichtung (Trochoskop) entschieden vorteilhafter. Von der Antikathode aus nach dem Untersuchten zu tritt das Röntgenstrahlenbündel durch eine Öffnung in der Stützwand, die zweckmäßig ein mindestens 0,5 mm starkes Aluminiumfilter trägt, zur Abfilterung der hautschädigenden weichsten

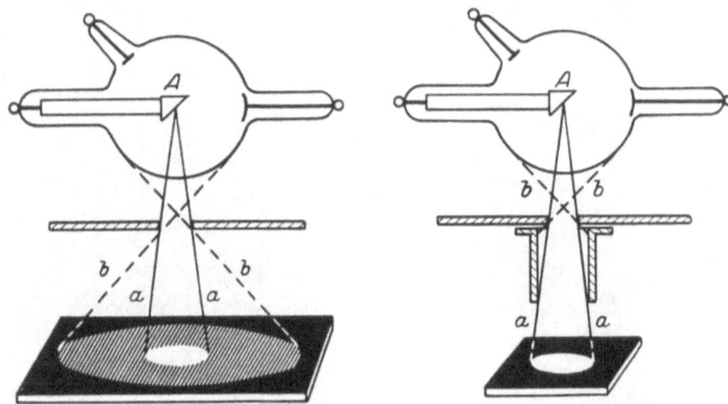

Abb. 24. Schema der Blendenwirkung. Links: Lochblende, rechts: Zylinderblende. aa bildgebende Röntgenstrahlen, bb von der Glaswand der Röhre ausgehende Strahlen.

Strahlen, deren Unterdrückung keine Einbuße der Bildhelligkeit bedeutet, weil sie infolge ihrer geringen Penetrationskraft zur Bilderzeugung ohnehin nichts beitragen. Der Fluorescenzschirm ist zwischen dem Patienten und dem Untersucher entweder schwerelos aufgehängt oder durch ein Gestänge mit dem auf der anderen Seite der Stützwand befindlichen Röhrenhalter zwangsläufig verbunden (s. Abb. 23). An dem Röhrenkasten ist eine Durchleuchtungsblende entweder in Form einer Iris oder besser als verstellbare Schlitzblende aus Bleiplatten angebracht. Sie dient dazu, das zur Durchleuchtung dienende Strahlenbündel jeweils dem Bedürfnis entsprechend abzugrenzen, wodurch eine der photographischen Irisblende analoge Wirkung erzielt wird (Abb. 24): Alle Konturen des Schattenbildes werden klarer, wenn auch das ganze Bild etwas dunkler. In gleicher Weise wird die Abblendung des Strahlenbündels in der Aufnahmetechnik gebraucht; hier meist in Form längerer zylindrischer

---

[1] Zweckmäßig ist das Tragen einer dunkelroten Brille nach TRENDELENBURG einige Zeit vor der Arbeit im Dunkelraum; die völlige Adaptation nimmt dann nur noch wenige Minuten in Anspruch. Zur Kontrolle, ob ausreichende Adaptation erreicht ist, wird gewöhnlich das Zifferblatt einer Leuchtuhr herangezogen. Die betreffende Leuchtmasse hat nur den Nachteil, unter dem Einfluß der Röntgenstrahlen bereits nach kurzer Zeit ihre Leuchtkraft einzubüßen. Verf. hat deshalb eine selbstleuchtende sog. „Adaptierskala" angegeben, welche am Durchleuchtungsschirm angebracht und allseitig durch Bleiglas geschützt ist; ihre Leuchtkraft ist auch nach jahrelangem Gebrauch konstant. (Fortschr. a. d. Geb. d. Röntgenstr. Bd. 29. H. 3.)

Tubusse, die mit Blei ausgekleidet sind und an besonderen Aufnahmestativen befestigt werden (Abb. 25).

Bei der Durchleuchtung und Aufnahme dicker Körperteile macht sich die starke Streuung der Röntgenstrahlen im Körpergewebe und die dadurch erzeugte Sekundärstrahlung in ähnlicher Weise störend bemerkbar, wie die Streuung und Abbeugung des in ein trübes Medium einfallenden Sonnenlichtes [1]. Es resultiert eine starke Verschleierung des Schattenbildes, Unschärfe der Konturen infolge von Halbschattenbildung und Verwischung aller Kontraste.

Teilweise kann diesem Mangel durch geeignete Kompression (HOLZKNECHT) der vorliegenden Weichteile abgeholfen werden (Andrücken des Durchleuchtungsschirmes, manuelle Kompression bei Bauchdurchleuchtung, Bindenkompression, Druck mittels des Blendentubus und untergelegter Luffahpelotte bei Nierenaufnahmen usf.), wobei gleichzeitig deren Dicke und Blutgehalt, somit die Absorption der Röntgenstrahlen in ihnen, vermindert wird. Die trotzdem noch in reichem Maße im Körpergewebe entstehende Streustrahlung, welche noch dazu mit steigender Härte der Primärstrahlung anwächst (s. o.), beseitigt BUCKY durch seine Durchleuchtungswabenblende in genialer Weise. Die auf der Schirmseite dem Patienten aufzulegende Blende besteht aus einem System gekreuzter Bleistreifen von einigen Zentimetern Höhe in einem Rahmen (Abb. 26). So entsteht eine Vielzahl kleinster quadratischer „Vorderblenden". Ihre Kanten sind so zentriert, daß ihre Verlängerungen sich sämtlich in dem Punkte schneiden,

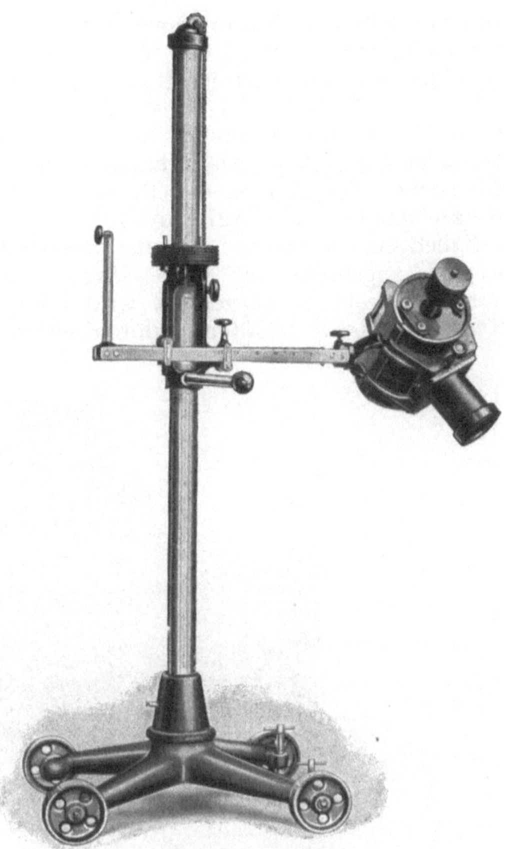

Abb. 25. Kompressionsblendenstativ für Aufnahmen (SIEMENS-REINIGER-VEIFA).

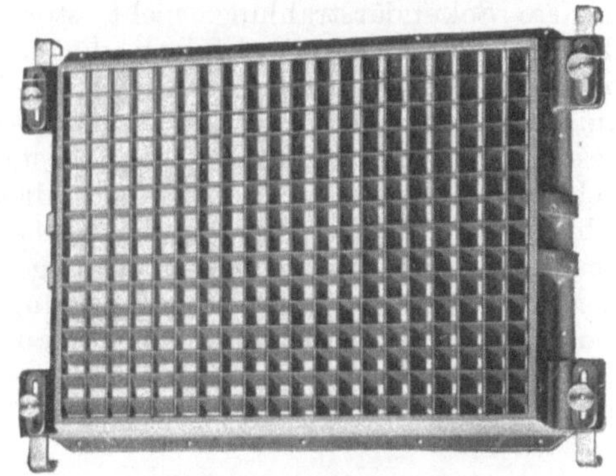

Abb. 26. BUCKY-Durchleuchtungsblende (SIEMENS-REINIGER-VEIFA).

---

[1] Durch die Streuung entstehen im durchstrahlten Medium sozusagen überall neue sekundäre Strahlungszentren, von denen nach allen Richtungen, nicht nur der der primär einfallenden Strahlung, Strahlen ausgehen.

2*

der dem Brennfleck der Röntgenröhre entspricht. Letzterer muß genau 60 cm
von der Mitte der Wabenblende entfernt sein; am besten wird die Röhre daher zwangläufig mit Blende und Leuchtschirm verbunden. Alle im Körper
entstehenden, nicht in der Richtung Brennfleck-Schirm verlaufenden sekundären Strahlen, welche sonst Halbschattenwirkungen hervorrufen würden,
treffen nun die Bleistreifen von der Fläche und werden abgeschirmt. Das
Durchleuchtungsbild wird dadurch bedeutend verbessert, auch bei großer
Übersicht. Die Kanten der Bleistreifen bilden natürlich eine etwas störende
Netzzeichnung. Für Aufnahmezwecke hat man diese beseitigt, indem man
lediglich ein System paralleler Bleistreifen verwendet, das mechanisch beweglich angeordnet ist und während der Aufnahmedauer einmal über das
ganze Bildfeld hinweggeführt wird (BUCKY-POTTER-Blende) (Abb. 27). Alle
Teile des Bildes erhalten dadurch gleichviel Röntgenlicht; von den Streifen

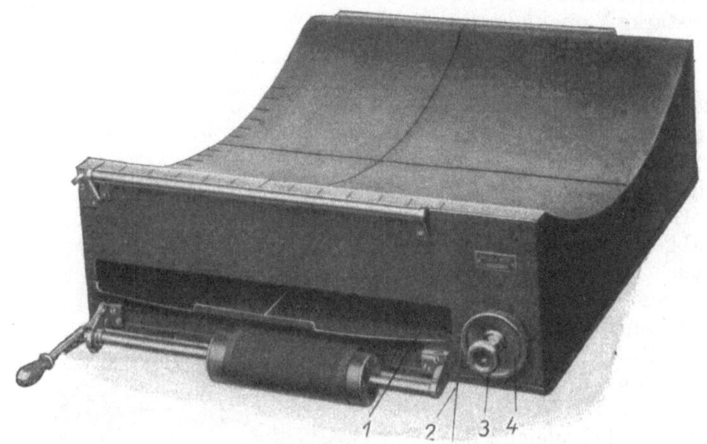

Abb. 27. BUCKY-POTTER-Blende für Aufnahmen (SIEMENS-REINIGER-VEIFA).

ist auf dem Bilde nichts zu sehen. Die etwas verminderte Gesamtbelichtung
kann durch größere Strahlenhärte ausgeglichen werden, da ja die vermehrte Sekundärstrahlung nicht stört. Neuere Ausführungen von beweglichen Vorderblenden verfolgen den Zweck, die Bleistreifenzeichnung auch
bei der Schirmdurchleuchtung verschwinden zu lassen, ferner die Bindung
an einen festen Fokusabstand zu beseitigen, sowie nach Möglichkeit durch eine
besonders flache Ausführung den Abstand zwischen Körper und Platte bzw.
Schirm zu verringern. Bei der nach diesen Grundsätzen gebauten AKERLUND-
schen Vorderblende verlaufen die Bleilamellen in einer flachen Spirale, bei der
neuen Siemensradialblende sternförmig von dem als Rotationsachse dienenden
Zentrum aus. Der Antrieb erfolgt durch einen angebauten kleinen Elektromotor. Von einer bestimmten Umlaufgeschwindigkeit an verschwinden die
Schatten der Bleilamellen für das Auge vollständig; lediglich die Achse markiert
sich als zentraler Schatten.

4. Härtemessung der Röntgenstrahlen.

In der Röntgendiagnostik ist es wichtig, zu wissen, was für ein Strahlengemisch eine Röntgenröhre unter bestimmten Betriebsbedingungen aussendet,
weil für die verschiedenen diagnostischen Aufgaben, etwa Durchleuchtung der

Lungen oder der Bauchorgane, ferner für die verschiedenen Arten von Aufnahmen keineswegs alle Strahlenhärten gleich gut verwendbar sind. Man muß sich also über den Härtegrad der verwendeten Röhre Rechenschaft geben. Die parallele Funkenstrecke kann, wie schon erwähnt, einen, allerdings nur ungefähren, Anhalt dafür geben. Besser sind die sog. „Härtemesser". Der von WEHNELT angegebene besteht aus einer Aluminiumtreppe, die auf beiden Seiten von einem dünnen Silberstreifen eingefaßt ist (Abb. 28). Hält man diese Skala vor einem Fluorescenzschirm gegen die Röntgenröhre, so erscheinen die einzelnen Stufen der Treppe in verschieden abgestufter Helligkeit, die dünneren hell, die dickeren dunkel, während die seitlichen Silberstreifen einen mittleren grauen Ton zeigen. Man sucht dann dasjenige Mittelfeld auf, welches genau den gleichen Ton wie die seitlichen Streifen aufweist, und liest an der Seite den Härtegrad ab. Es ist klar, daß dieser Punkt um so mehr nach unten, d. h. dem dünneren Ende der Aluminiumtreppe, verschoben ist, je weicher die betreffende Röhre ist, weil ihre Strahlen eben dann auch dünnere Schichten Aluminium nicht mehr genügend durchdringen und also dunkler erscheinen lassen, umgekehrt bei härterer Röhre nach oben. Das Silber hingegen verhält sich in dem in Betracht kommenden Härtebereich ungefähr gleich gegenüber härteren und weicheren Strahlen.

Mit diesem und ähnlichen Härtemessern, die übrigens noch mit beträchtlichen Fehlermöglichkeiten behaftet sind, bestimmt man immerhin nur den durchschnittlichen Härtegrad eines Strahlengemisches, das aber hinsichtlich der Intensität der einzelnen Komponenten von sehr verschiedener Zusammensetzung sein kann. Deshalb bemüht man sich neuerdings mehr und mehr, die sehr exakte Spektrographie der Röntgenstrahlen, wie sie von BRAGG und v. LAUE inauguriert wurde, auch der Röntgendiagnostik dienstbar zu machen. Mittels eines langsam gedrehten Steinsalzkrystalls, auf den ein schmales Röntgenstrahlenbündel auftrifft, wird auf eine photo-

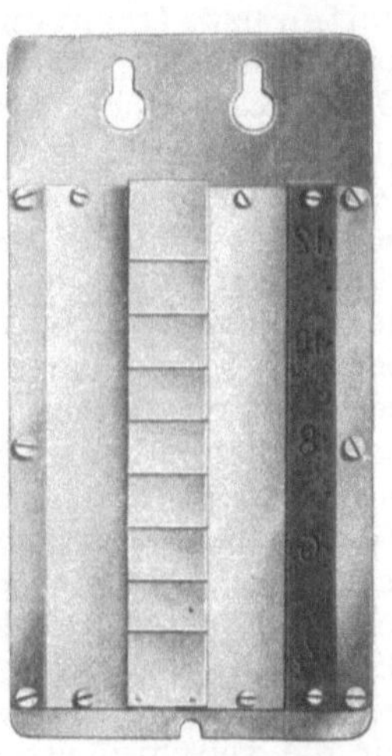

Abb. 28.
WEHNELT-Skala
(SIEMENS-REINIGER-
VEIFA).

graphische Platte oder auf einen Fluorescenzschirm ein Spektrum entworfen. Das kurzwellige Ende dieses Spektrums, die sog. „Grenzwellenlänge" läßt alsdann nach einer von EINSTEIN gegebenen Formel einen Schluß zu auf die an der Röhre liegende Scheitelspannung der Stromkurve. Von dieser wiederum ist nach einem von MARCH gefundenen Gesetz die spektrale Intensitätsverteilung über die einzelnen Komponenten der Strahlung abhängig, die man überdies auf den photographisch gewonnenen Spektren unmittelbar photometrisch ausmessen kann. Es ist dadurch möglich geworden, das für jede diagnostische Aufgabe, z. B. Knieaufnahme, empirisch als bestgeeignet gefundene Strahlengemisch durch Angabe der betreffenden „Grenzwellenlänge" eindeutig zu charakterisieren und überall und jederzeit unter Kontrolle des Röntgenspektroskops wieder zu erzeugen (SEEMANN, MARCH, STAUNIG und FRITZ[1]).

---

[1] Fortschr. a. d. Geb. d. Röntgenstr. Bd. **29, H. 5** u. **6.**

II. Allgemeines über Röntgendiagnostik.

1. Indikationsstellung zur Röntgenuntersuchung. Methodenwahl und Befunderhebung. Schutz gegen Röntgenschäden.

Der Besitz eines zweckmäßigen Instrumentariums und der Kenntnisse über seine Funktion ist nur eine und nicht die wichtigste Voraussetzung zur Ausübung der Röntgenuntersuchung; vor allem unerläßlich und von dem Arzt, der sich mit diesen Dingen beschäftigt, als selbstverständlich zu fordern ist eine genaue Kenntnis des Verhaltens des menschlichen Körpers gegenüber dem in der Diagnostik angewandten Röntgenstrahlengemisch. Hieraus erst resultiert die notwendige sichere Bewertung der diagnostischen Möglichkeiten bzw. Grenzen des Verfahrens. Nur der röntgentechnisch Geschulte kann beurteilen, was im Einzelfalle von der Methode zu erwarten ist; ob nach Darstellbarkeit der betreffenden Körperregion und der zu erwartenden Bildqualität ein „Röntgenbefund" überhaupt möglich ist. Andererseits ist es Sache des Arztes, diesen Befund in der richtigen Weise zu bewerten, in den Rahmen der mit anderen Methoden der Klinik erhobenen Befunde an der richtigen Stelle einzufügen, unter Umständen ergänzende Untersuchungen, auf die das Ergebnis der Röntgenuntersuchung hingewiesen, zu veranlassen. Aber auch hierzu bedarf der Arzt einer gewissen Kenntnis und Erfahrung in der Verwendung der Röntgenstrahlen, sonst kommt er leicht in Versuchung, Unmögliches von dem Verfahren zu erwarten oder begibt sich auf der anderen Seite des Vorteils, gegebene Möglichkeiten desselben voll auszunutzen. Es erhellt daraus die Notwendigkeit, die Ausübung der Röntgenuntersuchung selbst bis in die mehr mechanisch erscheinenden Verrichtungen der speziellen Aufnahmetechnik nicht untergeordneten Hilfskräften (Technikern, Photographen) zu überlassen, wie dies in den Anfängen der Röntgenologie häufig geschah, sondern sie als ein vollwertiges Sonderfach der Medizin, wenn man will, eine Hilfsdisziplin für die verschiedensten anderen Sonderfächer, aufzufassen, die in die Hand besonders dazu vorgebildeter Ärzte gehört.

Verständnisvolles Zusammenarbeiten mit dem behandelnden Arzte ist andererseits dringendes Erfordernis für den Röntgenologen, denn nur so ist es möglich, für die Röntgenuntersuchung jedes einzelnen Falles zunächst einmal die diesem angemessene Fragestellung zu finden. Von ihr hängt in der Röntgenuntersuchung der inneren Erkrankungen womöglich noch mehr für das Endresultat ab, als auf anderen Gebieten; denn „man findet nur", wie PORDES in einer lesenswerten Abhandlung [1] sagt, „wonach man sucht"; es muß also das Augenmerk auf ein bestimmtes Organsystem bereits gelenkt sein. Wir untersuchen ja in der inneren Medizin weniger Körperregionen als Organsysteme, und diese wieder mit ganz verschiedenen Röntgenmethoden, welche im einzelnen weiter unten angeführt werden. Der behandelnde Arzt muß also eine geistige Vorarbeit insofern leisten, als er bei Beantragung der Röntgenuntersuchung im klaren sein muß, welches Organsystem vorzugsweise untersucht werden soll, ferner, welcher Art vermutlich die vorliegende Organschädigung ist und ob sich dieselbe ihrer Natur nach überhaupt zur Röntgenuntersuchung eignet. Beginnende Organerkrankungen sind häufig noch nicht von solchen röntgenologisch sichtbaren Veränderungen begleitet, daß man Erfolg von einer frühzeitigen Röntgenuntersuchung erwarten könnte, während nach einigem Zuwarten die Röntgendiagnose mit Sicherheit gestellt werden

---

[1] Methodenwahl in der Röntgendiagnostik. Die unzweckmäßigen und die zweckdienlichen Wege. Med. Klinik. 1921. Nr. 50—52.

könnte, dann aber mit Rücksicht auf den negativen Verlauf der zu früh angesetzten Untersuchung unterbleibt! Häufiger wird der Fehler gemacht, die Röntgenuntersuchung zu spät einzuleiten, zum Schaden des Kranken und aus einer Unterschätzung der Methode hinsichtlich ihrer Fähigkeit zur Frühdiagnose (Tuberkulose, Carcinom). Gelegentlich ist auch das röntgenologisch sichtbare Stadium einer Erkrankung zur Zeit der Untersuchung bereits abgelaufen (Pleuritis, Lungeninfarkt, seltener Pneumonie). Bei Kontrolluntersuchungen wird manchmal mehr von der Methode verlangt, als diese zu leisten vermag. So ist, wenn eine Lungentuberkulose in allzu kurzen Zeitabständen untersucht wird, bei dem meist langsamen Krankheitsverlauf schlechterdings keine merkbare Veränderung im Röntgenbilde zu erwarten.

Die Röntgenuntersuchung muß also am richtigen Orte und zur richtigen Zeit einsetzen, sie muß ferner ihrer Natur nach geeignet sein, die betreffende Erkrankung sichtbar zu machen. Organische Veränderungen können ja überhaupt nur in beschränktem Maße röntgenologisch sichtbar gemacht werden, wenn auch die fortschreitende Verbesserung der Methoden ihren Bereich ständig erweitert. Im allgemeinen kann man sagen: Da das Röntgenbild eine Zentralprojektion von räumlich verschieden angeordneten Gebilden verschiedener Dichte darstellt, haben nur solche Organveränderungen Aussicht auf Darstellbarkeit, die entweder eine merkliche Änderung der zur Projektion kommenden Kontur des betreffenden Organs oder evtl. der Lage und Bewegung desselben oder der Dichte im Gefolge haben. Das ist nun in den verschiedenen Körpergegenden ganz verschieden. So werden z. B. entzündliche Vorgänge ohne weitere Komplikationen nur dort im Röntgenbilde in Erscheinung treten, wo sie, wie z. B. im hellen, lufthaltigen Lungengewebe, infolge von Hyperämie usw. einen merklichen Zuwachs an Absorption erzeugen, nicht dagegen an den Schleimhäuten des Magendarmkanals, wo der Absorptionszuwachs vergleichsweise minimal ist. Genaue Kenntnis der pathologisch-anatomischen Verhältnisse ist also wichtig; eine eingehende klinische Untersuchung, wenn möglich längere Beobachtung des Kranken, empfiehlt sich in jedem Falle vor der Röntgenuntersuchung, bei der die wichtigsten Ergebnisse der bisherigen Untersuchung jedenfalls vorliegen sollten.

Sache des Röntgenuntersuchers ist es nun, unter den zur Verfügung stehenden Röntgenmethoden diejenige auszuwählen, welche im Einzelfalle am sichersten und schnellsten ein Urteil über den Zustand des betreffenden Organs oder Organsystems gestattet. Die am häufigsten zu treffende Entscheidung ist die, ob Schirmdurchleuchtung oder photographische Aufnahme angebracht ist, bzw., da die erstere doch meist der letzteren vorangeht, ob alleinige Schirmdurchleuchtung genügt. Generell läßt sich die Frage keineswegs beantworten, denn beide Methoden haben ihre Vor- und Nachteile. Die Röntgenaufnahme hat zwar den in vielen Fällen unschätzbaren Vorzug, bedeutend mehr Einzelheiten zu zeigen als der Fluorescenzschirm; sie kann in Ruhe betrachtet, anderen demonstriert und vervielfältigt werden; im Gegensatz zu dem stets subjektiven Durchleuchtungsbefund hat sie dokumentarischen Wert und ist für Vergleichszwecke, z. B. im Verlaufe mehrerer Untersuchungen einer länger dauernden Krankheit, unentbehrlich. Doch hat sie gegenüber der beweglicheren Schirmdurchleuchtung den Nachteil, daß sie stets nur ein Augenblicksbild der betreffenden Region in räumlicher und zeitlicher Beschränkung, sowie nur in einer bestimmten Lage und Ansicht, bietet. Die Klärung von gegenseitigen Lagebeziehungen einzelner Gebilde ist oft nur durch mehrfache Aufnahme in verschiedenen Richtungen möglich, während sie bei der Schirmdurchleuchtung durch einfache Drehung usw. ohne weiteres erfolgen kann. Zur Beurteilung von Bewegungsvorgängen, die auf normale oder beeinträchtigte Funktion eines Organes schließen lassen, ist die Durchleuchtung unerläßlich (von röntgenkinemato-graphischen Versuchen, die immer noch in den Kinderschuhen stecken, kann abgesehen werden). Endlich sind die Kosten für Platten- bzw. Filmaufnahmen, besonders solche großen Formats, wie in der Darstellung innerer Organe meist benötigt, beträchtlich. Man wird also sagen können, daß dort, wo es sich um die Erkennung feiner Einzelheiten bzw. geringer Dichtigkeitsunterschiede handelt, wie etwa Herdschatten auf Lungenbildern, Faltenzeichnung usw. am Darm, kleinste Nischen am Magen und Duodenum, Knochenstruktur, Konkremente, eine Aufnahme vonnöten ist, daß aber dort, wo es sich um rasch wechselnde Verhältnisse, Organbewegungen oder komplizierte Lagebeziehungen handelt, ebenso notwendig durchleuchtet werden muß. Es ist z. B. falsch, bei Verdacht auf organische Magenerkrankung den Patienten lediglich, wie es noch gelegent-lich selbst in Krankenanstalten geschieht, nach Einnahme eines Kontrastbreies stehend oder liegend zu röntgenographieren, ohne den Versuch zu machen, am Leuchtschirm unter zweckmäßiger Drehung und Palpation die betreffende Organveränderung zu Gesicht zu bekommen und sich ein Urteil über Tonus und Peristaltik zu bilden. Ebenso falsch wäre es, bei Verdacht auf eine begin-nende Lungentuberkulose lediglich auf Grund einer Schirmdurchleuchtung (obgleich eine solche auch nicht versäumt werden sollte) ohne Röntgenplatte ein Urteil über Fehlen oder Vorhandensein oder die Ausdehnung des Prozesses abzugeben. Näheres hierüber im speziellen Teil.

Notwendig für die günstige Darstellung eines Organs bzw. Organsystems, sei es auf Schirm oder Platte, ist oftmals eine zweckmäßige Vorbereitung desselben. Bei den Hohlorganen des Verdauungs- und des Urogenitaltrakts ist die Entleerung ihres Inhalts und oft die Einführung von Kontrastmitteln nötig. Solche finden in letzter Zeit auch gelegentlich für bestimmte Aufgaben der Untersuchung der Atemwege und des Zentralnervensystems Verwendung. Wir unterscheiden „positive" und „negative" Kontrastherstellung. Die erstere geschieht mittels Substanzen von hohem spezifischem Gewicht, welche infolgedessen Röntgenstrahlen in hohem Maße absorbieren, also einen tiefen Schatten auf dem Röntgenbild ergeben (Wismut, Barium, Silber, Jod, Brom), die letztere durch Einführung von Gasen (Luft, Sauerstoff, Stickstoff, Kohlen-säure), welche aus dem entgegengesetzten Grunde eine Aufhellung im Röntgen-bilde erzeugen. In beiden Fällen wird das mit der Substanz gefüllte Organ gegenüber dem gleichmäßigen, einer mittleren Absorption entsprechenden Grau seiner Umgebung abgehoben; seine Umrisse werden dadurch erst in vollem Umfange darstellbar. Voraussetzung für die Verwendung eines jeden Kontrast-mittels in der Praxis ist natürlich völlige Unschädlichkeit, besonders, da es sich oft um größere einzuführende Mengen handelt. Die in Betracht kommenden Schwermetalle, Halogene usw. müssen also in einer Verbindung bzw. in einer Lösungsform verabreicht werden, die von den Körpersäften nicht angegriffen und möglichst unverändert ausgeschieden wird. Das in der Magendarmunter-suchung jetzt fast ausschließlich angewendete chemisch reine **Bariumsulfat** (MERCK) erfüllt dieses Erfordernis, so daß Vergiftungen durch Röntgenkontrast-mittel, wie sie anfangs bei Verwendung von Wismutverbindungen noch vor-kamen, heute nur noch durch zufällige Verwechslung des Barium sulfuricum mit löslichen anderen Bariumpräparaten möglich sind. Jod wird als Jod-natrium oder in öliger Lösung (Jodipin, Lipiodol), Brom als Natriumsalz, beide neuerdings auch (zur Darstellung der Gallenblase) in Verbindung mit Phenol-phthalein und anderen von der Leber ausscheidbaren Substanzen gegeben, Silber als Kollargol zur Schattenfüllung von Blase und Nierenbecken benützt. Die Wahl des im Einzelfall zweckmäßigen Kontrastmittels und die Technik seiner Einführung regelt sich zum Teil nach klinischen Gesichtspunkten, dem

Allgemeinzustand des Patienten, der Dringlichkeit der (manchmal nicht gefahrlosen) Applikation, z. B. bei der Anlegung eines künstlichen Pneumoperitoneum, der Ventrikulo- oder Myelographie, vor allem aber nach der Fragestellung hinsichtlich der Art der vorliegenden Erkrankung. So ergibt sich z. B. bei der Röntgendarstellung des Dickdarms ein sehr verschiedenes Verhalten je nachdem, ob es sich um die Darstellung einer umschriebenen (organischen oder spastischen) Veränderung oder um die Feststellung von Motilitätsstörungen (Art der evtl. vorliegenden Obstipation usw.) handelt. Im ersteren Falle wird im allgemeinen die Einlaufmethode vor der Gabe des Kontrastmittels per os vorzuziehen sein, während sie im zweiten selbstverständlich wertlos ist.

Der Röntgenarzt hat also die Aufgabe, seine Untersuchung in freier Würdigung der bis dahin anderweitig erzielten Ergebnisse so anzuordnen, daß mit einem Höchstmaß an Wahrscheinlichkeit eine Förderung der Diagnose durch den Röntgenbefund zu erwarten ist, auch wenn derselbe negativ ausfallen sollte. Die Wahl der hierzu nötigen Methode ist seine eigenste Angelegenheit. Ebenso ist aber auch seine spezielle Fachkenntnis benötigt bei der Frage, wie der röntgenologische Befund zu werten ist. Im allgemeinen gewinnt er seinen Wert erst durch die Einordnung in den Rahmen des klinischen Gesamtbildes. Häufig werden aber im Laufe einer Röntgenuntersuchung allerhand sonst verborgen gebliebene abnorme Befunde, die mit der im Vordergrund des Interesses stehenden Krankheit nicht in Verbindung stehen, erhoben, Zeichen älterer abgeheilter Prozesse, individueller Variationen, deren Aufführung im röntgenologischen Untersuchunsgprotokoll der Vollständigkeit halber wohl erfolgen muß, deren diagnostische und prognostische Wertigkeit aber vom Ungeschulten falsch eingeschätzt, meist enorm übertrieben wird; ich erinnere nur an die so häufigen, jedem Laien auffallenden kalkdichten Schatten in den Lungenwurzeln oder auch in den Lungenspitzen, an die auffälligen, klinisch ebenso bedeutungslosen Residuen GHONscher Primärherde beim Erwachsenen u. a. m. Hier muß die auf Erfahrung begründete Kritik des Röntgenuntersuchers selbsttätig das Wesentliche vom Unwesentlichen sondern und gebührend hervorheben. Das Ziel ist ein Schlußurteil über die nach dem Röntgenbefund (unter Heranziehung der klinischen Ergebnisse) vermutete, wahrscheinlich oder sicher vorliegende Erkrankung.

Die Tätigkeit des Röntgenuntersuchers soll sich also nicht in der reinen Beobachtung — der Befunderhebung als solcher — erschöpfen, sondern in einer kritischen Verarbeitung der gefundenen Röntgenzeichen, ihrer Gegenüberstellung zu den sonstigen Ergebnissen gipfeln. Sie wird damit zu einer allgemeinmedizinischen Beurteilung des Krankheitsfalls vom röntgenologischen Standpunkt aus. Daß nur ein Arzt, der in ständiger Fühlung mit der allgemeinen Klinik steht und an ihren Fortschritten teilnimmt, zu einer solchen Leistung befähigt ist, versteht sich von selbst. Ein solcher wird auch am ehesten befähigt sein, der Röntgenkunde die richtige Stellung als Sonderfach bzw. Hilfswissenschaft zu sichern und einer Unterbewertung oder auch kritiklosen Überschätzung, wie sie von seiten der Praktiker gelegentlich noch geübt wird, entgegenzutreten.

Solche Extreme verschwinden von selbst, wenn auch dem Praktiker Gelegenheit gegeben wird, einen Einblick in das Wesen und die Möglichkeiten bzw. Grenzen der Röntgenuntersuchung zu tun, wie das in Form von Fortbildungskursen ja jetzt vielerorts angestrebt wird und in noch viel höherem Maße, als es schon geschieht, allgemein ausgenützt werden sollte. Dann würden viele Mißverständnisse und falsche Fragestellungen von vornherein ausgeschaltet, wie sie zuweilen an den Röntgenologen herantreten, z. B. betr. der Möglichkeit einer Frühdiagnose der Lungentuberkulose, des Ulcus ventriculi, der Differentialdiagnose zwischen gutartiger und bösartiger Pylorusstenose u. a. m.

Der Arzt sollte imstande sein, selbständig zu beurteilen, welche Fälle überhaupt einen Erfolg der Röntgenuntersuchung versprechen, also sozusagen die

Indikation der vorzunehmenden Röntgenuntersuchung, sei es Durchleuchtung oder Aufnahme, richtig zu stellen. An sich wäre es ja, abgesehen von der Kostenfrage, nicht zu bedauern, wenn einmal ein Patient geröntgt wird, bei dem dies nicht erforderlich oder nutzlos ist. Aber leider ist die Möglichkeit einer Schädigung durch die Röntgenstrahlen auch bei der kurzdauernden Einwirkung während einer Durchleuchtung doch nicht ganz ausgeschlossen, denn es gibt, wenn auch selten, Patienten, deren Haut um ein Mehrfaches empfindlicher zu sein scheint als die eines normalen Individuums. Man bezeichnet das nicht ganz zutreffend als „Idiosynkrasie" gegen Röntgenstrahlen, analog ähnlichen Erscheinungen gegenüber pharmakologischen Agenzien. Überempfindlich gegen Röntgenstrahlen ist auch u. a. die Haut von Nephritikern und Basedowkranken. Jod- und Salvarsanbehandlung bewirken eine temporäre Überempfindlichkeit. Die Folge einer übermäßigen Bestrahlung sind sehr schmerzhafte, schwer heilende Hautverbrennungen. Auch normale Haut kann durch zu oft wiederholte Einwirkung innerhalb kurzer Zeiträume leiden. Es empfiehlt sich deshalb, zwischen je zwei Anwendungen von Röntgenstrahlen (auch in der Diagnostik) einen Zeitraum von mindestens zwei Wochen zu legen. Der Patient muß vor jeder Röntgenuntersuchung angeben, ob er in letzter Zeit geröntgt wurde, und wann. Besondere Vorsicht muß man aber gegenüber dem kindlichen und ganz besonders dem fötalen Organismus walten lassen, also Schwangere in den ersten Monaten möglichst wenig und nur in dringenden Fällen den Strahlen aussetzen. Im übrigen gehen im Publikum die törichtesten Erzählungen um über tiefgreifende Schädigungen durch Röntgendurchleuchtungen oder -aufnahmen. Bei dem heutigen Stande der Technik und Methodik gehören solche bestimmt zu den Seltenheiten [1]. Bei Aufnahmen, die kaum je die Dauer einer Minute überschreiten, erscheinen sie fast undenkbar; aber auch eine eingehende Magendarmdurchleuchtung dauert selten mehr als 5 Minuten, muß allerdings gewöhnlich zwei- bis dreimal an einem Tage wiederholt werden. Indes kann man bei Verwendung des auf S. 18 erwähnten Aluminiumschutzfilters die Untersuchung ruhig solange ausdehnen, wenn man vor allem die Einhaltung eines Mindestabstandes der Röhre von der Rückenhaut des Untersuchten bei jeder Durchleuchtung (etwa 40 cm) beachtet und wenn man auch noch Sorge trägt, bei der Durchleuchtung nicht dauernd den gleichen Hautbezirk zu durchstrahlen. Das ergibt sich durch Verschieben der Röhre, Drehen des Patienten usw. im Laufe der Untersuchung von selbst. Besondere Beachtung erheischt dagegen der Schutz des ständig im Röntgenzimmer beschäftigten Personals. Die dauernd auf dasselbe einwirkenden minimalen Röntgenstrahlenmengen, welche auch bei einwandfreier Konstruktion des Röhrengehäuses außerhalb des durch die Blende begrenzten Lichtkegels austreten, aber auch die von dem nutzbaren Strahlenbündel und der ebengenannten „vagabundierenden Strahlung" im Körper des Untersuchten wie an allen übrigen Gegenständen und in der Luft des Röntgenraumes erzeugten Sekundärstrahlen summieren sich mit der Länge der Zeit zu chronischen Röntgenschäden, welche zwar nicht so eindrucksvolle Hautschäden wie eine einmalige oder wenige starke Bestrahlungen bewirken, dafür aber allgemeine Störungen des Stoffwechsels (Röntgenkater), der Keimdrüsen (Azoospermie, Amenorrhöe, schließlich dauernde Sterilität) und des Blutes (Anämie usw.) verschulden. Um die vagabundierende Strahlung vom Untersucher und dessen Hilfspersonal abzuhalten, muß daher sowohl das Durchleuchtungsstativ bzw. die Stützwand, gegen die sich der Untersuchte lehnt, mit Bleiblech (nach den Richtlinien der „Deutschen Röntgengesellschaft" genügen 2 mm Blei) beschlagen sein, als auch vor dem

---

[1] Immerhin konnten GROEDEL, LINIGER und LOSSEN über 30 Fälle aus den vergangenen Jahren zusammenstellen (Fortschr. a. d. Geb. d. Röntgenstr. Erg.-Bd. 36, H. 1).

Schalttisch, zwischen diesem und der Röntgenröhre, eine Schutzwand mit einem Bleiglasfenster angebracht sein. Zum Schutze des Untersuchers gegen das primäre, im Blendenbereich durchtretende Strahlenbündel ist der Leuchtschirm gleichfalls mit Bleiglas bedeckt; zum weiteren Schutze dient Bleiglasbrille. Außerdem ist das Tragen großer, vom Hals bis zu den Knöcheln reichender Bleigummischürzen sehr zu empfehlen. Da diese letzteren infolge ihres hohen Gewichts lästig fallen, ist für den Untersucher selbst ein kanzelartiger, mit Blei belegter Durchleuchtungsstuhl nach dem Vorschlag von RATKOCZI [1] zweckmäßig. Das Tragen von Bleigummihandschuhen empfiehlt sich ebenfalls, ist aber nicht dauernd durchzuführen, da sie bei der Palpation stören.

2. Allgemeine Eigenschaften des Röntgenbildes.

Wir kommen nun zu den diagnostisch wichtigen Eigenschaften des Röntgenbildes im allgemeinen, die wir uns bei jeder Betrachtung eines solchen sowie bei jeder Durchleuchtung vor Augen halten müssen. — Die Abbildung, die die Röntgenstrahlen auf der photographischen Platte oder auf dem Leuchtschirm entwerfen, stellt, einfach ausgedrückt, ein Schattenbild des durchstrahlten Organs dar, freilich nicht eine einfache Umrißzeichnung, wie bei einer Silhouette, sondern schon etwas differenzierter, mit Halbtönen verschiedener Stärke, etwa wie bei einer Photographie. Denn die verschiedenen Partien des durchstrahlten Körpers verhalten sich in ihrer Durchlässigkeit gegenüber den Röntgenstrahlen, man möchte sagen glücklicherweise, verschieden, und zwar, da sie aus Stoffen von nicht sehr verschiedenem Atomgewicht bestehen, einfach im Verhältnis ihrer Dichte, d. h. des spezifischen Gewichtes. Knochen wird weniger leicht durchstrahlt, ist sozusagen „undurchsichtiger" als Bindegewebe oder Muskel, diese wieder etwas undurchlässiger als Flüssigkeit und noch mehr als Luft, wie sie sich z. B. in der Lunge und in manchen Körperhöhlen findet; überall natürlich gleiche Schichtdicke vorausgesetzt. Eine vielfach dickere Muskelschicht gibt natürlich einen ebenso dichten Schatten, wie eine dünne Knochenplatte, z. B. das Schulterblatt. Metallene Fremdkörper, Kalkkonkremente, mit Kohlen- oder Steinstaub durchsetzte Hilusdrüsen werfen die intensivsten Schatten, während luftgefüllte Räume stets als völlige Aufhellungen erscheinen.

In der Praxis nun stellen sich diese Verhältnisse doch nicht ganz so einfach dar, denn wir müssen, neben der verschiedenen Durchdringbarkeit der zu durchstrahlenden Medien eine zweite veränderliche Komponente berücksichtigen: es ist dies die veränderliche Durchdringungsfähigkeit, d. h. Härte der Röntgenstrahlen, von der schon zur Genüge die Rede war.

Es ist von großem Vorteil, daß man das Strahlengemisch, das jede Röhre aussendet, so regulieren kann, daß im gegebenen Moment ein größerer Anteil an härteren oder auch weicheren Strahlen darin enthalten ist. Von den harten Strahlen wird man bei Durchleuchtung oder Aufnahme dicker Körperpartien Gebrauch machen, um ein genügend helles Bild zu bekommen; für dünne oder besonders lufthaltige Partien, z. B. den Thorax, benötigt man weichere Strahlen, weil sie ein kontrastreicheres Bild ergeben; denn hier handelt es sich gerade darum, von kleinen dünnen Gebilden niederen spezifischen Gewichts, wie es z. B. tuberkulöse Herde oder pneumonische Infiltrate sind, noch einen Schatten zu entwerfen, um sie überhaupt sichtbar zu machen. Harte Strahlen würden diese Gebilde wie alles andere Gewebe glatt durchdringen, und man würde über dem ganzen Thorax nur eine gleichmäßige Helligkeit sehen, in der

---

[1] Klin. Wochenschr. 1924. Nr. 10 und Fortschr. a. d. Geb. d. Röntgenstr. Bd. 33, H. 1.

allenfalls die knöchernen Rippen, Wirbelsäule und Herz einen matten Schatten werfen. Dies ist auch der Grund, weshalb es nicht möglich ist, mit einem Radiumpräparat photographische Aufnahmen von Körperteilen ähnlich den Röntgenbildern zu erzeugen. Denn die in Betracht kommende γ-Strahlung des Radiums ist etwa von der Größenordnung der allerhärtesten Röntgenstrahlen. Allzuweiche Strahlen dagegen würden auch am Thorax überhaupt nicht recht durchdringen und ein zu schwaches Bild erzeugen.

Es ist also wichtig, sich bei der Betrachtung eines Röntgenbildes zu fragen, bei welcher Strahlenqualität es gewonnen wurde, bzw. ob dieselbe die richtige, dem betreffenden Zweck angepaßte war.

Man muß ferner sich Rechenschaft geben über die Strahlenrichtung bei der Aufnahme, die Lagerung des betreffenden Körperteils bzw. welcher Teil der photographischen Schicht am nächsten lag. Plattennahe Teile werden, wie sich leicht einsehen läßt, am schärfsten (ohne Bildung von Halbschatten) dargestellt,

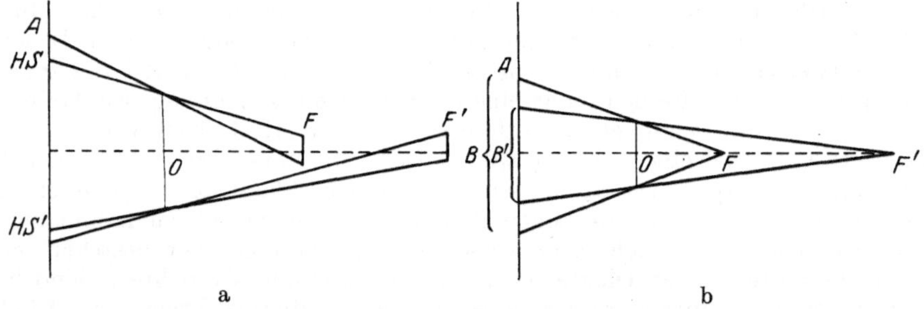

Abb. 29. a Einfluß der Fokusdistanz auf die Halbschattenbildung. A Auffangfläche, O Objekt, F, F′ Fokus, HS, HS′ Halbschatten am Rande der Abbildung von O. b Einfluß der Fokusdistanz auf die Größe der Abbildung. A Auffangfläche, O Objekt, F, F′ Fokus, B, B′ Abbildung von O.

plattenferne unter Umständen überhaupt nicht. Man wird deshalb stets suchen, den Körperteil bzw. die Körperseite, welche die krankhafte Veränderung birgt, durch geeignete Lagerung dem Schirm oder der Platte soviel als möglich zu nähern. Wo dies nicht völlig erreichbar ist, kann man sich durch Vergrößerung des Fokusabstandes helfen. Wie eine einfache geometrische Überlegung zeigt, wirkt dieselbe im gleichen Sinne wie eine Annäherung des Objektes an die Projektionsebene, im Sinne der Verminderung der Halbschattenbildung durch Verringerung der Divergenz der Strahlen (Abb. 29a). Bei unendlich weit entferntem Fokus müßten alle Punkte des Objekts, gleichviel in welcher Entfernung von der Projektionsebene, gleich scharf erscheinen. In der Praxis findet das Bestreben, den Fokus möglichst weit zu entfernen, natürlich eine Grenze an der quadratischen Abnahme der Lichtintensität. Immerhin macht man besonders zum Zwecke der Übersicht über voluminöse Körperpartien, z. B. den Brustkorb, Gebrauch von sog. „Fernaufnahmen" aus 1,5—2 m Abstand. Am Schädel hinwiederum, wo ein Übermaß an Einzelheiten aus plattenfernen Ebenen stören würde, ist eine Aufnahme aus kurzem Abstand (45—50 cm) angebracht, z. B. zur Darstellung der Sella turcica oder der Nasennebenhöhlen. Wo es auf die genaue Wiedergabe von Größenverhältnissen ankommt, macht man nach Möglichkeit Gebrauch von Fernaufnahmen, um die Divergenz der Strahlen zu verringern, welche immer eine gewisse Vergrößerung von Objekten, die der Auffangfläche nicht unmittelbar anliegen, bewirkt (Abb. 29b). Über die zu gleichem Zweck verwendete Orthodiagraphie s. weiter unten. Wichtig ist die Kenntnis der bei der Aufnahme angewandten Projektion, d. h. der Einfallsrichtung des zentralen Strahlenbündels. Bei schräger Projektion werden die Schattenbilder sämtlicher Gegenstände nach bestimmten geometrischen Gesetzen verzerrt. Der Erfahrene, der die normale „Röntgenanatomie" der betreffenden Körpergegend kennt, kann aus der in bestimmter Richtung verzerrten Darstellung die ursprüngliche Strahlenrichtung rekonstruieren. Für die Praxis haben sich einzelne bestimmte, sog. „typische"

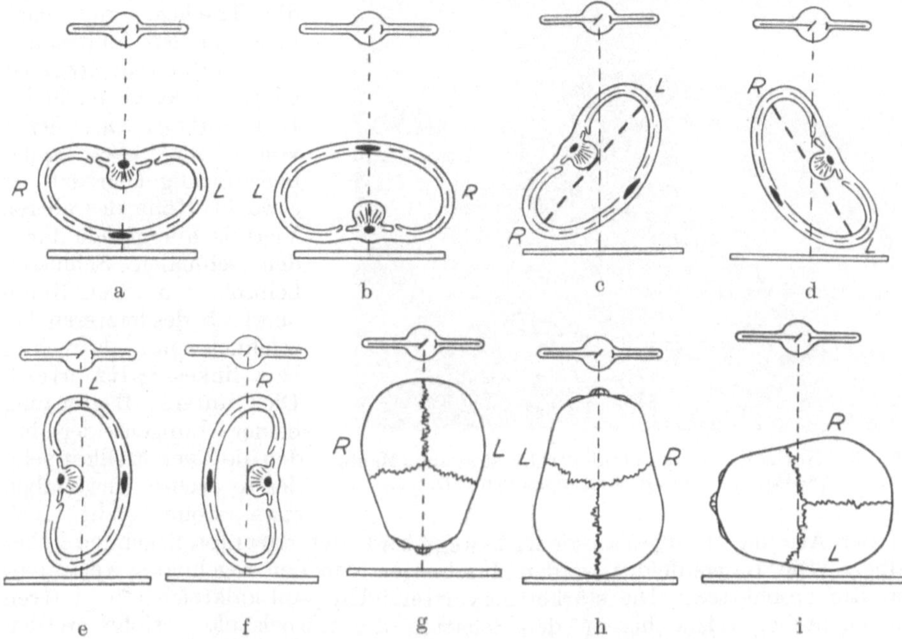

Abb. 30. Die hauptsächlichsten Projektionsrichtungen.
a dorsoventral, b ventrodorsal, c I. Schrägdurchmesser, d II. Schrägdurchmesser, e frontal (sinistrodextral), f frontal (dextrosinistral), g sagittal (occipitofrontal), h sagittal (frontooccipital), i frontal (dextrosinistral).

Projektionen eingebürgert, wodurch der Vergleich zwischen verschiedenen Röntgenbildern derselben Körperregion sehr erleichtert wird. Zum Beispiel wird der Schädel in der Regel mit einer Strahlenrichtung von hinten nach vorn oder umgekehrt, also in sagittaler Richtung und ferner rein frontal von rechts nach links oder umgekehrt durchstrahlt, der Thorax oder die Baucheingeweide meist von hinten nach vorn (dorsoventral), wozu je nach Lage des einzelnen Falles ergänzende, z. B. schräge Richtungen treten können (s. Abb. 30 a—i).

III. Spezielle Diagnostik einzelner Organsysteme.

A. Das Röntgenbild des Thorax.

1. Allgemeines.

Betrachten wir jetzt zunächst ein normales Thoraxbild ganz im allgemeinen, und zwar bei sagittaler Strahlenrichtung von hinten nach vorn (dorsoventral, die Brust liegt der Platte an), so müssen wir zunächst seine topographische

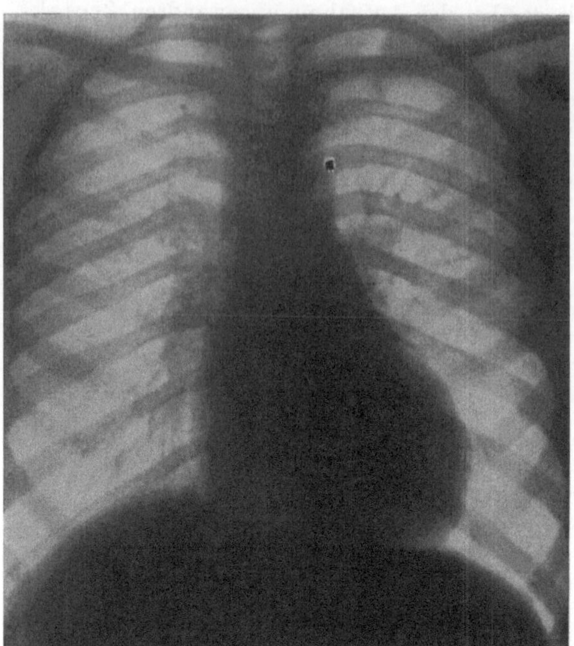

Abb. 31. Normales Röntgenbild der Brustorgane (Mann, 28 Jahre, Fernaufnahme dorsoventral).

Einteilung in groben Zügen kennen lernen (s. Abb. 31). Man unterscheidet das schmale dunkle, die Wirbelsäule enthaltende Mittelfeld, das im oberen Teil nur eine leichte bandförmige Aufhellung zeigt, die Trachea, und nach unten in den breiten und dichten Herzschatten übergeht, von den beiden hellen Lungenfeldern. Jedes von diesen, oben spitzbogenförmig begrenzt, ist etwa in Höhe des oberen Viertels quergeteilt durch den schmalen Schlüsselbeinschatten. Den Raum oberhalb des letzteren bezeichnet man als rechtes bzw. linkes Spitzenfeld. Die untere Begrenzung beider Lungenfelder bilden die Zwerchfellkuppeln, deren rechte gewöhnlich etwas höher steht, auch bei der Atmung weniger ausgiebig bewegt wird, der darunter liegenden Leber halber. Die Lungenfelder werden durchzogen von den regelmäßig verlaufenden Rippenschatten. Die stärker hervortretenden, weil kalkreicheren hinteren Rippenanteile, welche bis an den Schatten der Wirbelsäule verfolgt werden können, erscheinen je nach dem Stande der Röntgenröhre mehr oder weniger

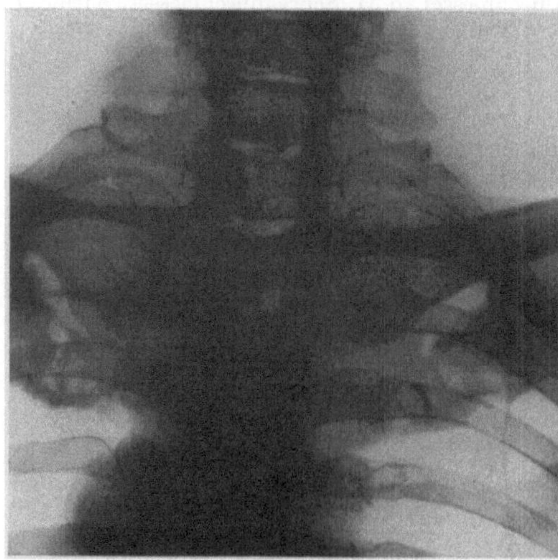

Abb. 32. Verkalkung der ersten Rippenknorpel. 51jähriger Mann.

nach aufwärts konvex, die schwach sichtbaren, scheinbar frei endigenden vorderen Anteile dagegen nach abwärts konvex gewölbt. Eine Ausnahme macht der Schatten der ersten Rippe, da er wesentlich steiler als die übrigen, etwa in der Form eines stehenden Halbmondes verläuft und in späteren Lebensjahren an das Sternum, das durch den Mittelschatten gedeckt ist, anzuschließen scheint. Ist die Verbindung schon bei einem jungen Individuum eine vollständige, dann spricht man von „vorzeitiger Verkalkung (bzw. Verknöcherung) des ersten Rippenknorpels" (s. Abb. 32). Freund und Hart wollten darin eine Art lokaler Disposition der so eingeengten oder wenigstens immobilisierten Lungenspitzen zur Tuberkulose sehen; eine Lehre, die im allgemeinen wenig Zustimmung gefunden hat.

Wir kommen da gleich auf die für die Beurteilung des Thoraxröntgenbildes wichtige Gesamtform des knöchernen Thorax zu sprechen. Seine Proportionen werden im wesentlichen bestimmt durch konstitutionelle Eigentümlichkeiten des Gesamtkörperbaues, wie sie sich u. a. auch in der Halslänge und in den Maßverhältnissen der Extremitäten ausprägen. Wichtig ist vor allem die Breite der oberen und unteren Thoraxapertur, welche ihrerseits die Steilheit des Rippenverlaufs und die Öffnung des epigastrischen Winkels bestimmt, zusammen mit dem, im individuellen Leben allerdings größeren Schwankungen unterliegenden Stand der Zwerchfellkuppeln. Als allgemein bekannte Typen will ich nur zwei hervorheben: 1. Den sog. Habitus phthisicus bzw. asthenicus (STILLER) (Abb. 33a). Er kennzeichnet sich durch relative Länge und Schmalheit des ganzen Brustkorbs, steilen Verlauf der Rippen, schmale Zwischen-

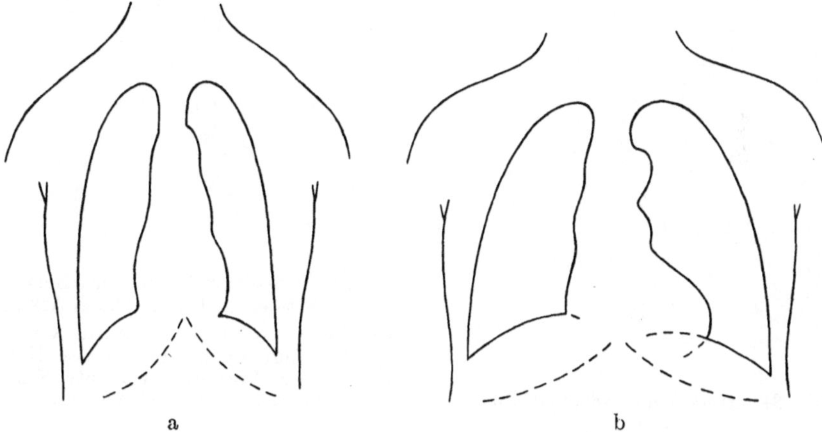

Abb. 33. a Habitus phthisicus, b Habitus apoplecticus.

rippenräume, einen spitzen epigastrischen Winkel und gewöhnlich auch ein schmales, mehr median gestelltes Herz, das sog. „Tropfenherz" (s. u.), welches auf dem steil gewölbten Zwerchfell keine Stütze findet. 2. Den sog. Habitus apoplecticus oder emphysematosus, den breiten, kurzen, oft tiefen Thorax (Abb. 33b) mit mehr horizontal verlaufenden Rippen, weiten Zwischenrippenräumen, horizontal verlaufenden Zwerchfell, auf dem das gewöhnlich groß erscheinende (s. u.) Herz flach aufliegt. Bei Frauen überlagern die dichten, nach oben allmählich schwächer werdenden Schattenmassen der Mammae die unteren Partien beider Lungenfelder einschließlich der Zwerchfellkuppeln. Die Mamillen können — bei schwach entwickelten Brüsten — störende rundliche Schatten im Lungenfeld erzeugen. Die seitlichen Teile der oberen Lungenfelder werden regelmäßig etwas von den Schulterblättern verschattet, die man durch Hochheben der Arme entfernt. Stark entwickelte Pectoralmuskeln verschatten gelegentlich bei Männern der arbeitenden Klasse die mittleren Anteile der Lungenfelder.

Etwa ein Drittel des gesamten Thoraxraumes wird von dem oben erwähnten, im großen ganzen bandförmigen, nur nach unten schräg verbreiterten Mittelschatten eingenommen. Zu seiner genauen Analyse muß man neben der bisher allein betrachteten geraden Strahlenrichtung noch mindestens zwei schräge Richtungen zu Hilfe nehmen; wir bezeichnen sie mit HOLZKNECHT als „I. und II. schrägen Durchmesser" (s. Abb. 30). Bleiben wir zunächst bei der einfacher zu verstehenden Sagittalprojektion. Hier hat den wichtigsten Anteil an der Bildung des Mittelschattens das Herz und die großen Gefäße Aorta, Pulmonalarterie und gelegentlich auch die V. cava superior, Organe, deren Schilderung dem folgenden Abschnitt zufällt.

2. Röntgenuntersuchung des Herzens. Allgemeines.

Das Herz des Erwachsenen bildet einen im großen ganzen liegend-ovalen bis dreieckigen Schatten im unteren Bereich des Mittelfeldes, zu zwei Dritteln in das Bereich des linken, zu einem Drittel in das rechte Lungenfeld hereinragend. Die Silhouette (Abb. 34) zeigt eine charakteristische Unterteilung in

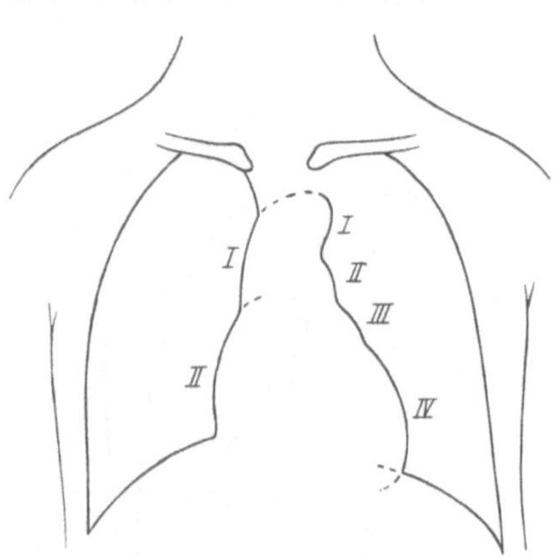

Abb. 34. Herzbögen, schematisch.

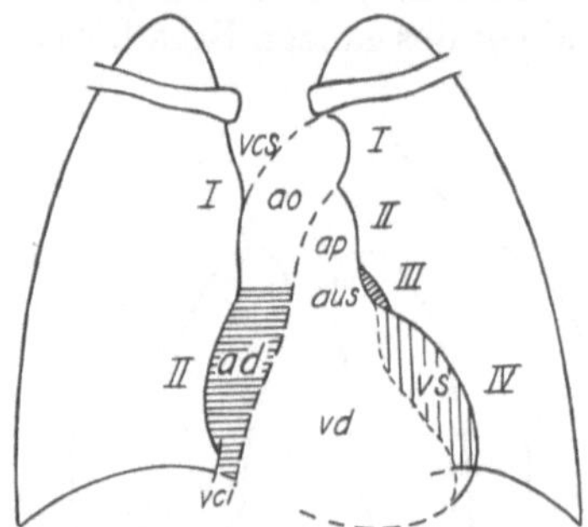

Abb. 35. Projektion der einzelnen Herzteile in dorsoventraler Richtung. (Nach ASSMANN.) vcs Vena cava sup., ao Aorta ascendens, ap Art. pulmonalis, aus linkes Herzohr, ad rechter Vorhof, vd rechte Kammer, vs linke Kammer, vci Vena cava inf.

eine Anzahl mehr oder weniger vorspringender Bögen, entsprechend den einzelnen Herz- und Gefäßabschnitten. Auf der rechten Seite unterscheidet man 2, links 3—4 solcher Bögen. Den oberen rechten, meist sehr flachen Abschnitt bildet normalerweise die aufsteigende Aorta und, mindestens in seinem oberen Teil, die Vena cava superior. Tritt der Bogen stärker hervor und pulsiert er merklich, so ist, wie meist im späteren Alter oder bei untersetztem Thoraxbau, die Aorta allein randbildend. Der Rand ist dann auch meist von größerer Schattendichte (s. auch Abb. 35).

Den unteren rechten Bogen bildet, an seiner mit der Herzspitze nicht synchronen Pulsation erkennbar, der rechte Vorhof. Er überragt den rechten Wirbelsäulenrand in der Norm nur etwa um Fingerbreite. Der rechte Ventrikel wird wahrscheinlich nur in seltenen Fällen, infolge von krankhafter Vergrößerung, im Herzumriß bei sagittaler Projektion zur Darstellung kommen, denn er nimmt die Vorderfläche des Herzens ein; nach ASSMANN wird er eher auf der linken als auf der rechten Seite randbildend (s. u.).

Links ist fast stets sehr deutlich der obere Bogen durch den Arcus aortae bestimmt. Starkes Vorspringen desselben deutet auf eine Verlängerung und Schlängelung des Gefäßes durch erhöhten Blutdruck oder infolge von Altersveränderung. In solchen Fällen erscheint der „Aortenknopf", wie er auch genannt wird, meist besonders dunkel, was aber nicht lediglich auf Kalkeinlagerung, sondern sicherlich in der Hauptsache darauf zurückzuführen ist, daß der Bogenteil in solchen Fällen auf eine gewisse Strecke sagittal verläuft, die Strahlen dann also eine stärkere Blutsäule zu durchdringen haben.

Der zweite linke Bogen, für gewöhnlich kaum hervortretend, entspricht der Art. pulmonalis, wo sie unter dem Aortenbogen nach hinten durchzieht. Der dritte, ebenfalls nur flache Bogen, in sagittaler Durchleuchtungsrichtung meist wenig deutlich, besser in schräger Position, ist der linke Vorhofbogen. Er kann, und zwar besonders bei Mitralfehlern, bedeutend stärker vorgetrieben sein, was sich aus der weiter unten zu berührenden Dynamik der Klappenfehlererkrankungen durch Dilatation des stromaufwärts gelegenen Abschnittes leicht erklärt.

Der vierte, unterste linke Herzbogen endlich gehört dem linken Ventrikel mit der Herzspitze an. Letztere wird nicht selten (bei fettleibigen Personen) überlagert von einer geradlinigen, etwas lichteren Schattenzone, die dem an dieser Stelle mit Fett ausgefüllten Herzbeutel entspricht, dem sog. „Fettbürzel" (SCHWARZ) [1]. Nach MUNK soll auch an anderen Stellen (z. B. am linken Herzrand) die Fettauflagerung bei der Adipositas cordis sich röntgenologisch bemerkbar machen in Form einer gewissen Unschärfe und Verstreichens der natürlichen Einbuchtungen. — Die Herzspitze verschwindet bei einigermaßen hohem Zwerchfellstand gewöhnlich im Schatten der linken Zwerchfellkuppel, wie im allgemeinen überhaupt der dieser aufliegende untere Herzrand nicht sichtbar ist. Ausnahmsweise kann die Herzspitze jedoch innerhalb der hellen Magenluftblase erscheinen; man kann die letztere zu diesem Zweck (durch Brausemischungen) vergrößern. Der am Schirm sichtbare Ort der Herzspitze entspricht etwa dem fühlbaren Spitzenstoß, wie auch das Schattenbild wenigstens des linken Herzrandes im allgemeinen einer guten relativen Perkussionsgrenze entspricht, höchstens $1/2-1$ cm weiter nach außen verlaufend. Letzteres erscheint überdies verständlich, wenn man bedenkt, daß bei der Perkussion nur die relativ brustwandnahen Herzpartien eine Schalldämpfung hervorrufen; das Herz besitzt aber eine von vorn nach hinten gewölbte Form, von der beim Röntgen auch brustwandferne Teile, sofern sie in der Sagittalprojektion randbildend sind, an der Schattenbegrenzung teilnehmen. Bei starker Wölbung des Brustkorbes und vergrößertem Herzen kann allerdings nach MORITZ die auf dem gewölbten Thorax aufgezeichnete Perkussionsfigur die Röntgensilhouette nach außen überlagern. Aber auch in diesem Falle ist das Schattenbild ein besserer, weil weniger verzerrter Maßstab für die wahre Herzgröße (GROEDEL).

Wir können also eine Herzvergrößerung (sei es Hypertrophie oder Dilatation) mittels des Röntgenverfahrens sicherer feststellen als mit irgendeiner anderen Untersuchung, außerdem ihren Grad einigermaßen abschätzen.

Als ein Hindernis für eine exakte Größenbestimmung zeigte sich indes bald, daß die von einem räumlich eng begrenzten Punkte, dem Brennfleck der Röntgenröhre, ausgehenden, stark divergierenden Strahlen das Herz auf der Projektionsfläche (Schirm oder Platte) verzerrt und in einem gewissen Maße (das von der Fokus-Schirmdistanz wie von der Distanz Herz-Schirm abhängt) vergrößert wiedergeben, welcher Fehler als eine allgemeine Erscheinung der Zentralprojektion von Objekten anzusehen ist, die in einer gewissen Entfernung von der Auffangfläche liegen (s. Abb. 29b). Als einer der ersten erkannte MORITZ, daß eine genaue Wiedergabe der Maßverhältnisse dadurch erreicht werden kann, daß die betreffenden Konturen lediglich mit dem zentralen Strahlenbündel umfahren und Punkt für Punkt aufgezeichnet werden, unter zwangläufiger Bewegung von Röhre und Auffangschirm, wobei also die abbildenden Strahlen sämtlich unter sich parallel verlaufen. Es ist dies das Prinzip

---

[1] Röntgenuntersuchung des Herzens usw. Wien 1911 und Wien. klin. Wochenschr. 1910. Nr. 51.

des MORITZschen, später von LEVY-DORN und GROEDEL verbesserten Orthodiagraphen.

Dieser Apparat wurde zunächst nur für Untersuchungen am Liegenden
konstruiert; GROEDEL führte die Vertikalorthodiagraphie ein, deren man sich,
am sitzenden oder stehenden Patienten, zur Zeit fast ausschließlich bedient.

Die genaue Herzgrößenbestimmung spielte im Kriege eine gewisse Rolle
bei der Beurteilung der Militärtauglichkeit und mag auch wertvoll in diagnostisch schwierigen Fällen sein. Aber im allgemeinen hat sich gezeigt, daß auch
schon die einfache Schätzung nach dem Augenmaß in der Regel genügende
Anhaltspunkte gibt, wenn man nur jedesmal in Betracht zieht, ob es sich um
ein kräftiges oder schwächliches Individuum mit breitem oder schmalem Thorax,
Mann oder Frau, handelt. Denn die individuellen Schwankungen sind bedeu-
tender als die möglichen Fehler, die die einfacheren Untersuchungsarten gegenüber den Präzisionsmethoden aufweisen. Das beweisen die recht beträchtlichen
Spielräume, die GROEDEL und andere bei der Aufstellung ihrer Normalmasse
für das Orthodiagramm zwischen Maximum und Minimum des Normalen einsetzen mußten:

Normalwerte für Vertikalorthodiagramme im Sitzen
(gekürzt nach GROEDEL):

Männer, erwachsen.

		Mr.	Ml.	T.	L.
145—154 cm					
	Min.	4,0	8,0	12,0	12,0 cm
	Max.	5,2	9,2	14,4	14,2
155—164 cm					
	Min.	3,5	7,4	12,1	13,0
	Max.	5,3	9,5	14,1	15,0
165—174 cm					
	Min.	3,7	7,2	11,4	12,0
	Max.	5,6	10,2	14,6	15,3
175—185 cm					
	Min.	4,0	7,3	12,0	13,3
	Max.	5,4	9,0	13,6	14,7

Frauen, erwachsen.

		Mr.	Ml.	T.	L.
145—154 cm					
	Min.	3,0	6,2	10,1	11,0 cm
	Max.	4,5	9,3	13,1	13,5
155—164 cm					
	Min.	3,2	6,4	10,4	11,5
	Max.	5,0	9,5	14,3	14,8
165—174 cm					
	Min.	3,2	6,5	10,8	12,0
	Max.	4,5	9,8	14,0	14,5

Die in den obigen Tabellen mit Mr., Ml., T. und L. bezeichneten Herzmaße
werden folgendermaßen gewonnen (s. d. Skizze Abb. 36):

Mr. und Ml. (Medianabstand rechts bzw. links) stellen Lote dar, die von den
am weitesten entfernten Punkten des rechten bzw. linken unteren Herzbogens
auf die vorher bestimmte Medianlinie gefällt werden. T., der Herzquermesser,
ist deren Summe, L., der Längsdurchmesser, ist eine Verbindungslinie zwischen
der Grenze vom ersten und zweiten rechten Herzbogen einerseits und der
(häufig unterhalb der Zwerchfellkuppel abgebildeten) Herzspitze andererseits.

DIETLEN [1] legt Wert auf die Feststellung des Verhältnisses T. : L., das in der Norm 1 : 1,1 betragen soll, beim quergestellten, „liegenden" Herzen aber größer ist. Eine andere wichtige Proportion ist der „Herz-Lungenquotient", d. h. das Verhältnis von T. zur Thoraxbreite in Höhe der Zwerchfellansätze. Es beträgt etwa 1 : 1,92 (GROEDEL, HAMMER [2]), schwankt aber je nach Steil- oder Querlage des Herzens zwischen 1 : 1,7 und 1 : 2,2.

Nach DIETLEN sind erst Abweichungen von mehr als 1,5 cm von den tabellarischen Normalwerten als sicher krankhaft anzusehen.

GROEDEL selbst äußert die Meinung, daß für die Herzdiagnostik die Untersuchung der Herzform und -lage weit wichtiger ist als die subtile Größenbestimmung. Demgemäß ist die Verwendung des Orthodiagraphen im praktischen Gebrauch heute mehr zurückgetreten (nicht zuletzt auch wegen der im Vergleich zur gewöhnlichen Durchleuchtung größeren Gefährdung des Untersuchers) und wird zur Größenbestimmung die Fernaufnahme in 2 m Entfernung von der Röhre nach ALBAN KÖHLER bzw. die Ferndurchleuchtung nach STRAUSS vorgezogen. Bei diesen Verfahren werden die Fehler der Zentralprojektion durch die stark vergrößerte Fokus-Schirmdistanz nahezu ausgeschaltet. Doch muß mit DIETLEN der große pädagogische Wert der genauen orthodiagraphischen Methode festgehalten werden. Auch fanden wir beim eigenen Arbeiten stets, daß gegenüber der einfachen Ferndurchleuchtung die ortho-

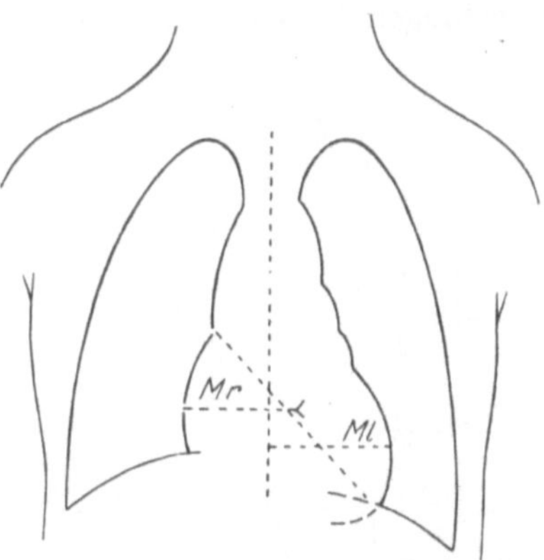

Abb. 36. Orthodiagramm-Meßlinien.

diagraphische Aufzeichnung nicht nur in den Größenverhältnissen mehr Genauigkeit, sondern auch in den Einzelheiten der Herzform mehr Detail aufwies, einfach aus dem Grunde, weil durch das Umfahren der Konturen mit einem sehr klein ausgeblendeten Lichtkegel eine weit bessere Abgrenzung erreichbar ist, als mit dem großen, zur Darstellung des gesamten Herzens bei feststehender Röhre nötigen Blendenbereich; ein Vorteil, den übrigens schon GROEDEL [3] einmal hervorgehoben hat. Auch die Pulsation der einzelnen Abschnitte des Herzschattens, welche wenigstens am linken Herzrand deutlich die Aktion des Ventrikels von der (präsystolisch einsetzenden) des Vorhofs und der (mit der Ventrikelpulsation alternierenden) der großen Arterien zu unterscheiden gestattet, wird am besten mittels eines schmalen, vertikal gestellten Blendenschlitzes verfolgt. — Zur Unterstützung des Gedächtnisses bei der Aufstellung des Befundes zu Vergleichszwecken u. a. m., pflegt man auf der Bleiglasscheibe des Durchleuchtungsschirmes die gesehenen Konturen mittels eines Fettstiftes nachzuziehen. Wenn auch solche Schirmpausen keine besonders hohe Genauigkeit aufweisen, insbesondere wegen der projektivischen Verzerrung bei der gewöhnlichen Durchleuchtung, so erziehen sie doch zur genauen Betrachtung und Analyse des Herzschattenbildes.

Eine Röntgenuntersuchung des Herzens ist nicht vollständig, wenn die Durchleuchtung bzw. Aufnahme nur in der einen sagittalen Strahlenrichtung erfolgt. Um eine körperliche Vorstellung des Organs zu gewinnen, ist es

---

[1] Herz und Aorta im Röntgenbilde. 1. Aufl. 1924.
[2] Fortschr. a. d. Geb. d. Röntgenstr. Bd. 25 und Münch. med. Wochenschr. 1918. Nr. 44.
[3] Grundriß. 1. Aufl. 1909.

unbedingt erforderlich, den Untersuchten vor dem Leuchtschirm in die verschiedensten Richtungen zu drehen. Man beobachtet, wie z. B. bei einer Linksdrehung von etwa 45^0 an der Herzgefäßschatten sich von der Wirbelsäule ablöst, wie zwischen beiden Gebilden ein heller Raum (HOLZKNECHTS „Retrokardialfeld") auftritt, und wie der Schatten der großen Gefäße, der im Sagittalbild senkrecht nach oben zu steigen schien, sich im schrägen oder frontalen Bild teilt, um in seinem einen Anteil (die Aorta) nach hinten, d. h. nach der Wirbelsäule zu umzubiegen und nahe dieser in den lichteren Schatten der Aorta descendens überzugehen, während der Rest der Gefäßstämme die Richtung nach oben beibehält (V. cava superior, brachiocephale Gefäßstämme). Für unsere Betrachtung genügt die Analyse nur des einen meistgebrauchten sog. I. schrägen Durchmessers, wie er bei der Drehung des Untersuchten aus der

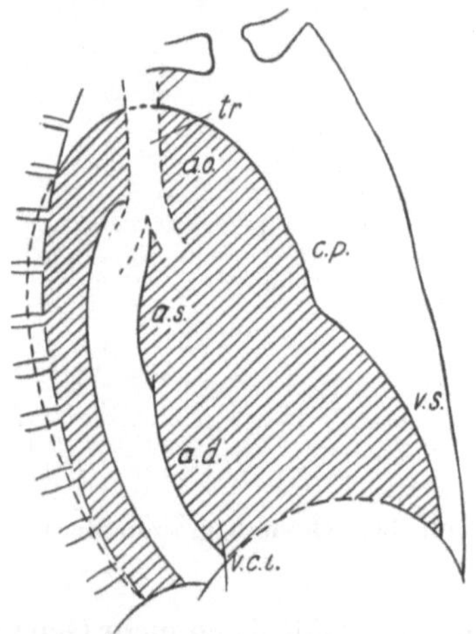

Abb. 37. Herzgefäßschatten im I. schrägen Durchmesser. tr Trachea, ao Aorta, c p Conus pulmonalis, v s linke Kammer, a s linker Vorhof, a d rechter Vorhof, v c i Vena cava inf.

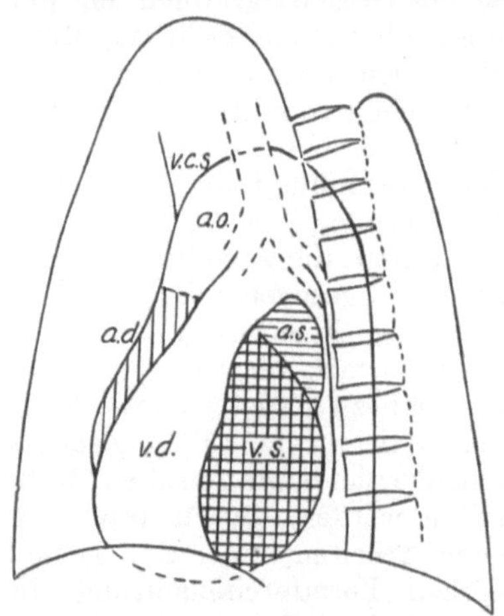

Abb. 38. Projektion der einzelnen Herzteile im II. schrägen Durchmesser. (Nach ASSMANN.) v c s Vena cava sup., a o Aorta, a d rechter Vorhof, a s linker Vorhof, v d rechte Kammer, v s linke Kammer.

dorsoventralen Strahlenrichtung nach links (vom Patienten) erhalten wird. Die Strahlenrichtung verläuft dann schräg von links hinten nach rechts vorn. Das Herzgefäßbild in dieser Ansicht wurde früher nach den von HOLZKNECHT, VAQUEZ und BORDET gegebenen Beschreibungen in wesentlichen Teilen anders gedeutet als heute. Während diese Autoren, denen sich noch einige andere anschlossen, das Bild des dem Herzen aufgesetzten Gefäßschattens als ein schornstein- oder stumpfkegelförmiges Gebilde beschrieben, das in der Hauptsache aus der aufsteigenden Aorta und deren gewissermaßen von der Kante gesehenen Bogenteil bestehen sollte, während der absteigende Ast sich normalerweise in Deckung mit diesen befinden, also in der gegebenen Strahlenrichtung nicht besonders hervortreten sollte, brach FRIK in einer 1922 erschienenen Abhandlung [1] mit dieser schon zur Tradition gewordenen Ansicht und wies überzeugend nach, daß die letztere mit den anatomischen Verhältnissen unvereinbar ist. Denn die Aorta descendens liegt ja in Wirklichkeit in jeder Durchleuchtungsrichtung betrachtet der Wirbelsäule dicht an, während nach der herrschenden Ansicht in der dem I. schrägen Durchmesser entsprechenden Strahlenrichtung ein heller Zwischenraum zwischen ihr und der Wirbelsäule existieren müßte. Ein solcher wird allerdings fast regelmäßig vorgetäuscht

---

[1] Fortschr. a. d. Geb. d. Röntgenstr. Bd. 29 u. 16. Röntgenkongreß 1925.

durch die starke Aufhellung der gerade in dieser Gegend befindlichen Tracheal-
bifurkation und der beiden Hauptbronchien, welche den ziemlich scharf nach
hinten abbiegenden Aortenbogen kreuzt und nahezu wegleuchtet (s. Skizze
Abb. 37). Bei älteren Leuten mit verdich-
teter, stärker kalkhaltiger Aortenwand kann
man aber gut erkennen, wie der letztere
nahe der Wirbelsäule in den lichteren Des-
cendensschatten übergeht, der seinerseits
tiefer unten in den Wirbelsäulenschatten
einmündet. Bei ausgeprägter Sklerose ist
auch vom Bogenteil wenigstens der untere
Rand gut abzugrenzen; er umschließt das
sog. „Aortenfenster", welches je nach dem
Grade der Schrägstellung schmäler oder
breiter erscheint. Abwärts schließt sich hier
der hintere Herzrand an, und zwar normalerweise mit einem nur wenig hervortretenden
Teil des linken Vorhofes, dessen Umriß
weiter unten unmerklich in den des rechten
Vorhofes übergeht. Der letztere bildet

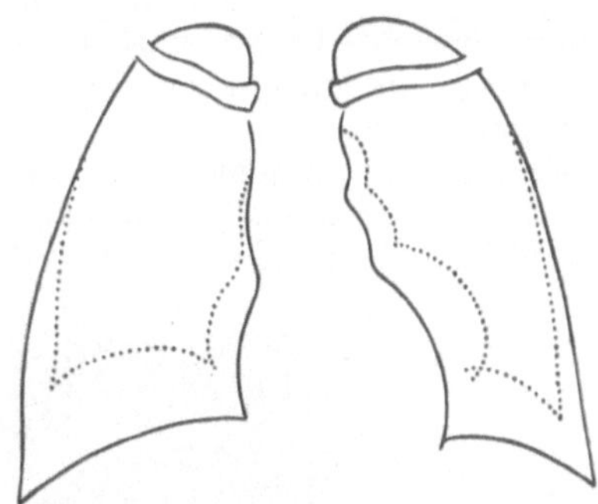

Abb. 39. Veränderung der Herzfigur durch die Atmung. (Nach Assmann.)
——— bei tiefem Inspirium,
. . . . . . bei tiefem Exspirium.

unten allein den hinteren Herzrand; nur bei sehr tiefem Zwerchfellstand
und hängendem Herzen tritt gelegentlich dicht über der Zwerchfellkuppel
die geradlinige Begrenzung des Hinterrandes der V. cava inferior zutage.
— Den vorderen Herzrand
im I. Schrägdurchmesser bilden zwei ziemlich scharf ab-
gesetzte Bögen, deren oberem
der Ursprung der Pulmonalarterie aus dem rechten Ventrikel, der sog. Conus pulmonalis, entspricht, während dem
unteren stärker pulsierenden,
je nach dem Grade der Schrägstellung, die Masse des linken
oder rechten Ventrikels zugrunde liegt, der oftmals der
Brustwand mehr oder weniger
genähert ist. Der weniger häufig
angewendete „II. schräge
Durchmesser" (Röhre rechts
hinten, Schirm bzw. Platte
links vorn) zeichnet sich durch
eine besonders gute Übersicht
über die gesamte Brust-
aorta, von ihrem Ursprung
aus dem „Bulbus aortae" bis
zu ihrem Durchtritt durchs
Zwerchfell aus. Den hinteren

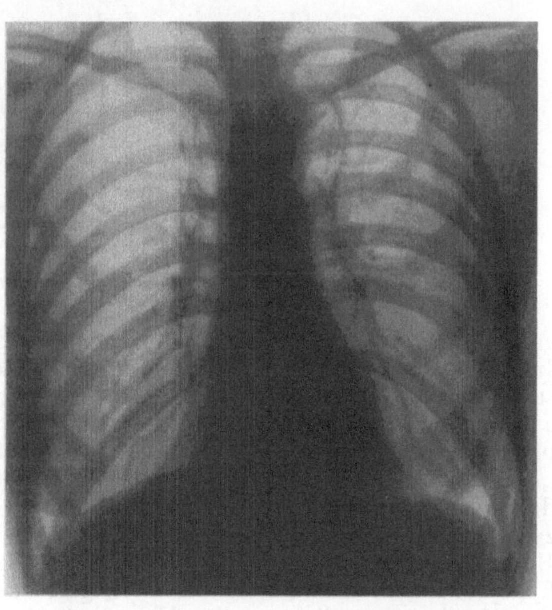

Abb. 40. Cor parvum. (Fernaufnahme.)

Herzrand bilden hier der linke Vorhof, weiter unten die Hinterwand des
linken Ventrikels; den vorderen die beiden flachen Bögen des rechten Vorhofs
bzw. Ventrikels (Abb. 38).

Die bisher gegebene Beschreibung eines normalen Herzgefäßschattens im
sagittalen und Schrägdurchmesser gilt nur für einen symmetrischen Brustkorb.

Je nach der Konstitution, dem sog. „Habitus“ variiert auch bei einem solchen
die Form des Herzschattens, abgesehen von seinen Massen, ganz erheblich.
So pflegt die Unterteilung der Herzschattenränder in einzelne Bögen bei unter-
setzten Individuen mit stumpfem epigastrischem Winkel und verhältnismäßig
hohem Zwerchfellstand stärker ausgeprägt zu sein als beispielsweise bei einem
Astheniker mit tiefem Zwerchfellstand, bei dem das Herz seinen natürlichen
Stützpunkt auf dem Centrum tendineum des Zwerchfells entbehrt und am
Gefäßband frei aufgehängt erscheint. Hierbei verstreicht die Bogenzeichnung,
der Herzschatten rückt im ganzen mehr in Medianstellung, die Herzspitze
tritt tiefer (wie auch normalerweise bei tiefer Inspiration, s. Abb. 39) und das

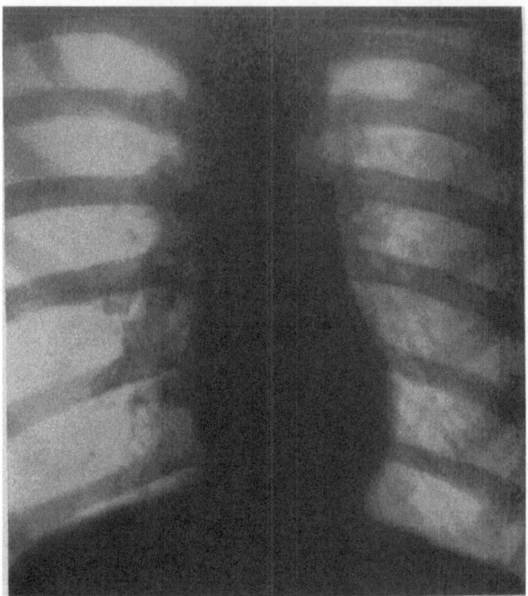

Abb. 41. Hängendes, sog. Tropfenherz.

ganze Herz macht eine Drehung nach vorn (im Sinne des Uhrzeigers) durch.
Im Röntgenbilde entsteht dadurch eine bedeutende, doch nur scheinbare Verschmälerung des Herzens. Freilich besteht daneben beim echten Habitus
asthenicus meist eine wirkliche Kleinheit (Hypoplasie) des Herzens mit oder
ohne Beeinträchtigung der Funktion, ein Begriff, den KRAUS [1] mit dem Namen
„konstitutionelle Herzschwäche“ belegt hat und dessen morphologischer Ausdruck das sog. „kleine Herz“ ist. Abgesehen von seinen geringen Dimensionen
zeigt ein solches konstitutionell kleines Herz normale Proportionen und deutliche
Bogenzeichnung (s. Abb. 40). In der ausgeprägtesten Form nimmt jedoch ein
hypoplastisches, dazu infolge eines langen, steilen Thorax und tiefstehenden
Zwerchfells steil mediangestelltes Herz die Gestalt einer Birne oder eines Tropfens
an. Ein solches „phthisisches Tropfenherz“ zeigt Abb. 41, im Gegensatz
dazu Abb. 42 das kugelig geformte, der Größe nach an der oberen Grenze der
Norm stehende Herz eines Sportsmannes.

Asymmetrien des Brustkorbes, hochgradige Skoliosen, Kyphoskoliose usw.
üben einen bedeutenden Einfluß auf die Lage des Herzens aus; meist ist der

---

[1] Dtsch. med. Wochenschr. 1917. Nr. 37

Herzschatten nach der Konkavität der Verkrümmung verlagert. Auch die Form des Herzschattens ändert sich, und zwar in unberechenbarer Weise,

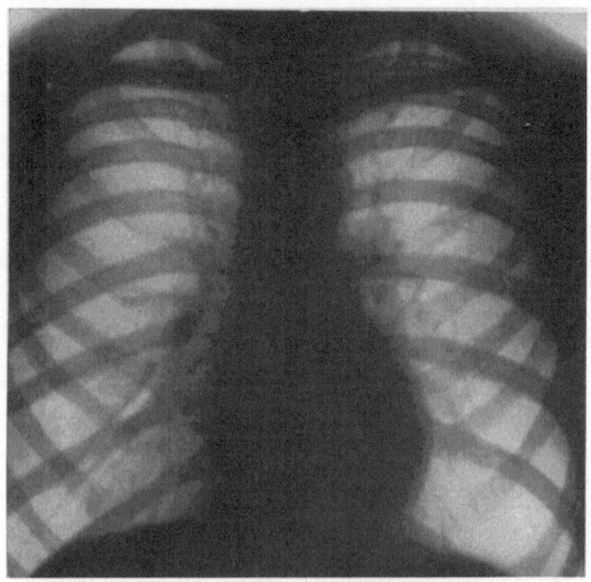

Abb. 42. Kugelherz eines Sportsmannes. (Fernaufnahme.)

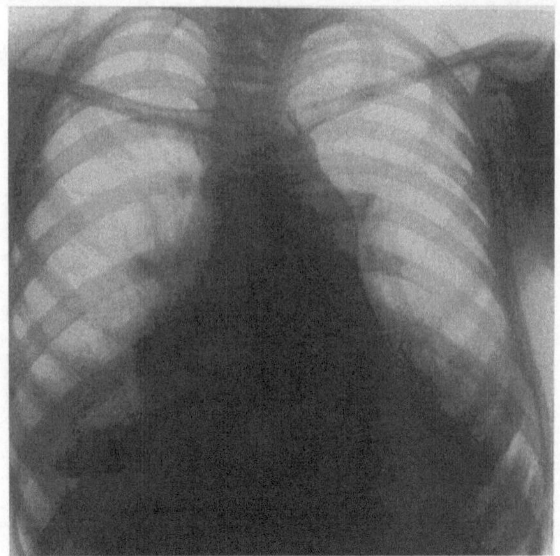

Abb. 43. Verlagerung des Herzens usw. durch Skoliose.

durch die eintretende Drehung um eine vertikale Achse, so daß es sehr schwer ist, bei hochgradigen Wirbelsäulendeformitäten ein Urteil über das z. B. bei Kyphoskoliose häufig geschädigte Herz abzugeben (s. Abb. 43). Die bei bestimmten

Berufen (Schustern) häufige, aber auch als kongenitale Mißbildung anzutreffende Trichterbrust scheint hingegen keinen merklichen Einfluß in dieser Hinsicht auszuüben, wie wir im Gegensatz zu GROEDEL an eigenen Fällen feststellen konnten.

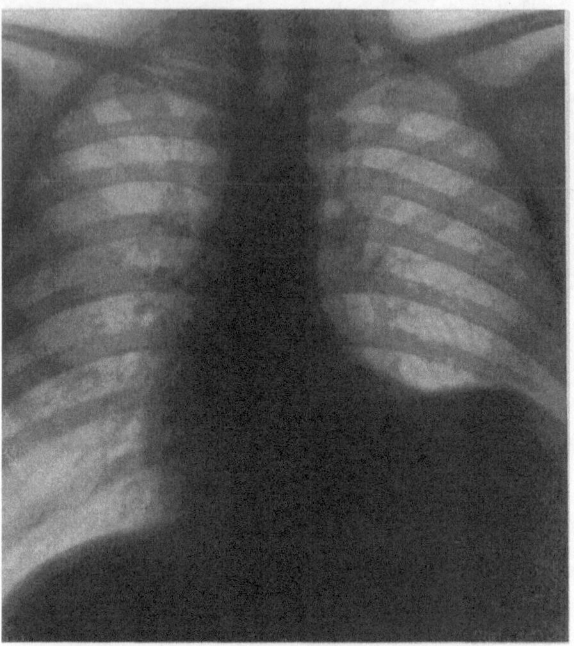

Abb. 44. Verlagerung des Herzens nach rechts bei Relaxatio diaphragmatis.

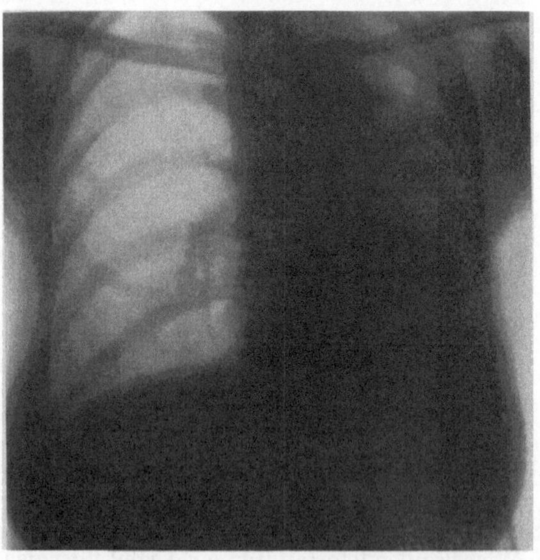

Abb. 45. Verziehung des Herzens nach links durch ausgedehnte Pleuraschwarte.

Abgesehen vom knöchernen Thoraxgerüst können noch andere Faktoren eine bedeutende Herzverlagerung herbeiführen. So ein einseitiger Hochstand des Zwerchfells, z. B. rechts bei Lebervergrößerung, oder links durch Gasblähung des Kolons (Meteorismus), oder durch eine abnorm große Magenluftblase (chronisch-idiopathische Magenblase, Pneumatosis intestini RIEDER, s. u.) Solche Zustände, bei denen die ätiologische Rolle einer Parese des Zwerchfells noch nicht ganz geklärt ist (findet man doch bei ausgeprägter Relaxatio diaphragmatis bzw. kompletter Zwerchfellähmung stets auch eine große Magenblase und geblähte linke Flexur) erzeugen unangenehme Beklemmungsgefühle, Tachykardie u. a. Herzbeschwerden. Das nimmt nicht wunder, wenn wir auf dem Röntgenbild (Abb. 44) die zum Teil bedeutende Verlagerung des Herzens, oft bis ganz in die rechte Brusthöhle hinein, verfolgen. Von der seltenen echten Dextrokardie (Situs inversus) kann hier abgesehen werden.

Daß Flüssigkeitsansammlungen in der Pleurahöhle das Herz nach der nicht befallenen Seite verdrängen und dadurch eine absolute Indikation zur Punktion abgeben können, war der Klinik längst vor der Röntgenära bekannt, ebenso, daß fibröse Pleura- und Perikardstränge das Herz im entgegengesetzten Sinne verziehen können. (Abb. 45.) Stärker noch als Flüssigkeit verdrängt eine Luftansammlung im Pleuraraum das Herz, wie seit der ausgedehnten therapeutischen Anwendung des Pneumothorax ständig beobachtet werden kann. Hier wird merkwürdigerweise auch eine relativ starke Verdrängung subjektiv leicht ertragen.

3. Herzkrankheiten.

Das normale Schattenbild des Herzens zeigt bei den meisten krankhaften Prozessen so charakteristische Abweichungen, daß bereits aus dem Röntgenbild allein bei geringfügigem oder zweifelhaftem klinischem Befund sehr häufig das Vorhandensein einer Störung erschlossen werden kann. Am besten läßt sich dies an den „Röntgenformen" der Klappenfehlererkrankungen zeigen, deren Analyse und systematische Einteilung wir größtenteils GROEDEL verdanken.

Als „Haupttypen" gab GROEDEL die sog. „mitrale" und die „Aorten"-konfiguration des Herzens an, deren jede sich am reinsten, wenn auch nicht ganz ausschließlich bei dem betreffenden Klappenfehler vorfindet.

Die Mitralform des Herzens charakterisiert sich durch eine mehr dreieckige Gestalt des Ganzen (ASSMANNS „schräge Steilform" bei Mitralstenose), hervorgerufen durch eine Verbreiterung des unteren Teiles vor allem nach rechts, unter gleichzeitigem Verstreichen der für die Herzsilhouette sonst charakteristischen Konkavität in halber Höhe des linken Herzrandes, der sog. „mittleren Bucht". Die letztere kann sogar leicht vorgetrieben sein. Der Grund ist eine Erweiterung des an dieser Stelle randbildenden linken Herzohres. Der linke Vorhof wird ja bekanntermaßen bei jeder Art von Mitralfehler zuerst in Mitleidenschaft gezogen; er wird dilatiert und vergrößert sich; da er im ganzen mehr nach hinten liegt, so tritt im Sagittalbild nur das am linken Herzrand nach vorn umgeschlagene Herzohr im Falle der Vergrößerung deutlich in Erscheinung. Nach ASSMANN ist an der Ausfüllung der mittleren Bucht auch der nächsthöhere (zweite) linke Herzbogen, der Art. pulmonalis entsprechend, mitbeteiligt, wofür die häufige Verbreiterung der aus ihr entspringenden Äste in den Lungenwurzeln spricht. Wenn ein Mitralfehler längere Zeit besteht, besonders Mitralstenose, so kommt es ja zu einer Rückstauung des Blutes im Lungenkreislaufe und zu einer Überlastung des rechten Ventrikels, aus dem die Lungenarterie entspringt. Die weitere Folge ist eine Dilatation des rechten Ventrikels, die sich allerdings nur in ausgeprägten Fällen im Schattenbild des Herzens geltend macht durch eine Überlagerung des linken Herzrandes und eine (scheinbare) Abflachung der Herzspitze (GROEDEL, DIETLEN). Durch die Vergrößerung des Ventrikels wird ferner der rechte Vorhof zunächst passiv nach außen gedrängt, bei höhergradiger Erkrankung aber auch durch Erlahmen des ersteren unmittelbar gedehnt. Beides bewirkt die charakteristische Ausladung des rechten unteren Bogens (Abb. 46).

Gelegentlich wurde beobachtet, daß dieser vergrößerte rechte untere Bogen eine leichte Einkerbung aufwies (sog. „Zweiteilung"). Die Erklärung für dieses Verhalten gab ASSMANN. Die Vergrößerung des linken Vorhofs kann so hochgradig werden, daß er, da er sich im wesentlichen nur nach hinten und rechts

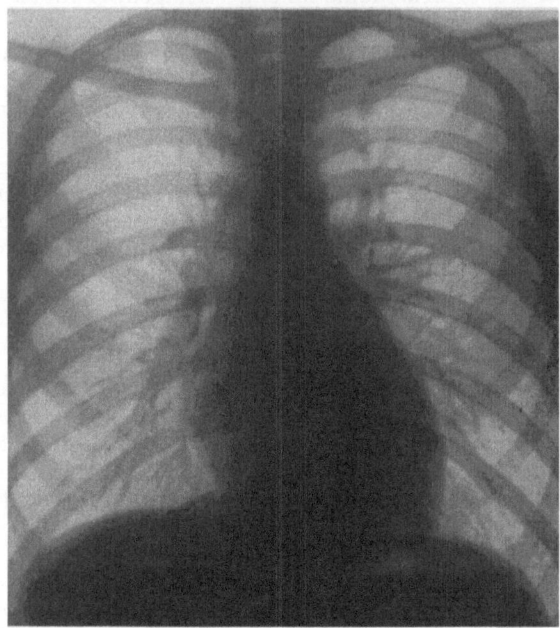

Abb. 46. Mitralstenose.

ausdehnen kann, hinter und über dem rechten Vorhof vorbeitretend, den Mittelfellraum zwischen hinterer Herzfläche und Wirbelsäule im oberen Teil völlig ausfüllt, was bei der Durchleuchtung in den schrägen Durchmessern bzw. in Querrichtung leicht konstatiert werden kann. In extremen Fällen nun überragt er sogar den rechten Vorhof teilweise im Sagittalbild (NEUMANN [1]). Der „zweigeteilte" rechte untere Bogen besteht dann in seinem oberen, schattentieferen Teil aus dem linken, in seinem unteren aus dem rechten Vorhof (s. Abb. 47), oder es tritt gar der linke Vorhof in ganzer Ausdehnung an den Rand, während der rechte nur als dunklerer Kernschatten in seinem Bereich sichtbar ist.

Bei der Insuffizienz der Mitralklappe tritt zu den genannten Erscheinungen noch eine durch Dilatation bzw. Hypertrophie des linken Ventrikels (der infolge der Regurgitation eines Teiles der in ihm enthaltenen Blutmenge Mehrarbeit leisten muß) verursachte Verbreiterung des Herzschattens nach links (Abb. 48), wodurch manchmal eine mehr kugelige Form (GROEDEL)

---

[1] Dtsch. Arch. f. klin. Med. Bd. 137. H. 3/4.

entsteht. Bei diesem Klappenfehler und seiner Kombination mit Mitralstenose oder Aorteninsuffizienz finden sich die höchsten Grade von Herzvergrößerung (sog. Cor bovinum) mit Dilatation aller Herzhöhlen, besonders im Stadium der Dekompensation.

Das Gegenstück zum sog. „Mitralherz" ist das „Aortenherz", d. h. diejenige Herzform, die man am häufigsten bei der Insuffizienz der Semilunarklappe antrifft. Sie ist charakterisiert durch die starke Ausladung des linken unteren Bogens infolge der ausschließlich den linken Ventrikel betreffenden Vergrößerung. Das Gefäßband, insbesondere der Aortenschatten ist verbreitert. Es entsteht eine liegend eiförmige (GROEDEL) oder „sockenähnliche" Form, durch die übertrieben ausgeprägte mittlere Bucht oder „Taille" (Abb. 49). Die Pulsation ist, der Hypertrophie entsprechend, sichtbar verstärkt, in Fällen reiner Insuffizienz deutlich „schnellend". Eine Affektion mit beträchtlicher Vergrößerung des linken Ventrikels ohne Klappenfehler, z. B. Nephritis chronica mit Blutdrucksteigerung, periphere Arteriosklerose usw. macht natürlich ähnliche Figuren.

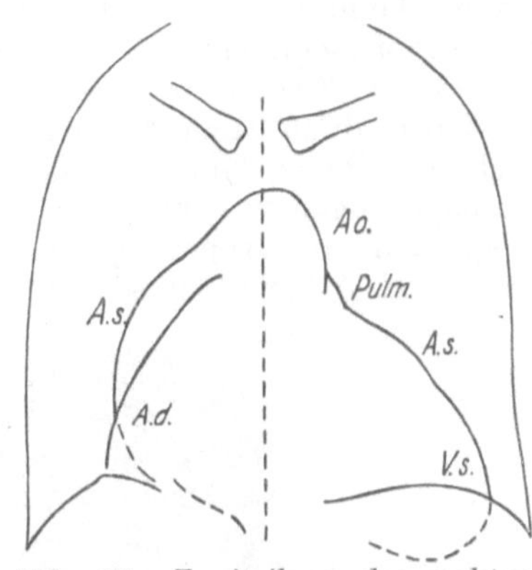

Abb. 47. Zweiteilung des rechten unteren Bogens bei Mitralinsuffizienz und -stenose. (Nach NEUMANN.)

Eine Aortenstenose ist nicht leicht zu diagnostizieren. Ihr Schattenbild ähnelt dem einer Insuffizienz der Aortenklappe. Auch bei ihr ist der linke Ventrikelbogen stärker gerundet und (meist nicht hochgradig) nach links verbreitert. Das Aortenrohr, insbesondere der Bogenteil ist häufig nicht, wie man erwarten sollte, schlank, sondern gerade hinter der Stenose erweitert (VAQUEZ und BORDET). Zur Unterscheidung von der Aorteninsuffizienz oder auch einer Herzinsuffizienz bei chronischer Nephritis dient lediglich der auch am Röntgenschirm deutlich zu beobachtende Pulsus tardus, eine wenig frequente, sehr langsam zunehmende, aber dabei kräftige Kammerkontraktion, erklärlich durch den Widerstand der stenosierten Klappe.

Wenn auch das Röntgenbild eines reinen Mitral- bzw. Aortenvitiums durchaus typisch ist, so

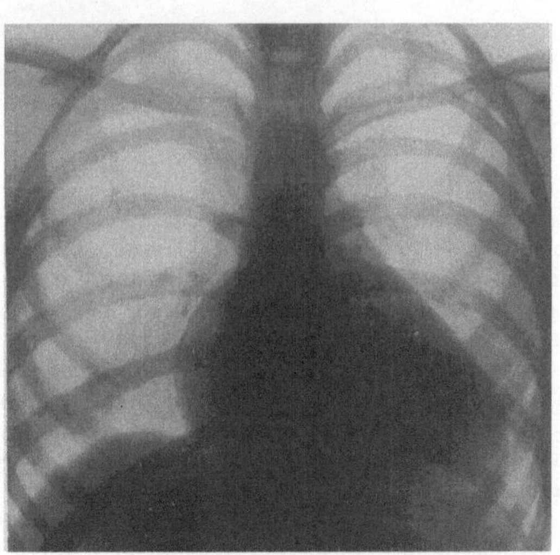

Abb. 48. Mitralinsuffizienz.

daß es erlaubt ist, in solchen Fällen aus der Form des Herzens die Art des Klappenfehlers ohne weiteres zu diagnostizieren, so muß doch bedacht werden, daß 1. recht häufig kombinierte Klappenfehler und sekundär bedingte Herzdeformationen im Verlaufe schwerer Klappenfehlererkrankungen vorkommen (muskuläre Mitral- bzw. Tricuspidalinsuffizienz), welche schwer zu deutende Bilder ergeben; daß 2. auch verschiedene andere Umstände Bilder erzeugen, welche von einer „Mitral-" bzw. „Aortenkonfiguration" auch da reden lassen, wo keinerlei Erkrankung der betreffenden Klappen vorliegt, worauf meines Wissens zuerst Schimmel[1] hingewiesen hat. Eine „Mitralform" kommt namentlich vor bzw. wird vorgetäuscht bei jüngeren Leuten mit Emphysem, chronischer Bronchitis und dergleichen, also in Fällen von behinderter Zirkulation im Lungenkreislauf, ferner bei durch Erkrankung des Myokards dilatiertem Herzen bei Basedowkranken, in manchen Fällen wohl auch bei einfach konstitutionell schwachem Herzen, gemäß den oben zitierten Beobachtungen von Fr. Kraus. — Der Aortentypus findet sich häufig bei Zuständen von Hypertrophie des linken Herzens nach Nephritis, bei Hypertonie und Arteriosklerose, aber auch ohne Hypertrophie als Folge einfacher

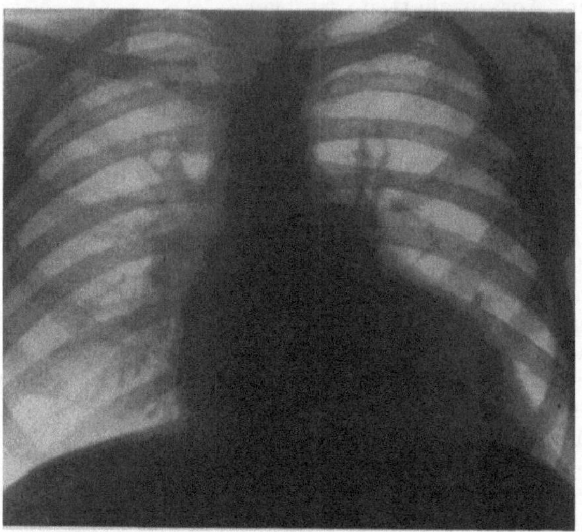

Abb. 49. Aorteninsuffizienz.

Querlagerung des Herzens bei hochstehendem Zwerchfell infolge von Adipositas, Schwangerschaft und Bauchtumoren. Ob eine stärkere Wölbung des linken unteren Herzbogens auf Hypertrophie oder Dilatation ausschließlich oder vorzugsweise beruht, ist oft schwer oder gar nicht zu entscheiden. Schwarz nennt die Konturlinie desselben, die beim normalen Herzen eine annähernd parabolische Gestalt hat, bei unkomplizierter Hypertrophie mehr einer Ellipse ähnlich, während sie sich bei Dilatation mehr einer Hyperbel nähern soll. Zur weiteren Unterscheidung mag der Aktionstyp des linken Ventrikels dienen; nach Dietlen zeigen hypertrophische Herzen eine merklich kräftigere Aktion, deren Nachlassen als prognostisch ungünstig im Sinne einer eintretenden Dilatation verwertet werden kann. Bei chronischer Myokarditis findet sich von vornherein ein schwacher Aktionstyp, im übrigen eine wenig charakteristische Silhouette, von meist dreieckiger oder schlaffer Beutelform, an der die einzelnen Bogenunterteilungen wenig hervortreten, sowie sonstige Zeichen eines verminderten Herztonus. Als ein solches gilt das sog. Zehbesche Phänomen. Es besteht darin, daß das bei tiefer Inspiration, also tiefstehendem Zwerchfell, wohlgeformte Herz, wenn es bei tiefer Exspiration durch das emporsteigende Zwerchfell gehoben wird, ganz die Form verliert und sich unförmig verbreitert

---

[1] Zentrabl. f. Herz- u. Gefäßkrankh. Bd. 13, H. 6. 1921.

wie etwa ein wassergefüllter Beutel. ZEHBE [1] bezieht diese Erscheinung auf eine gewisse Schlaffheit des Herzmuskels, die aber, da sie auch bei jungen Leuten nicht selten ist, auch Ausdruck einer Innervationsstörung sein könne.

Wie beim ZEHBESchen Versuch die gewöhnliche, wenn auch vertiefte Atmung zur Prüfung der Beschaffenheit des Herzmuskels herangezogen wird, so läßt sich auch die Atmung unter besonderen Verhältnissen dazu heranziehen. Beim VALSALVASchen Versuch (Exspirationsbewegung bei verschlossenen Luftwegen nach vorangegangener tiefer Inspiration) verkleinert sich das normale Herz ruckweise mehr und mehr bei jeder Zusammenziehung. Dasselbe soll auch im Anfall von Bronchialasthma der Fall sein (MORITZ, KIENBÖCK). Umgekehrt tritt eine stufenweise Vergrößerung des Herzens beim MÜLLERSchen Versuch (Inspirationsbewegung bei verschlossenen Luftwegen) ein, infolge des vermehrten Blutzuflusses zum Herzen, abhängig vom intrathorazischen Druck. Ein negativer Ausfall dieser Versuche beweist nun allerdings nicht eindeutig eine abnorme Beschaffenheit des Herzmuskels; HERXHEIMER [2] fand auch bei gesunden Sportsleuten Herzen, die nach dieser Probe als „schlaff" anzusehen wären. Unter Umständen spielt hier die Änderung der Pulsfrequenz unter dem Einfluß des wechselnden Vagustonus eine Rolle. Mit ihr erklärt DIETLEN zum Teil auch die Größendifferenz zwischen dem im Stehen und im Liegen beobachteten Herzschatten. Im Stehen erscheint er merklich schmäler, was aber sicher in der Hauptsache dem überragenden Einfluß des Zwerchfellstandes zuzuschreiben ist.

Große differentialdiagnostische Schwierigkeiten bereiten dem Röntgenologen wie auch dem Kliniker die angeborenen Herzfehler. Von ihnen zeigt eigentlich nur die Persistenz des Ductus Botalli ein typisches Röntgenbild. Der zweite linke Bogen, der der Pulmonalarterie angehört, ist, wie leicht erklärlich, durch den Druck des in die letztere überströmenden arteriellen Blutes stark vorgebuchtet (besonders im ersten schrägen Durchmesser betrachtet; hierdurch ergibt sich die Unterscheidung gegen einen vergrößerten linken Vorhofsbogen). Seine Pulsation ist außergewöhnlich kräftig. ASSMANN fand in solchen Fällen auch die Hilusschatten beider Seiten stark verbreitert und sichtbar pulsierend.

Bei Pulmonalstenose findet sich eine im Röntgenbild wenig hervortretende Vergrößerung des rechten Ventrikels; die Diagnose stützt sich mehr auf die markanten klinischen Symptome (Blausucht, Trommelschlägelfinger); häufig wird das Bild durch Septumdefekte im Vorhof bzw. Kammern kompliziert. Eine Erweiterung der Lungenarterie hinter der Stenose ist, wie bei der Aorta, nicht selten. Sie wird in beiden Fällen durch eine „Sprengwirkung" des mit hohem Druck durch die Stenose gepreßten Blutstrahles erklärt.

4. Perikarditis.

Der Herzbeutel ist am normalen Herzen nicht darstellbar — über gelegentliche Fetteinlagerung wurde schon berichtet. Anders bei der exsudativen Perikarditis. Durch Ansammlung von Flüssigkeit wird der Herzbeutel in seinem unteren Teil so weit abgehoben, daß zunächst die Winkel zwischen rechtem und linkem Herzrand und Zwerchfell, welche für gewöhnlich rechtwinklig oder spitz verlaufen, abgestumpft werden oder ganz verstreichen. Es entsteht in typischen Fällen eine fast genau dreieckige Form, da bei einiger Größe des

---

[1] Dtsch. med. Wochenschr. 1916 und Fortschr. a. d. Geb. d. Röntgenstr. Bd. 26.
[2] Klin. Wochenschr. 1926. Nr. 17.

Exsudats auch die Einbuchtungen der Herzränder verschwinden (Abb. 50). Auch die Pulsation wird undeutlich; bei großen Exsudaten tritt statt ihrer eine schwache wellenähnliche Erschütterung des ganzen Schattenbildes auf.

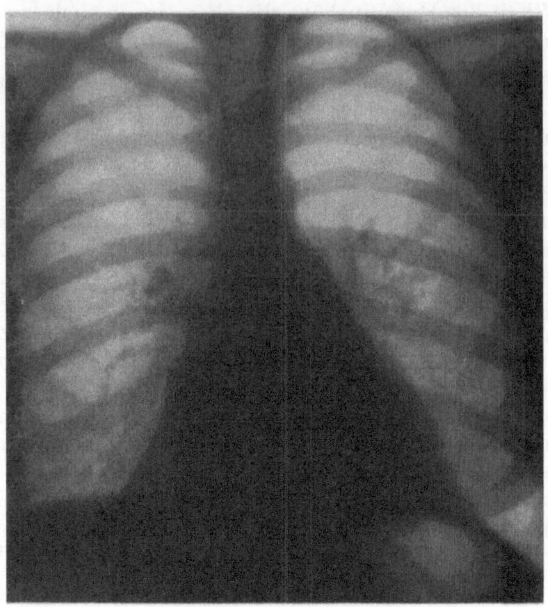

Abb. 50. Pericarditis exsudativa.

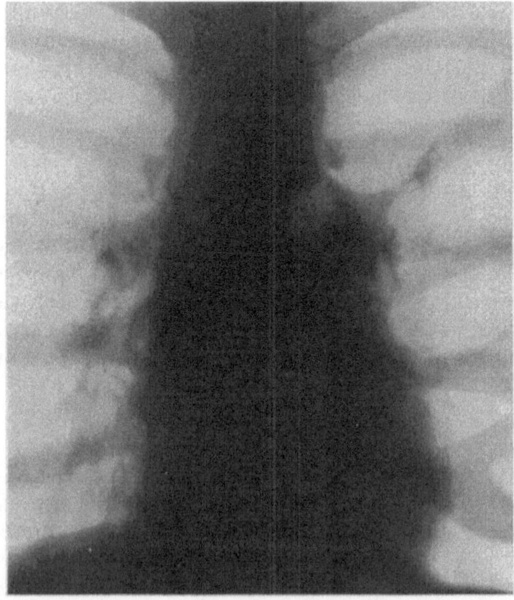

Abb. 51. Perikardzipfel (Ausziehung durch indurierte Hiluslymphdrüse).

Die Gestalt des Herzschattens ähnelt sehr derjenigen bei hochgradigen Mitralfehlern, wodurch diagnostische Schwierigkeiten entstehen können. Man halte sich vor Augen, daß die Herzzwerchfellwinkel bei einfacher Dilatation doch stets noch erhalten sind.

Bei großen Exsudaten erleidet die Dreieckform nach Schwarz Abweichungen durch eine stärkere Ausbuchtung der mittleren und unteren Partien, wohl unter dem Einflusse der Schwere.

Manche Autoren wollten in einzelnen Fällen innerhalb des Bereiches des Exsudatschattens die Umrisse des Herzens als dichteren Kernschatten gesehen haben. Physikalische Erwägungen sprechen von vornherein gegen diese Möglichkeit, und so scheint es, worauf Assmann und Fleischner hinweisen, wahrscheinlicher, daß es sich in solchen Fällen nicht um einen Erguß im Herzbeutel, sondern rückwärts vom Herzen, in den Spalt zwischen Pleura mediastinalis und visceralis, eine sog. „Pleuritis mediastinalis posterior", oder auch um einen von der Wirbelsäule ausgehenden Senkungsabsceß (s. u.). gehandelt habe.

Die trockene, fibrinöse Perikarditis, welche wohl stets auch mit einer Entzündung der benachbarten Pleura einhergeht, bringt häufig Verklebungen zwischen den beiden serösen Häuten mit sich, als deren Residuen dauernde zeltförmige Ausziehungen des Herzbeutels (pleuroperikardiale Adhäsionen) beobachtet werden (Abb. 51 und 99); sie sind häufig von größerer klinischer Bedeutung als die später zu beschreibenden ähnlichen Zacken am Zwerchfellschatten. Selten kommt es zu einer Fixation des Herzbeutels in größerer Ausdehnung und damit zu einer Verlagerung des Herzens mit Beeinträchtigung seiner Funktion, wie in den Fällen ausgedehnter Schwartenbildung in der Pleura, welche die ganze Thoraxhälfte in Mitleidenschaft ziehen und von denen später die Rede sein wird. Noch seltener ist die Bildung von Kalk- bzw. Knochenspangen als Folge abgelaufener Entzündungen oder von Blutergüssen, das sog. „Panzerherz".

5. Röntgenuntersuchung der Aorta.

P. Krause [1] empfiehlt zur Untersuchung der Aorta, besonders im Hinblick auf die oft schwierige Differentialdiagnose beim Aneurysma, den ausgiebigen Gebrauch von Schirmdurchleuchtungen in den verschiedensten Strahlenrichtungen; ebenso neuerdings wieder Frik [2]. Nur so lassen sich auch beim Normalen die komplizierten Lagebeziehungen des mehrfach im Raume gekrümmten Aortenrohres übersehen. Die exakte Größenmessung (Orthodiagraphie) erscheint eher entbehrlich. Für Vergleichszwecke sind photographische Aufnahmen bei stets gleichbleibender Projektionsrichtung nötig, aber in den schrägen Durchmessern schwierig. Am besten geben Fernaufnahmen aus 2 m Distanz feine Schattendifferenzen innerhalb eines verbreiterten Mittelschattens wieder, ermöglichen so die Abgrenzung des Aortenrohres und die Entscheidung seiner Zugehörigkeit zu einem evtl. pathologischen Schattengebilde, geben Aufschluß über die Lagebeziehung zur Luftröhre, den großen Bronchien usw. Sehr empfehlenswert ist eine gleichzeitige Untersuchung der Speiseröhre mittels eines ziemlich dickflüssigen Kontrastbreies, welcher an den physiologischen Engen (z. B. in der Höhe der Bifurkation und am sog. „Aortenbett" einige Augenblicke haftet und eine Verengung oder Verlagerung des Organs durch die evtl. erweiterte Aorta feststellen läßt. Kreuzfuchs [3] hat dieses Verfahren zu einer Messung der Breite des Aortenrohres an dieser Stelle,

---

[1] Groedels Atlas. 1909.
[2] Referat auf dem 16. Röntgenkongreß 1925.
[3] Med. Klinik. 1920. Nr. 2.

die dem kurzen rückwärts verlaufenden Stück des Bogens bzw. dem Isthmus aortae entspricht, verwendet, da sie die einzige ist, an der beide Ränder des Aortenrohres frei von Nachbarorganen sichtbar gemacht werden können (Abb. 52).

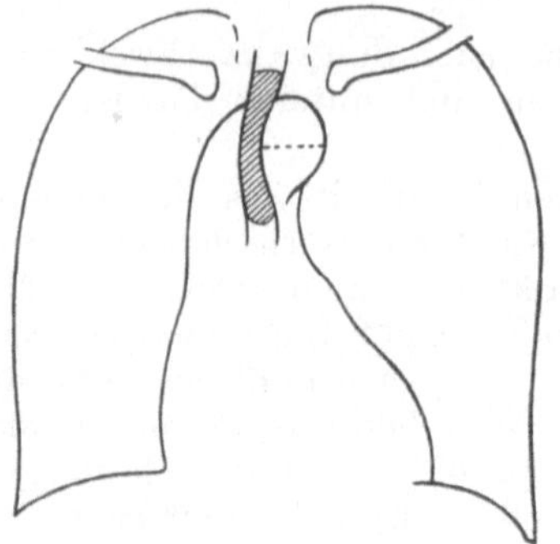

Abb. 52. Messung der Aortenbreite nach KREUZFUCHS.

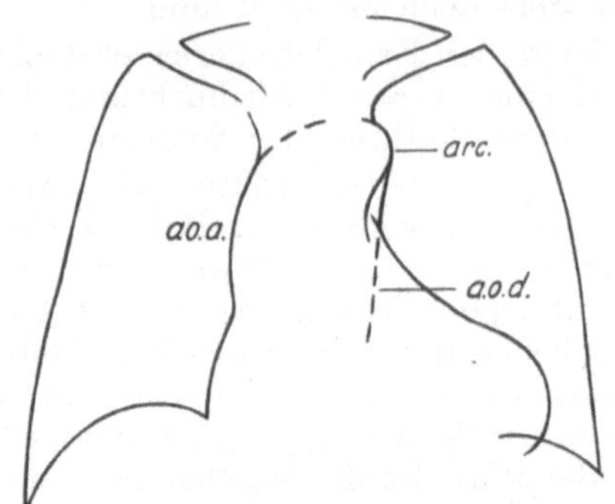

Abb. 53. Aortenschatten bei Hypertonie. ao a aufsteigende, ao d absteigende Aorta, arc Bogenteil.

Die Breite der normalen Aorta beträgt hier nach unseren Messungen 2,7—3,2 cm. Die so erlangten Meßresultate werden im allgemeinen als einwandfrei angesehen (s. a. WEISS und LAUDA [1]), doch hat ASSMANN mit Recht hervorgehoben, daß einer Messung der Aorta an dieser Stelle mindere klinische Wichtigkeit zukommt. Viel wünschenswerter wäre eine einwandfreie Methode, die Ascendensbreite direkt festzulegen, was aber trotz aller Bemühungen von LIPPMANN und QUIRING, FRIK u. a. bisher nicht in praktisch brauchbarer Weise geglückt ist, so daß man sich begnügt, auf indirekte Weise Schlüsse auf die Breite des Aortenrohres im aufsteigenden Teil zu ziehen, indem man im dorsoventralen Röntgenbild bzw. Orthodiagramm gewisse Hilfslinien nach Art der bei der Orthodiagraphie des Herzens verwendeten einzeichnet (VAQUEZ und BORDET, GROEDEL). Diese Messungen leiden jedoch infolge der durchaus wechselnden Konfiguration und topographischen Lage der einzelnen Teile des Aortenrohres an so großen Ungenauigkeiten,

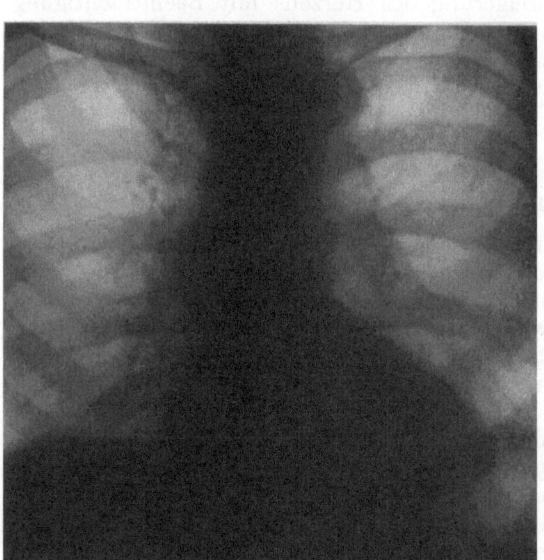

Abb. 54. Herz- und Aortenschatten bei Arteriosklerose. Man beachte die starke Ausprägung der „Taille" des Herzens, die Verlängerung und Krümmung der aufsteigenden und das Sichtbarwerden der absteigenden Aorta. Der linke Ventrikel ist etwas verbreitert.

daß sie vor dem mehr subjektiven Verfahren der Schätzung in der praktischen Diagnostik kaum den Vorzug verdienen. Individuell und konstitutionell bedingte Verschiedenheiten des Thoraxbaues beeinflussen die Aorta noch stärker als dies

---

[1] Dtsch. med. Wochenschr. 1921. Nr. 12.

beim Herzen bereits betont wurde, und es erscheint daher kaum angängig, für die Aorta Normalmaße wie für das Herz anzugeben. Der Erfahrung des Einzelnen muß es überlassen bleiben, sich in jedem Falle unter Berücksichtigung von Alter, Geschlecht und Konstitution ein Urteil über die als „normal" oder „abnorm" zu bezeichnende Breite des Gefäßschattens zu bilden. Der Bereich des „Normalen" ist sicher groß. So fanden wir häufig in Übereinstimmung mit

ED. MÜLLER[1] einen verbreiterten Aortenschatten bei jüngeren Kriegsteilnehmern, die längere Zeit hindurch starken Strapazen ausgesetzt waren, ohne derzeitiges Vorliegen eines erhöhten Blutdrucks. Allerdings wird in der amerikanischen Literatur angegeben, daß z. B. bei Hypertonie die Verbreiterung des Aortenrohres auch in Zeiten nachlassenden Druckes bestehen bleibt.

Die charakteristische Veränderung des Aortenschattens bei der Hypertonie besteht aber nicht sowohl in einer Verbreiterung des Kalibers, sondern, wie HOFFMANN und MUNK hervorheben, in einer Streckung des Rohres, ähnlich der BOURDON-schen Röhre beim RECKLING-HAUSENschen Blutdruckapparat (MUNK). Dadurch wird der aufsteigende Teil,

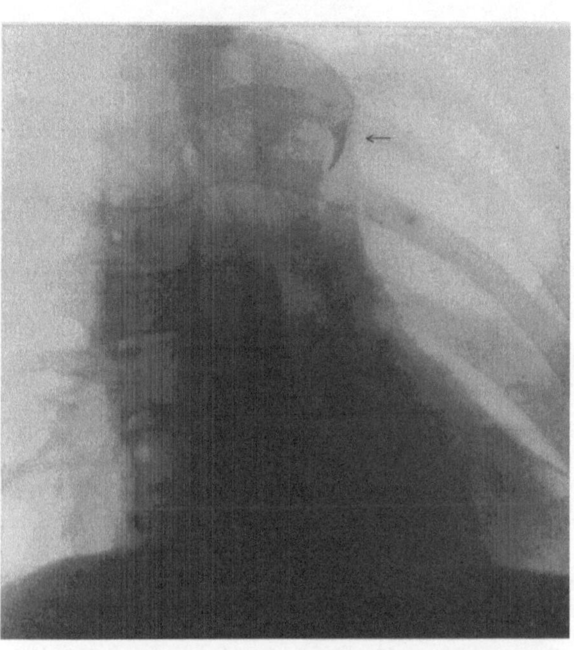

Abb. 55. Aortensklerose (Kalkspange im Aortenbogen). (Aufnahme im I. Schrägdurchmesser.)

der sonst geradlinig aufwärts verläuft, nach rechts ausgebogen (Abb. 53 und 54); am Schirmbild kommt dazu die lebhafte Pulsation des in diesem Falle ausgeprägten „oberen rechten Bogens". An der linken Seite des Gefäßband-schattens tritt dagegen der absteigende Teil der Aorta weiter als sonst heraus, kenntlich an seinem lichteren Schatten, da er von der Projektionsfläche weiter entfernt ist. Durch beides wird der Gefäßbandschatten scheinbar verbreitert; eine Täuschung, die gelegentlich bei flüchtiger Untersuchung zur Annahme eines Aneurysmas führen kann.

Die Verlängerung der Aorta, wie sie z. B. als Altersveränderung regelmäßig in Erscheinung tritt, beeinflußt auch die Herzform in bestimmter Weise. Das nach unten gedrängte Herz nimmt eine liegend-ovale Form, auch „Entenform" genannt, an, die besonders durch die starke Ausprägung der „Herztaille" und den vergrößerten Abstand zwischen dem deutlich vorspringenden, schatten-tiefen „Aortenknopf" und dem niedrigen, aber stark ausladenden Ventrikelbogen auffällt.

Fortgeschrittene Sklerose führt zu röntgenologisch sichtbarer Verkalkung, welche sich an der Brustaorta in einer allgemeinen Zunahme der Schattendichte, an gewissen Prädilektionsstellen (z. B. am Bogenteil) aber auch in circum-scripter Kalkplattenbildung deutlich kundgibt (s. Abb. 55). An den peripheren

---

[1] Fortschr. a. d. Geb. d. Röntgenstr. Bd. 22, H. 3.

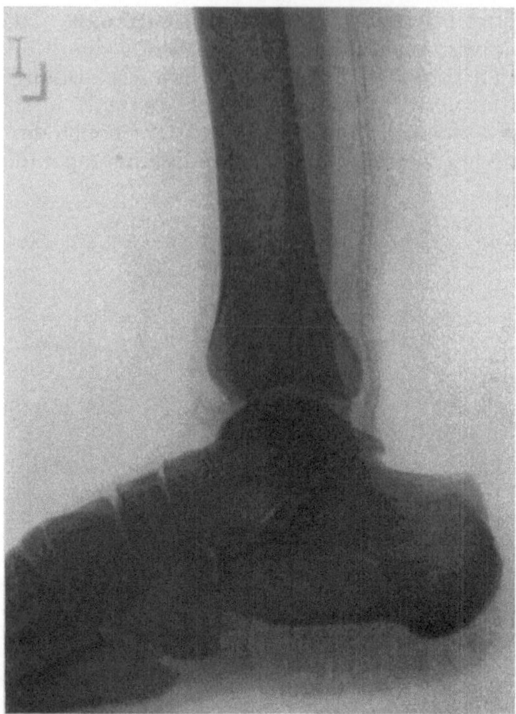

Abb. 56. Periphere Arteriosklerose (intermittieren-
des Hinken). Verkalkte Arteria tibialis posterior
und Arteria dorsalis pedis.

Extremitätenarterien ist die Kalkplattenbildung häufig viel ausgedehnter und gibt viel eindrucksvollere Bilder von der doppelt konturierten Gefäßwandung, wie z. B. im Falle einer Dysbasia angiosclerotica, welchen Abb. 56 wiedergibt, an der Art. dorsalis pedis. Die Gehstörung ist aber durchaus nicht in allen Fällen von einer so ausgeprägten Gefäßveränderung begleitet; sicher spielen transitorische Gefäßnervenstörungen, Spasmen oder dergleichen, eine Hauptrolle in der Entstehung der Anfälle. Hierfür spricht schon die Rolle des Nikotins in der Auslösung der einzelnen Anfälle und die häufigen Remissionen im Verlauf. — Am Rumpf ist bisher die Darstellung verkalkter peripherer Arterien nicht gelungen, mit alleiniger Ausnahme der Beckenarterien.

Bezüglich der diagnostischen Wertigkeit solcher Befunde von Verkalkungen in den peripheren Arterien muß betont werden, daß es nicht zulässig erscheint, aus solchen lokalen Erscheinungen auf eine allgemeine Arteriosklerose oder auf den Zustand der Aorta zu schließen. Der pathologisch-anatomische Vorgang an den peripheren Arterien ist ein anderer als bei der Atheromatose der Aorta; es handelt sich um Mediaverkalkungen.

Der bekannte, sich in der Media und Adventitia der Aorta abspielende Zerstörungsprozeß bei der luetischen Aortitis ist oftmals, namentlich im Beginne, schwer von der atheromatösen Wandveränderung abzugrenzen, klinisch sowohl wie röntgenologisch. Die erstere Erkrankung zeigt ja meist in denselben Jahren die ersten Erscheinungen, in denen auch schon die beginnende Sklerose in Frage kommt. Die Form des Aortenbogens gibt immerhin gelegentlich

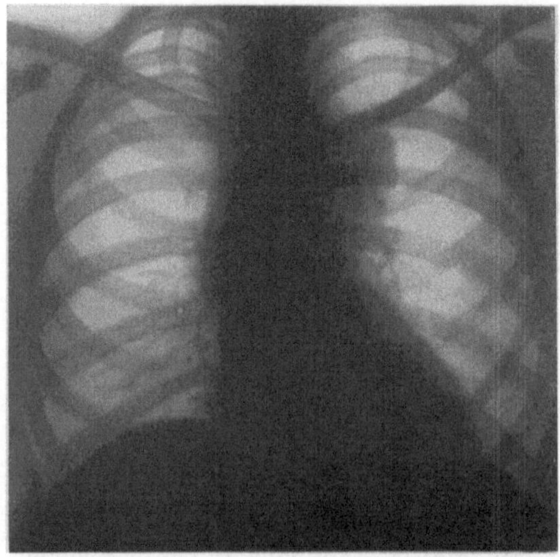

Abb. 57. Mesaortitis syphilitica.

einige Anhaltspunkte. Die luetische Erweiterung der aufsteigenden Aorta prägt sich schon ziemlich bald im Sagittal- und noch mehr im I. Schrägdurchmesser aus. Sie ist gleichmäßig zylindrisch, der Bogenteil springt nicht besonders stark hervor, die Gesamtform des Gefäßschattens bekommt dadurch ein plumpes Aussehen (s. Abb. 57). Der Schatten der absteigenden Aorta tritt im Sagittalbilde deutlich hinter und neben dem der aufsteigenden hervor. Zur Unterscheidung von der diffusen Erweiterung, wie sie auch bei der Atheromatose gelegentlich vorkommt, muß die Erwägung dienen, daß im Bilde der luetischen Aortenerkrankung die Blutdruckerhöhung fehlt; deren Zeichen

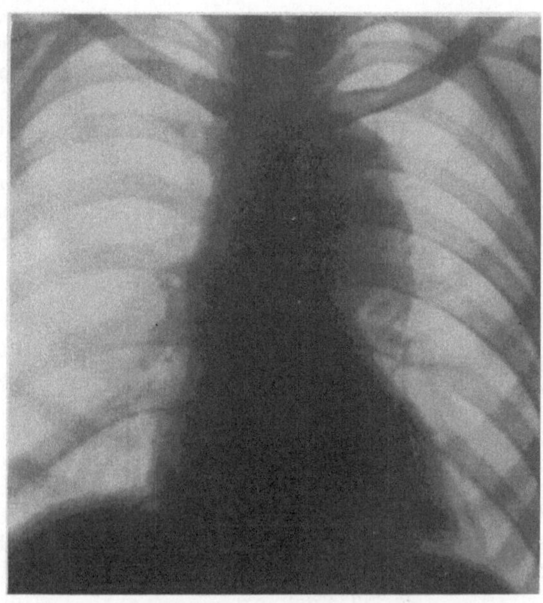

Abb. 58. Aneurysma des Aortenbogens.

(Streckung des Rohres, weite Lichtung des Bogens) und die konsekutive Hypertrophie des linken Ventrikels fehlen also zum mindesten bei der reinen, nicht mit Aorteninsuffizienz vergesellschafteten Aortitis. Auch ist die Pulsation der Aorta zwar über einen größeren Bezirk hin sichtbar, aber nicht besonders lebhaft. Ziemlich konstant ist eine Zunahme der Schattentiefe besonders des Ascendensteiles, welcher ja häufig der einzige Sitz der Wandveränderung ist. Seine Verbreiterung ist besonders gut im, sonst wenig angewendeten, II. Schrägdurchmesser (Strahlenrichtung von rechts hinten nach links vorn) als flache, der Brustwand zugewendete Vorwölbung erkennbar.

Stärkere lokale Erweiterungen im Verlaufe der Erkrankung werden als Aneurysma bezeichnet. Sie haben meist Spindel-, seltener Sackform. Ihr gewöhnlicher Sitz ist der Bogenteil (Abb. 58), nächstdem der aufsteigende, seltener der absteigende Teil (Abb. 59), entsprechend der Häufigkeit der syphilitischen Lokalisation überhaupt. Ihre Erkennung ist besonders deshalb schwer, weil das an sich auffällige Gebilde

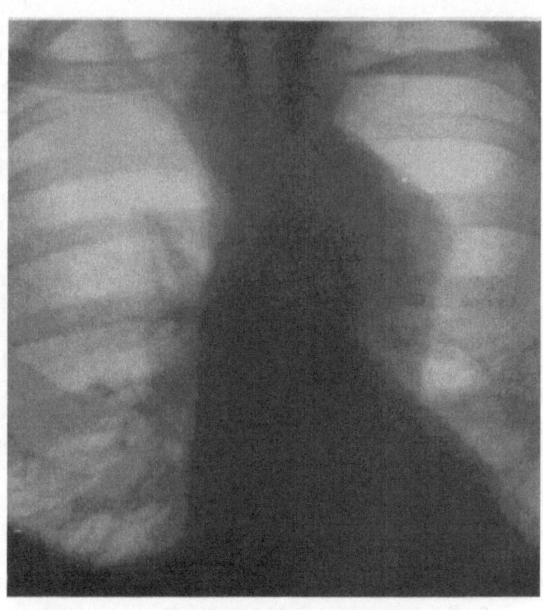

Abb. 59. Aneurysma der absteigenden Aorta.

4*

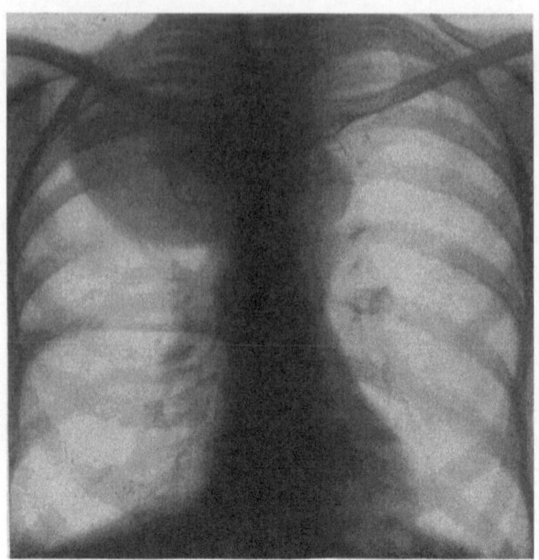

Abb. 60. Große intrathorakale Struma. Als Nebenbefund: Schwarte im queren Zwischenlappenspalt re.

nicht leicht mit Sicherheit von den anderen Schatten des Mittelfellraumes abtrennbar ist, und weil im Bereiche des oberen Mediastinums zahlreiche pathologische Prozesse ähnliche Auftreibungen erzeugen (s. Abb. 60). Es kommt zunächst die retrosternale Struma in Betracht. Ihre Unterscheidung ist verhältnismäßig leicht durch die Mitbewegung der Geschwulst beim Schlucken oder Husten zu treffen. Die Luftröhre ist gewöhnlich verlagert, oft verengt oder abgeknickt (s. Abb. 61). Mediastinaltumoren verschiedenster Ätiologie (Abb. 62) oder auch nur einzelne Pakete von tuberkulös veränderten Mediastinaldrüsen machen meist größere Schwierigkeiten, und nicht selten gelingt es nicht, aus dem Röntgenbild allein eine sichere Diagnose zu stellen, wenn auch z. B. KIEN-BÖCK [1] gewisse Formeigentümlichkeiten des Aneurysmaschattens als typisch bezeichnet und gegenüber den bloß „aufgesetzt" erscheinenden Tumorschatten heraushebt. Ein gewisses Kriterium gibt die Pulsation des fraglichen Gebildes. Aber sie kann bei einem Aneurysma fehlen, wenn es mit Gerinnseln erfüllt ist, auch ist der Unterschied zwischen Eigenpulsation und fortgeleiteter Pulsation, wie sie ein den Gefäßstämmen fest aufsitzender Tumor zeigt, schwer zu treffen. Endlich kann sogar ein gefäßreicher Tumor, z. B. Struma oder Sarkom, Eigenpulsation aufweisen. DIETLEN empfiehlt, zur Beobachtung zweifelhafter Pulsationserscheinungen den Leuchtschirm etwas weiter von der Brustwand zu entfernen, wodurch sich die Ausschläge vergrößern. Nützlich ist es, sein Augenmerk dem Verhalten der Nachbarorgane (Trachea, Bronchien, Lunge) zuzuwenden. Die Kontrastfüllung der Speiseröhre führt, wie schon erwähnt wurde, oft weiter. HAENISCH [2] ist es gelungen, die den pathologischen Anatomen wohlbekannten Druckusuren an den benachbarten Brustwirbelkörpern, hervorgerufen von größeren Aneurysmen der Brustaorta, mit Hilfe der neueren Aufnahmetechnik (BUCKY-Blende), welche deutliche Frontalaufnahmen der Brustwirbelsäule ermöglicht, bereits am Lebenden darzustellen.

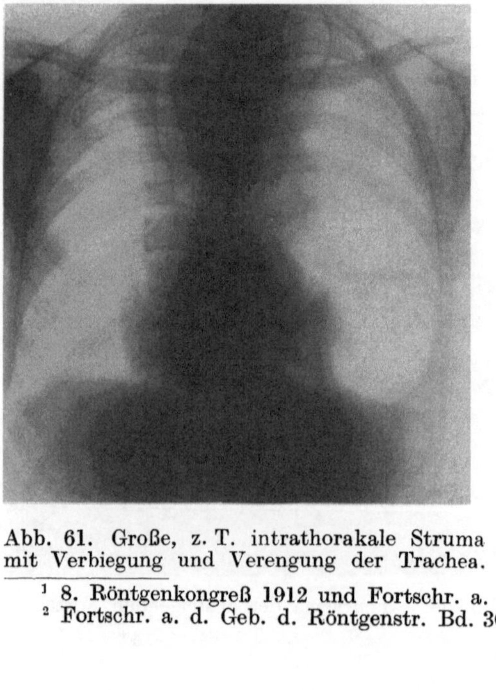

Abb. 61. Große, z. T. intrathorakale Struma mit Verbiegung und Verengung der Trachea.

[1] 8. Röntgenkongreß 1912 und Fortschr. a. d. Geb. d. Röntgenstr. Bd. 34, H. 6.
[2] Fortschr. a. d. Geb. d. Röntgenstr. Bd. 30, H. 5/6 und 14. Röntgenkongreß 1923.

6. Röntgenuntersuchung der Lunge.

Allgemeines.

Die Erkrankungen der Lunge und des Brustfells bilden entschieden das ausgedehnteste und dankbarste Gebiet für die Untersuchung mit Röntgenstrahlen. Die günstigen physikalischen Verhältnisse am Thorax, die geringe Absorption des normalen Lungengewebes im Vergleich zu den anderen im Thoraxraum suspendierten Organen, das Fehlen größerer Sekundärstrahlen erzeugender Massen, ermöglichen wie an keiner anderen Körpergegend eine feine Unterscheidung der verschiedenen Gewebsarten und die Aufdeckung geringfügiger pathologischer Veränderungen. Das gegebene Hilfsmittel hierzu ist die röntgenographische Aufnahme, auf der die oft winzigen krankhaften

Bildungen und die feinen Dichtigkeitsunterschiede erst voll zur Darstellung kommen und in Ruhe studiert werden können. Wie schon erwähnt, lassen wir aber in allen Fällen eine orientierende Durchleuchtung vorangehen, schon um etwaige anormale Bewegungsvorgänge beim Atmen, Husten usw. zu erkunden. Zum Beispiel ist eines der Frühsymptome der Lungenspitzentuberkulose das sog. WILLIAMSsche Phänomen, ein Zurückbleiben der betreffenden Zwerchfellhälfte bei der Atmung, wenn eine beginnende Erkrankung der gleichseitigen Spitze vorliegt. Diese selbst kann noch ganz unverändert erscheinen. Das Phänomen ist allerdings unserer Erfahrung nach recht selten. Als Ursache wird vermutet, wenn auch bisher selten nachgewiesen, eine Druckschädigung des N. phrenicus durch

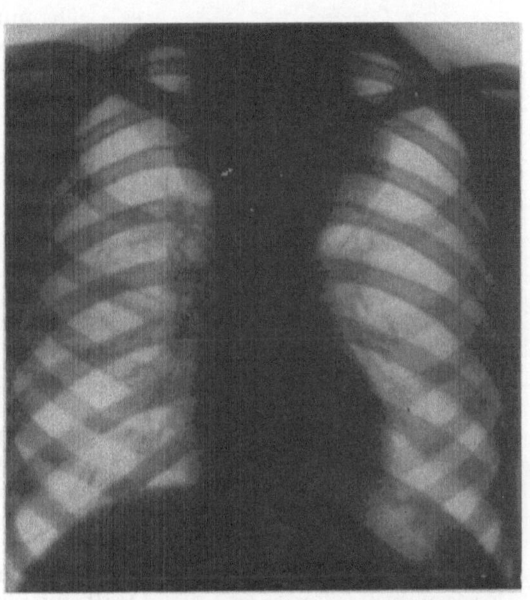

Abb. 62. Mediastinaltumor (Lymphosarkom).

angelagerte tuberkulös veränderte Drüsen. KREUZFUCHS[1] hat vor längerer Zeit darauf aufmerksam gemacht, daß die normalen Lungenspitzen bei Hustenstößen sich blitzartig aufhellen, offenbar durch die in die gewöhnlich nur wenig gefüllten Spitzen hineingetriebene Luft. Diese Erscheinung bleibt bei beginnender Erkrankung einer Spitze aus, noch bevor sich ein deutlicher Schatten durch Infiltration oder Tuberkelknötchen darin findet

Eine orientierende Durchleuchtung des Brustkorbes sollte also nie unterlassen werden; sie ist außerdem notwendig, um die für die nachfolgende Aufnahme günstigste Strahlenrichtung zu finden. Denn wir dürfen bei der Betrachtung auch des besten Röntgenogramms nicht vergessen, daß dasselbe im wesentlichen nur die plattennahen Lungenteile mit den darin enthaltenen, evtl. pathologischen Schatten wiedergibt; es muß deshalb gelegentlich zur Darstellung von Veränderungen, die nahe der hinteren Brustwand gelegen sind (wie GRÄFF und KÜPFERLE nachgewiesen haben, gilt das z. B. für die meisten Kavernen tuberkulöser Genese in den oberen Lungenteilen), die ventrodorsale Strahlenrichtung

---

[1] Münch. med. Wochenschr. 1912. Nr. 2.

platzgreifen. Für gewöhnlich verdient allerdings die dorsoventrale Strahlenrichtung wegen der geringeren Größe des Herzschattens und des geringeren Hervortretens der hinteren Rippenanteile den Vorzug. Die vorderen Rippenanteile stören wenig, da sie an sich schwächer sind; ihr knorpeliger Ansatz am Brustbein ist gewöhnlich überhaupt nicht sichtbar. Bei älteren Patienten, Männern vor allem, kann allerdings die fleckweise bzw. scheidenförmige Verkalkung der Rippenknorpel intrapulmonale Herdschatten vortäuschen. Durch Drehbewegungen und Verschiebung der Röhre läßt sich eine solche Täuschung bei der Durchleuchtung unbedingt vermeiden. Einer der Vorzüge des Durchleuchtungsverfahrens ist ja überhaupt seine große Beweglichkeit, die man denn auch in vollstem Maße ausnützt, wo es sich um die Darstellung räumlicher Beziehungen innerhalb des Brustkorbs, Lokalisation von Herden u. dgl. handelt. HOLZKNECHT [1] hat zuerst darauf hingewiesen, daß man aus dem Richtungssinne der Bewegung, die ein intrapulmonaler Schatten ausführt, wenn man den Untersuchten nach rechts oder links dreht, ohne weiteres erschließen kann, ob der betreffende Schatten vor oder hinter der durch den Brustkorb gelegten mittleren Frontalebene, oder mit anderen Worten näher der vorderen oder hinteren Brustwand gelegen ist. Im ersteren Falle bewegt sich nämlich der Schatten gleichsinnig, im anderen entgegengesetzt der vom Körper ausgeführten Drehung.

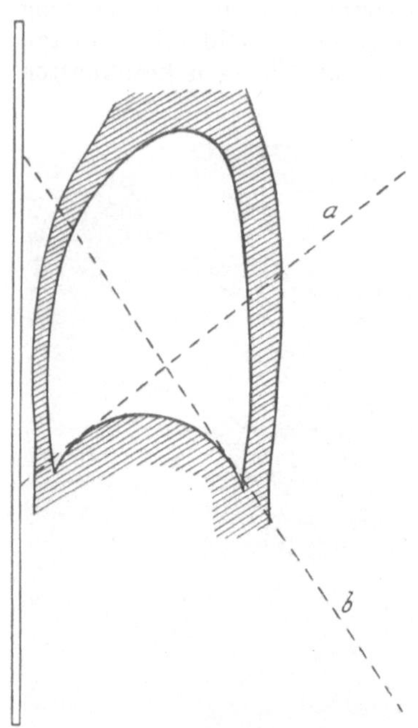

Abb. 63.
Projektionsrichtungen (dorsoventral) zur Darstellung a des vorderen, b des hinteren Komplementärraumes.

Neigen des Oberkörpers nach vorn und hinten, oder, was gleichbedeutend ist, Verschiebung der Röntgenröhre nach unten und oben, bringt Partien zur Darstellung, die der gewöhnlichen Betrachtung in aufrechter Haltung verborgen bleiben, so den hinter der Clavicula gelegenen Spitzenanteil, den vorderen oder hinteren Komplementärraum (Abb. 63). Endlich macht man von einer seitlichen Neigung des Oberkörpers oder auch Lagerung auf die betreffende Seite Gebrauch, wenn es sich um die Erkennung einer freien Flüssigkeitsansammlung handelt, wobei sich das charakteristische horizontale Niveau jedesmal rasch wiederherstellt. Durchleuchtung in liegender Stellung kommt sonst nur für besonders hinfällige Kranke in Frage.

Wir studieren bei der orientierenden Durchleuchtung zunächst den Bau des knöchernen Thorax, seine Symmetrie, Abweichungen der Wirbelsäule, die Stellung und Anzahl der Rippen usw., achten auf die gleichmäßige Helligkeit beider Lungenfelder, evtl. deren Aufhellung bei Hustenstößen, und konstatieren schon hierbei das Fehlen oder Vorhandensein auffälliger Schattenbildungen und die Ausbildung der stets sichtbaren Lungenwurzeln. Ganz besonders wichtig ist eine subtile Beobachtung der Bewegungsvorgänge des Zwerchfells, dessen Umriß sich in der Bewegung viel deutlicher darstellt als auf den meist in tiefster Inspirationsstellung gewonnenen Aufnahmen.

---

[1] Röntgendiagnostik der Brusteingeweide. Hamburg 1901.

Andererseits ist die photographische Aufnahme der Lunge, wie gesagt, unerläßlich zur Deutung feinerer Strukturdetails. Zur unbedingten Notwendigkeit wird sie in den häufigen Fällen, wo es sich um die Feststellung bzw. den Ausschluß einer beginnenden Tuberkulose handelt. Der Durchleuchtungsbefund bleibt hier trotz aller darauf verwendeten Mühe oft zweifelhaft oder negativ, wo die nachfolgende Aufnahme doch noch kleinste Herdschatten oder dergleichen nachweist. Da die Lungentuberkulose nach gangbarer Ansicht sich zuerst, wenigstens beim Erwachsenen, in den Spitzen manifestiert, wurde

auf deren eingehende Untersuchung von Anfang an viel Sorgfalt verwendet. Die beste Methode der photographischen Darstellung der beiden Spitzenfelder ist die von ALBERS-SCHÖNBERG angegebene ventrodorsale Aufnahme im Liegen mit etwas erhöhtem Oberkörper, senkrecht auf das Jugulum einfallendem Zentralstrahl und nach vorn gedrehten Schultern. Die Spitzenfelder erscheinen projektivisch vergrößert, die Zwischenrippenräume breit und hell. Es ist eingeworfen worden, daß durch diese Art der Projektion ein Bezirk in den Abbildungsbereich tritt, der, weil in Wirklichkeit unterhalb des Schlüsselbeins gelegen, streng genommen nicht mehr dem Spitzenbereich angehört. Doch spielt dies für die Diagnostik deshalb keine Rolle, weil in klinisch-ätiologischer Beziehung das „Spitzenfeld"

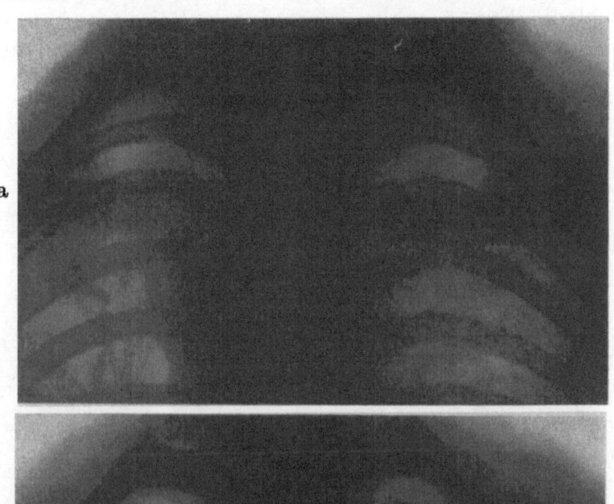
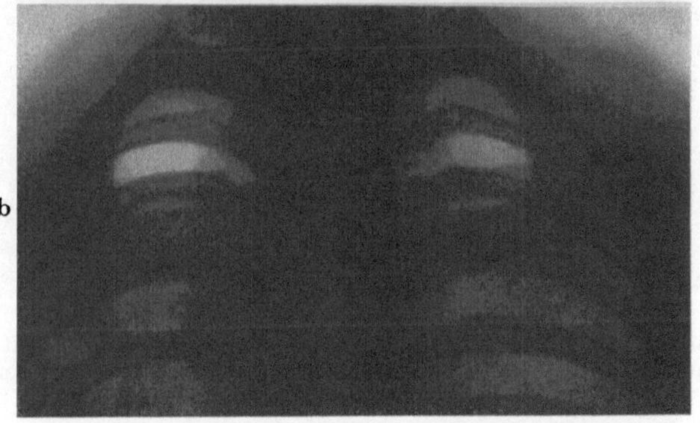

Abb. 64. Wirkung der Kompression bei der Darstellung der Lungenspitzen. a Aufnahme ohne, b desgl. mit Kompression beider Spitzen (zweizeitig abwechselnd).

durchaus keine abgeschlossene Einheit darstellt und die „subapikalen" Partien ebenfalls eine, nach Ansicht Einiger sogar sehr bedeutende Rolle bei der beginnenden tuberkulösen Erkrankung spielen.

Die Vorteile der ALBERS-SCHÖNBERGschen Spitzeneinstellung wurden mit Erfolg auch für die im Stehen ausgeführte Schirmdurchleuchtung nutzbar gemacht. Der erste diesbezügliche Vorschlag wurde von SAHATSCHIEF[1] gemacht. Man läßt den Untersuchten, den man bei tiefem Röhrenstand vom Rücken her betrachtet, den Oberkörper ziemlich stark vorbeugen, während der Kopf zurückgebogen gehalten wird.

Sicher ist, daß sich durch eine bis ins Feinste ausgebildete Durchleuchtungstechnik, wobei besonders auch auf gute Abblendung und weiche Strahlenqualität zu achten ist, die Zahl der negativen Durchleuchtungsbefunde bei

---

[1] Fortschr. a. d. Geb. d. Röntgenstr. Bd. 26, S. 197.

positiver Röntgenplatte bedeutend einschränken läßt. Häufig kommt man aber über einen zweifelhaften Befund nicht hinaus, weil gerade in der Spitzengegend eine Fülle von akzidentellen Oberflächengebilden das Durchleuchtungsbild erheblich trüben. P. KRAUSE [1] hat seiner Zeit diese Fehlerquellen übersichtlich zusammengestellt. Ich nenne hier nur: Fettanhäufung in den Supraclaviculargruben, Drüsenpakete, Strumen jeden Grades, ein- oder doppelseitig stark ausgebildete Muskulatur. Störend wirkt besonders bei älteren mageren Personen der senkrecht über die inneren $^2/_3$ des Spitzenfeldes hinwegziehende, außen leicht konkave Schatten des Sternocleidomastoideus und der Scaleni. FRIK [2] schlug vor, durch Beiseiteziehen derselben mit dem hakenförmig gekrümmten Zeigefinger das Spitzenfeld zum Teil freizulegen; uns ist

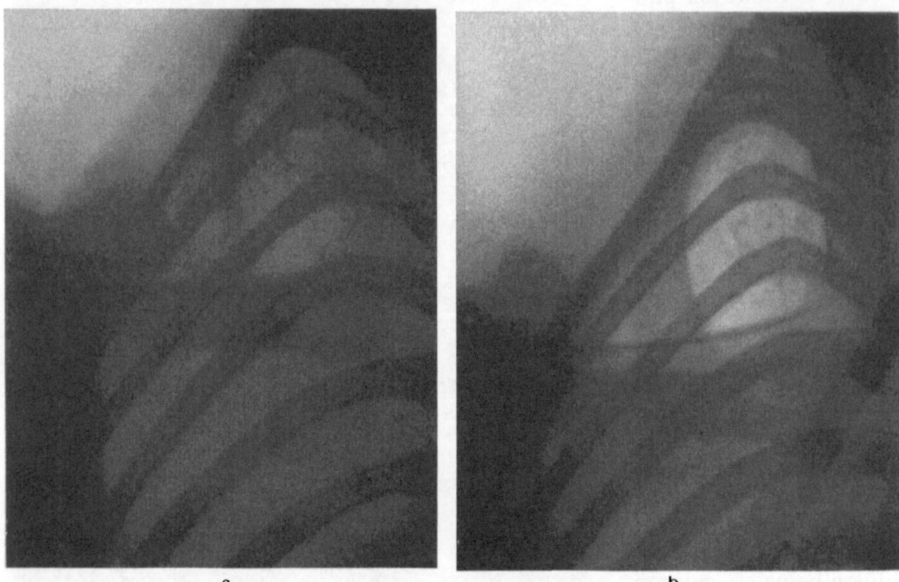

a   b

Abb. 65. Rechtsseitige Lungenspitzenaffektion, a ohne, b mit Löffelkompression der Lungenspitze. In a ist nur ein älterer, teilweise verkalkter Herd erkennbar, b zeigt daneben eine Anzahl frischer Herde.

dies nur selten in befriedigender Weise gelungen. Eine bedeutende Aufhellung und Verdeutlichung des Spitzenbildes läßt sich dagegen durch Kompression der das Spitzenfeld bedeckenden Weichteile erreichen, analog dem Vorgehen an anderen Körperteilen. Verf. hat hierzu ein der anatomischen Form der betreffenden Gegend angepaßtes löffelähnliches Instrument aus Weichholz angegeben, das selbst weiche Röntgenstrahlen fast ungeschwächt durchläßt, und das Verfahren eingehend in zwei Veröffentlichungen [3] beschrieben. Mit Vorteil übt man die Spitzenkompression nicht nur bei Durchleuchtungen, sondern auch zur Verbesserung der üblichen Lungenspitzenaufnahme aus. Sie bewirkt auch hier ein besseres Hervortreten pathologischer Schatten insbesondere dadurch, daß durch die Kompression die normale Zeichnung der baumförmig verzweigten Blutgefäße in den Spitzen völlig unterdrückt wird; etwaige restierende Schatten sind dann als sicher pathologisch anzusehen,

---

[1] 4. Röntgenkongreß 1908 und GROEDELs Grundriß. 1. Aufl. S. 79.
[2] Klin. Wochenschr. 1922. Nr. 39.
[3] Fortschr. a. d. Geb. d. Röntgenstr. Bd. 30, H. 3/4 und 14. Röntgenkongreß 1923.

(s. Abb. 64). Ein Beispiel der Leistungsfähigkeit des Verfahrens gegenüber der gewöhnlichen Art der Aufnahme bietet Abb. 65a und b. Es handelte sich bei dem jungen Patienten, welcher an einer linksseitigen manifesten Tuberkulose mit Zerfallshöhlen litt, um die Frage der Anlegung eines künstlichen Pneumothorax. Vorbedingung für diese Art der Behandlung wäre allerdings das Freisein der anderen Lunge gewesen. Die übliche Lungenspitzenaufnahme zeigte rechts lediglich einen etwa erbsengroßen, alten, größtenteils verkalkten Herd von hakenförmiger Gestalt (Abb. 65 a). Erst durch eine Kompressionsaufnahme der gleichen Spitze unter unveränderten Aufnahmebedingungen (Abb. 65 b) gelang es, neben dem deutlich sichtbaren alten Herde eine Gruppe kleinerer, sehr weicher, offenbar frischer Herdschatten nachzuweisen, worauf in diesem Falle die Indikation zur Pneumothoraxbehandlung dahinfiel.

Wie oben schon angedeutet, schätzen nun moderne Autoren das Spitzengebiet nicht mehr ausschließlich so hoch ein; man bemüht sich auch bei der Frühdiagnose der Tuberkulose das Augenmerk mehr als bisher auf das subapikale Gebiet zu lenken. Hierzu wie für alle sonstigen Aufgaben der Lungenröntgenologie benötigen wir Übersichtsbilder des gesamten Thoraxinhalts, welche nach der üblichen Art in meist dorsoventraler Richtung im Stehen (nur bei kleinen Kindern in Bauchlage, Röhre über dem Rücken), und zwar bei Atemstillstand in tiefer Inspirationsstellung hergestellt werden. Der Zentralstrahl wird gewöhnlich auf den 6. Brustwirbeldorn gerichtet, die Entfernung von der Röhre beträgt 60—70 cm. Daß für die Darstellung der geringen Dichtigkeitsdifferenzen, die in Frage kommen, ein weiches Strahlengemisch verwendet wird, wurde schon mehrfach betont. Wichtig ist bei Lungenaufnahmen noch eine scharfzeichnende Röhre, d. h. eine solche mit möglichst kleinem Brennfleck. Nur ein solcher vermag feinste Strukturdetails ohne störende Überlagerung durch Halbschatten wiederzugeben. Diese Forderung ist wegen der hohen Belastung, der die Röhren bei Lungenaufnahmen ausgesetzt sind, schwer erfüllbar. Am besten eignet sich unserer Erfahrung nach die „Media"-Röhre der Firma Müller, deren nach der geistvollen Idee von Professor GOETZE konstruierte Antikathode einen schmalen strichförmigen statt runden Brennfleck trägt. Derselbe hat den Vorteil größter Belastungsfähigkeit und wirkt trotzdem punktförmig, weil die Antikathode in der Richtung des Zentralstrahls so geneigt ist, daß er in dieser Ansicht perspektivisch verkürzt erscheint.

Zu einer schärferen Erfassung der Strukturdetails trägt auch eine neuere Aufnahmetechnik bei, die unter der Bezeichnung „Fernaufnahme" bisher nur zur Darstellung des Herzens benützt, neuerdings aber auch für Lungenaufnahmen bevorzugt wird. Sie ergibt bei einer Aufnahmedistanz von $1^{1}/_{2}$ bis 2 m mit nur wenig härterer (mittelharter) Strahlung hervorragend scharf gezeichnete Bilder. Vorbedingung hierzu ist allerdings die Verwendung doppelseitig begossener Röntgenfilme, welche mit zwei Verstärkungsfolien belegt nur $^{1}/_{4}$ der Belichtung benötigen, die bisher für gewöhnliche Röntgenplatten mit einer Verstärkungsfolie gebraucht wurde. Denn die große Entfernung bedingt einen im Quadratverhältnis größeren Lichtverlust; durch die Erhöhung der Strahlenhärte kann dieser nur teilweise ausgeglichen werden. Die Kontrastabstufung auf solchen „Hartstrahlaufnahmen" ist mitunter etwas weniger gut, trotzdem ist ihre diagnostische Ausbeute außerordentlich gut. Der Physiker GOLDBERG [1] hat in überzeugender Weise dargetan, daß das menschliche Auge zwei nur wenig voneinander abweichende Dichtigkeitsstufen um so besser unterscheidet, je schärfer deren gegenseitige Abgrenzung ist. Eine schärfere Strukturzeichnung kann also vikariierend eintreten für eine Verringerung des Kontrastes. Ideal wäre freilich die Durchführung des Prinzips der Fernaufnahme mit weicher

---

[1] Der Aufbau des photographischen Bildes. Halle 1905.

Strahlenqualität (CHANTRAINE [1]), doch würde die hierzu nötige Belichtungszeit bzw. Röhrenbelastung die Widerstandsfähigkeit unserer heutigen Röntgenröhren noch zu sehr überschreiten. Hochbelastbare Röhren mit dem erforderlichen scharfen Brennfleck zu schaffen, ist deshalb das Bestreben der Röhrenhersteller geblieben, während die zur Verfügung stehende Hochspannungsapparatur bereits jetzt imstande ist, die dazu nötige hohe Stromstärke ohne Absinken der Spannung zu liefern.

Die „Fernaufnahme" hat außer dem Vorteil der scharfen Zeichnung und größenrichtigen Wiedergabe (s. o. S. 28) noch den, daß auch ein breiter Thorax auf dem gewöhnlich gebrauchten Plattenformat 30×40 cm vollständig abgebildet wird, was bei der Nahaufnahme infolge der projektivischen Vergrößerung oftmals Schwierigkeiten bereitet. Etwas schwieriger als bei der letzteren gestaltet sich die richtige Einstellung auf große Entfernung. Einige kleine Hilfsmittel, die diese Arbeit erleichtern und sich uns in den letzten zwei Jahren sehr bewährten, seien deshalb hier in Abb. 66 wiedergegeben.

Der Untersuchte steht symmetrisch vor einem Wandkassettenhalter, welcher seinerseits symmetrisch (Marken!) über dem Ende einer in den Fußboden eingelassenen Messingschiene (a) von 2 m Länge steht. Über dem anderen Ende dieser Schiene wird mittels eines am Kathodenhals der Röhre befestigten Senklots (b) der Röhrenfokus zentriert, und damit die Entfernung und gleichzeitig die Seitenrichtung festgelegt. Die richtige Höhen-

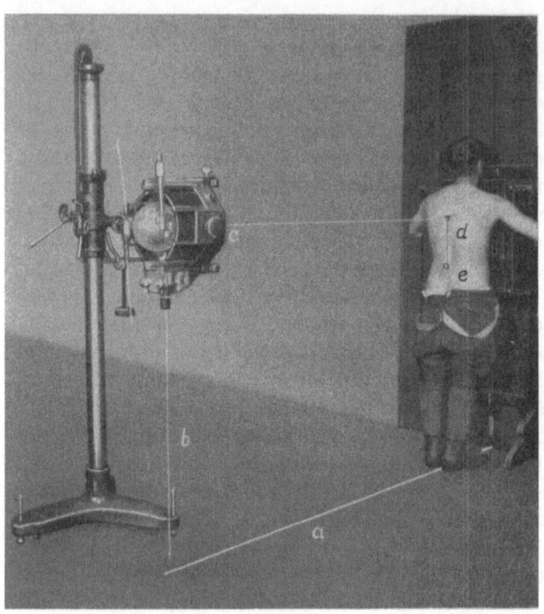

Abb. 66. Zentriervorrichtung für Fernaufnahmen.
a Messingschiene, b Senklot, c Aluminiumfilter,
d Ring, e Bleikugel, welche die Schnur c—d
gespannt erhält.

einstellung geschieht dann folgendermaßen: c ist ein 0,5 mm dickes Aluminiumfilter, welches in den dazu vorgesehenen Falz am Röhrenkästchen eingeschoben und durch eine Sperrklinke festgehalten wird. Von seinem durchbohrten Mittelpunkt geht eine weiße Schnur, welche den Zentralstrahl markiert und am freien Ende eine Bleikugel (e) trägt, durch einen Ring aus Holz oder Bein (d), welcher mittels einer kleinen Zelluloidplatte und Leukoplast auf dem 6. Brustwirbeldorn des Untersuchten befestigt ist. — Durch Heben bzw. Senken des Röhrenkästchens wird nun der Fokus in gleiche Höhe mit dem Dornfortsatz gebracht, indem man kontrolliert, ob die (infolge des Bleigewichts stets straff gespannte) Schnur c—d der in den Boden eingelassenen Schiene parallel läuft. Nötigenfalls läßt sich dies sowie eine etwaige Abweichung in der Seitenrichtung durch ein auf der Schnur verschiebbares Senklot von einstellbarer Länge nachprüfen. — Eine

[1] Fortschr. a. d. Geb. d. Röntgenstr. Bd. 33, H. 5.

so genaue Einstellung der Lungenübersichtsaufnahmen ist besonders dann
erforderlich, wenn es sich um einen Vergleich mehrerer Aufnahmen untereinander handelt. Verschiedenheiten in der Einstellung können hier jeden
Vergleich illusorisch machen, indem sie zu den durch die sonstige Ungleichheit
der Technik verursachten Schwierigkeiten neue, vermeidbare hinzufügen.
Inwieweit die erwähnten anderen Ungleichheiten, bestehend in der verschieden
langen Belichtung, verschiedenen Strahlenhärte usw. ausschaltbar sind, hat
LIEBERMEISTER [1], später Verfasser [2] anderen Orts auseinandergesetzt. Im allgemeinen kommt ein geschulter Röntgenograph ohne besondere Hilfsmittel
zu einem richtigen Urteil über die technische Qualität der zu vergleichenden
Aufnahmen. Man muß sich bei jeder vergleichenden Betrachtung darüber
Rechenschaft geben, daß harte und weiche Strahlen unter Umständen von einem
und demselben Krankheitsfall Bilder liefern, die einander überhaupt nicht mehr
ähneln; durch eine geringe Unschärfe können außerdem feine Stränge und
Flecken über Gebühr verbreitert werden, andere verschwinden, u. dgl. mehr.

7. Lungentuberkulose.

Über die Frühdiagnose der Lungentuberkulose wurde das Nötige bereits
bei der technischen Besprechung der Lungenuntersuchung gesagt. Spätere,
fortgeschrittene Stadien erfordern keinen besonderen Aufwand an Technik;
sie fallen schon bei der Schirmdurchleuchtung durch die meist charakteristisch,
nämlich in den oberen Lungenpartien lokalisierte Herdschattenbildung
auf, die freilich häufig genug durch infiltrative Prozesse, welche größere Flächen
gleichmäßig verschatten, oder durch Schrumpfung, lokales Emphysem oder
ähnliches verdeckt wird. Solche Prozesse entgehen wohl auch kaum ganz der
klinischen Beobachtung. Nur freilich wirft das Röntgenbild meist überraschend
Licht auf die Ausdehnung des Prozesses, die gewöhnlich viel größer ist, als
man nach den Ergebnissen der Perkussion und Auscultation annehmen kann.
Prozesse innerhalb oder in der Umgebung der Lungenwurzeln bleiben der
gewöhnlichen Untersuchung häufig verborgen, während sie im Röntgenbild fast
stets sehr deutlich erscheinen.

Der Zustand der Hilusdrüsen ist in dieser Gegend das wichtigste Merkmal,
auf das zu achten ist. Man kann ihre Schatten eigentlich nur dann unterscheiden,
wenn sie pathologisch verändert sind. Der geringste Grad von Schattenbildung
findet sich bei der sog. „markigen Schwellung", stärkere Grade bei der bindegewebigen Induration, sehr dichte Schatten, die metallischen Fremdkörpern
ähneln, bei Verkalkung. Tuberkulöser Käse gibt, weil kalkhaltig, ebenfalls
dichte Schatten. Im allgemeinen deutet jedoch die stärkere Schattendichte
auf einen alten, evtl. bereits abgelaufenen Prozeß, während lichte, „weiche",
vielleicht mehr minder konfluierende Schatten auf einen aktiven Prozeß
schließen lassen (s. Abb. 78).

Der Hilusschatten besteht aber nicht bloß aus Drüsen, sondern er zeigt,
besonders in der Peripherie, eine baumförmige oder besenreiserartige Zeichnung,
die sich (s. Abb. 31) in verschiedener Ausdehnung nach oben, nach unten und
seitlich erstreckt. Ist z. B. die gleichseitige Spitze tuberkulös erkrankt, so
pflegen mehr oder weniger zarte Stränge vom Hilus an der Wirbelsäule entlang
nach der Spitze zu ziehen. Wir nennen sie „Hilusspitzenbahn" (s. Abb. 67).
RIEDER [3] und STÜRTZ [4] sprachen von „Perilymphangitis tuberculosa", von der

---

[1] Dtsch. med. Wochenschr. 1921. Nr. 38.
[2] Dtsch. med. Wochenschr. 1922. Nr. 22.
[3] Dtsch. Arch. f. klin. Med. Bd. 95.
[4] 4. Versamml. d. Tuberkuloseärzte. Berlin 1907.

Ansicht ausgehend, daß diese Stränge verdickten oder mit Tuberkelknötchen besetzten Wandungen der emporziehenden Lymphgefäße entsprächen. Ihren Anschauungen wurde später von GRÄFF und KÜPFERLE [1] sowie von STÄHELIN [2] energisch widersprochen. Doch haben u. a. GERHARTZ sowie STRAUB und OTTEN [3] zur Genüge Fälle angeführt, in denen sowohl klinisch als röntgenologisch als Ausgangspunkt der Phthise bei Erwachsenen der Hilus angesehen werden mußte. Ähnliche Bilder sind auch uns nicht fremd (s. Abb. 68). Es handelt sich dann um eine ziemlich dichte Konglomeratschattenbildung, ein- oder doppelseitig, im Anschluß an den Hilus ins Lungenfeld ausgreifend, bei freien Spitzenfeldern. Von der Peripherie des Hilus aus gehen besenreisartige,

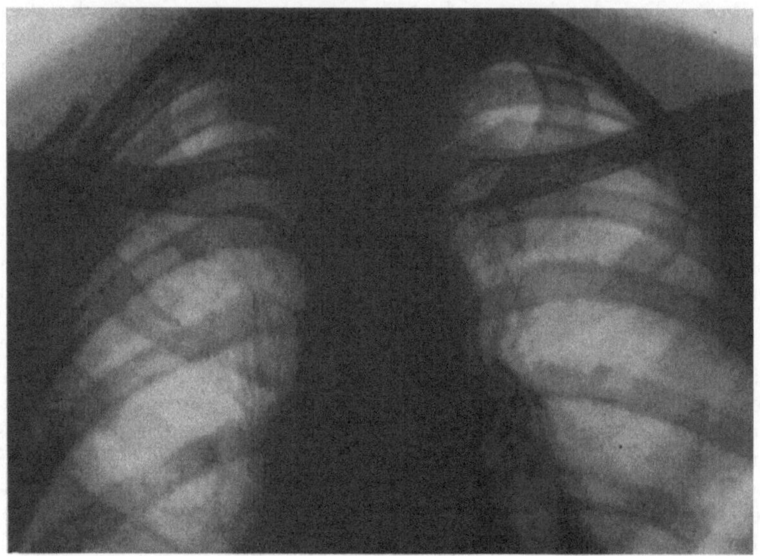

Abb. 67. Verdichtete „Hilusspitzenbahnen".

oft verästelte Schattenstreifen meist nach dem Schlüsselbein. Solche Stränge mögen Ausdruck einer „Peribronchitis tuberculosa" sein, die sich teils als unregelmäßige, von Knötchen unterbrochene, teils als mehr gleichmäßige baumförmig verästelte Zeichnung darstellt. Eine verstärkte Zeichnung des Bronchialbaumes finden wir aber oft auch bei chronischer Bronchitis, wie z. B. in Begleitung eines Altersemphysems, hier noch durch den vermehrten Luftgehalt des umgebenden Lungengewebes besonders hervortretend, aber auch vorübergehend nach Grippe und Bronchopneumonie, bei Kindern nach Keuchhusten.

Es ist ein berühmt gewordener Streit darum entbrannt, welches eigentlich das anatomische Substrat des normalen Hilusschattens ist. Einige Röntgenologen, so KÜPFERLE, DE LA CAMP, MÜHLMANN, nahmen an, daß der Bronchialbaum als solcher neben den Gefäßen diese Schattenzeichnung ergebe. Andere bedeutende Forscher, neuerdings besonders ASSMANN, verneinen dies und schieben die Schattenbildung einzig und allein auf die Lungengefäße, die sich ja eng an die Bronchien anschließen. Ihnen scheint recht zu geben, daß man z. B. bei kardialen Stauungszuständen in sonst gesunden Lungen eine bis ins einzelne

---

[1] Beitr. z. Klin. d. Tuberkul. Bd. 44, H. 3/4.
[2] Jahreskurse f. ärztl. Fortbild. Bd. 2. 1918.
[3] Beitr. z. Klin. d. Tuberkul. Bd. 24. H. 3.

deutliche Zeichnung bis weit in die Peripherie hinein sieht, die nach Behebung der Stauung verschwindet. Einen lehrreichen derartigen Fall hat A. FÖRSTER [1] aus der Würzburger medizinischen Klinik veröffentlicht.

Für uns ist wichtig, festzuhalten, daß nicht jede „verstärkte Hiluszeichnung" tuberkulöser Natur ist. Als einzige nachweisbare Veränderung genügt sie jedenfalls nicht, um den Verdacht auf Tuberkulose zu erhärten. Bei manifester Tuberkulose finden sich ja auch meist außerdem noch Veränderungen in der Lungensubstanz selbst, außerhalb des Hilus; diese können nun ein sehr verschiedenes Aussehen haben, und um sich darin zurechtzufinden, scheint es am zweckmäßigsten, einer der von verschiedenen Seiten vorgeschlagenen Einteilungen der Lungentuberkulose zu folgen. Diejenige von FRÄNKEL-ALBRECHT ist die einzige, die vom rein morphologisch-anatomischen Gesichtspunkte ausgeht, wie er für die Röntgenbetrachtung zunächst noch ausschließlich in Frage kommt. FRÄNKEL und ALBRECHT unterscheiden drei Hauptgruppen der Lungentuberkulose:

1. Die cirrhotische Form; man sieht hier in der Hauptsache strangförmige, meist ziemlich dichte Schatten, denen fibröses Bindegewebe zugrundeliegt. Da kompakte pathologische Bindegewebsmassen stets zur Schrumpfung neigen, so sind meist auch auf dem Röntgenbilde Schrumpfungserscheinungen zu sehen: Enger Stand der Rippen, Einziehung des Thorax auf einer Seite, Verziehungen des Herzens oder anderer Teile des

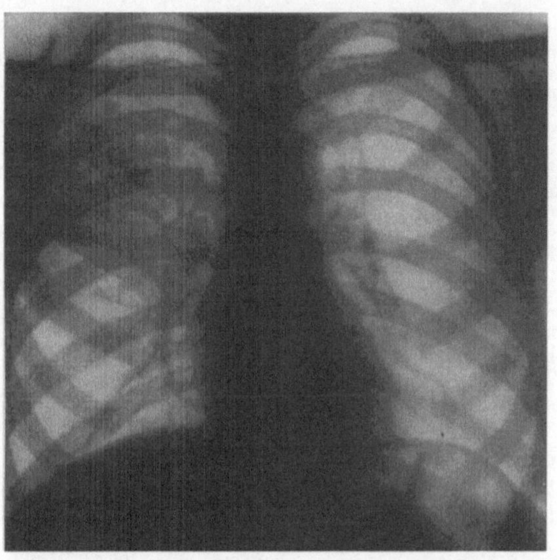

Abb. 68. Rechtsseitige, vom Hilus ausgehende Oberlappenphthise; nodös, lateral konfluierend, mit einer Aufhellung (Kaverne?). Lappengrenze durch gleichzeitige interlobäre Pleuritis scharf markiert.

Mittelfeldes (Abb. 69), pleuritische Zacken am Zwerchfell usw., wie sie Abb. 103 darstellt. Durch Schrumpfung einer Lungenspitze kann u. a. die Trachea winklig abgeknickt und nach der kranken Seite verlagert werden; in solchen Fällen führt das bei der physikalischen Untersuchung der betreffenden Spitze auftretende „Bronchialatmen" in der Regel zu der fälschlichen Annahme einer Infiltration, also eines exsudativen (s. u.) Prozesses (K. KRAUSE [2]). Diese Form der Tuberkulose mit reichlicher Neigung zur Vernarbung und Schrumpfung charakterisiert sich in prognostischer Hinsicht als die günstigste, zur Ausheilung führende, wenn auch dabei Deformitäten des Brustkorbs entstehen und große Teile der Lunge für die Atmung ausfallen. Freilich kann auch von einem solchen Prozeß durch Hinzutreten äußerer Schädlichkeiten eine bösartige Allgemeinerkrankung ausgehen, gewissermaßen neu aufflackern.

2. Die knotige, „nodöse" Form. Sie zeigt im Röntgenbild (Abb. 70—72) kleine bis mittelgroße Flecken verschiedener Dichte. Die weniger dichten, unscharf begrenzten, wie wir sagen „weichen" Schatten entsprechen frischeren

---

[1] Fortschr. a. d. Geb. d. Röntgenstr. Bd. 27, H. 4.
[2] Beitr. z. Klin. d. Tuberkul. Bd. 56, H. 1.

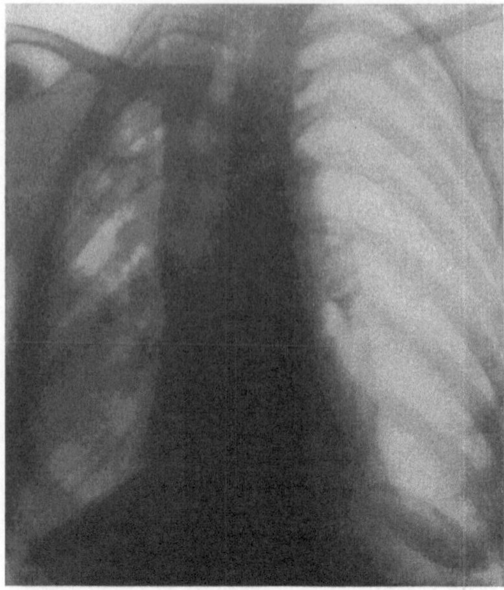

Abb. 69. Lungentuberkulose, cirrhotische Form mit starker Schrumpfung der rechten Thoraxhälfte und Verziehung des Mittelschattens der Trachea usw. nach rechts. Links vikariierendes Emphysem.

Herden, die noch Neigung zur Weiterverbreitung haben. Die dichteren, scharfbegrenzten dagegen sind bindegewebig verhärtet oder bereits verkalkt, also inaktiv und verhältnismäßig harmlos. Ganz bösartig ist die zu allermeist tödlich ausgehende Miliartuberkulose, die kleinste, ineinanderfließende Knötchen in großer Menge zeigt, die bei der Schirmdurchleuchtung als fast gleichmäßige Verschattung der ganzen Lunge erscheinen. Sie unterscheidet sich, da durch eine Aussaat auf dem Blutwege entstanden, von der gewöhnlichen, auf bronchogenem Wege entstandenen kleinknotigen Aussaat (Abb. 72) durch ihre noch gleichmäßigere Verteilung über die ganze Lunge. Die Erkennung einer solchen Massenansammlung tuberkulöser Knötchen bereitet im allgemeinen keine Schwierigkeiten. Zweifel entstehen gewöhnlich nur da, wo es sich um die Identifizierung einzelner

oder weniger runder Fleckchen in Hilusnähe handelt. Ein in der Strahlenrichtung liegender Blutgefäßquerschnitt oder eine Überkreuzung zweier Gefäße können die gleichen Bilder ergeben wie nodöse Herdschatten. Sicher pathologisch ist deshalb ein Schattenfleck nur dann, wenn er entweder in der Form (z. B. Kleeblattform) oder im Kaliber merklich von den in der betreffenden Gegend zu erwartenden Gefäßschatten abweicht. Stark verdichtete, kalkhaltige Herdschatten sind natürlich ohne weiteres zu differenzieren, aber auch von minderer klinischer Bedeutung.

3. Die käsig-pneumonische oder exsudative Form. Sie äußert sich klinisch in meist akut einsetzenden Entzündungsprozessen, die auf dem Röntgenbilde zu großen flächenhaften, aber nicht sehr dichten Verschattungen führen, ohne sich wie die echte akute oder croupöse Pneumonie streng an die Lappengrenzen

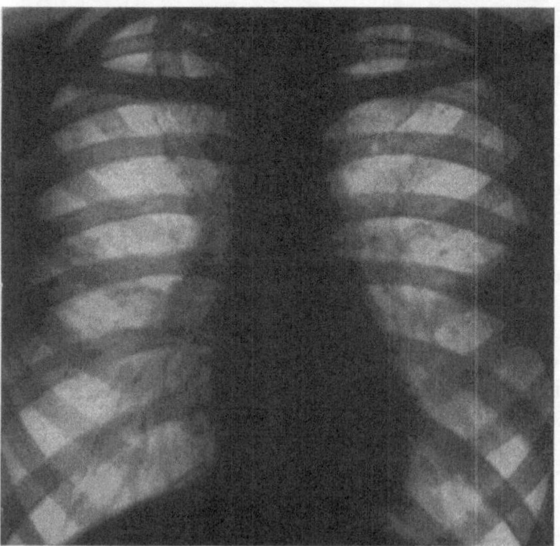

Abb. 70. Lungentuberkulose, nodöse Form. Knötchen in beiden Spitzen und im rechten Oberlappen. Rechter Hilus vergrößert; enthält zum Teil indurierte Drüsen.

zu halten (Abb. 73). Im übrigen ähnelt sie ihr im Röntgenbilde oft sehr. Kleinere, nach ASCHOFF „acinös-exsudative" bzw. „lobulär-käsige" Herde ähneln der nodösen Form FRÄNKEL-ALBRECHTs, zeigen nur weniger umschriebene Umrisse und Neigung zur Konfluenz (Abb. 74). Ihrer Verlaufsweise nach ist die exsudative Form sehr bösartig, denn sie führt vor allem zu den berüchtigten Einschmelzungen großer Lungenteile, die man als „Kavernen" bezeichnet (Abb. 75 und 76). Es sind runde oder ovale bis faustgroße Hohlräume, teils leer, d. h. mit Luft gefüllt, teils mit eitriger Flüssigkeit ganz oder teilweise angefüllt. In letzterem Falle erkennt man die Flüssigkeit deutlich an dem horizontalen Spiegel, der sich bei Lagewechsel immer wieder herstellt. Im allgemeinen wird eine Kaverne ihres Luftgehalts wegen

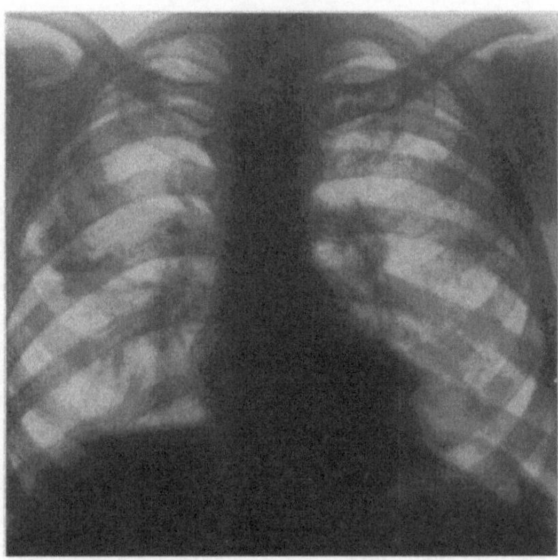

Abb. 71. Lungentuberkulose, nodöse Form. Kleine bis mittelgroße, mäßig umschriebene Herdschatten über das ganze linke Lungenfeld einschließlich der Spitze und den größten Teil des rechten Lungenfeldes verteilt. Hili grobknotig.

heller erscheinen als das umgebende Gewebe, welches meist mehr oder weniger infiltriert ist; aber das ist nicht das Wesentliche; charakteristisch ist vielmehr die scharfe Innenbegrenzung des Hohlraums, während die Wand nach außen oftmals unscharf in die Umgebung übergeht. Die Begrenzungslinie muß ganz oder wenigstens nahezu in sich geschlossen verlaufen, und zwar in verschiedenen Durchleuchtungsrichtungen. Man fällt sonst leicht Täuschungen durch fibröse Stränge in der Lunge, Rippenränder u. dgl. anheim. Das charakteristische Bild einer Kaverne wird ja bedingt durch die allseitig geschlossene, einer Absceßmembran ähnliche bindegewebige Kapsel. Nicht selten haben wir es mit mehrkammerigen, cystenähnlichen Hohlräumen zu tun, wodurch die Gestalt der Begrenzungslinie kompliziert wird. Der Sitz einer tuberkulösen Kaverne ist zumeist im hinteren Anteil des Oberlappens, dicht unterhalb des Schlüsselbeins, oder auch

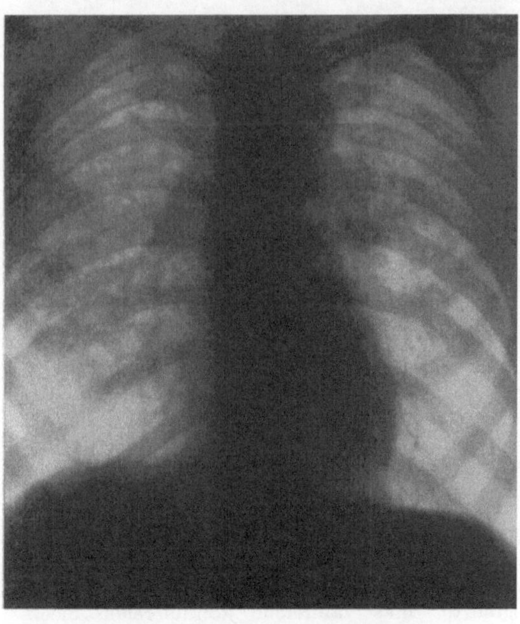

Abb. 72. Kleinknotig disseminierte, nodöse Lungentuberkulose. Derselbe Fall wie Abb. 184.

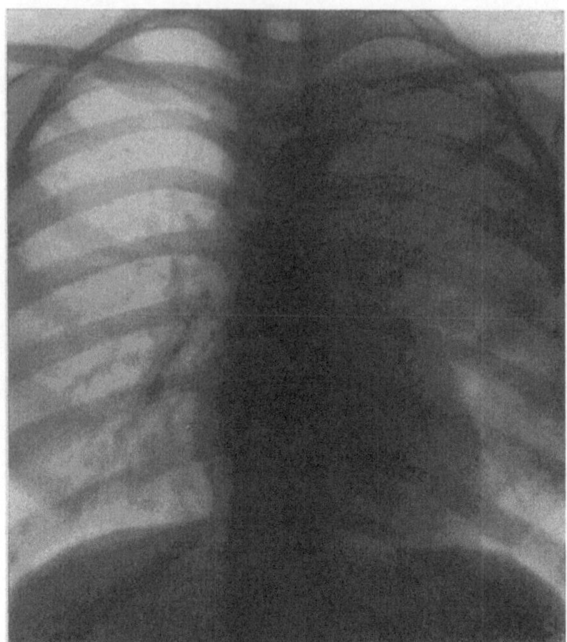

Abb. 73. Lungentuberkulose, pneumonische Form. Homogene Verschattung des linken Oberlappens, fleckige Trübung im Unterlappen.

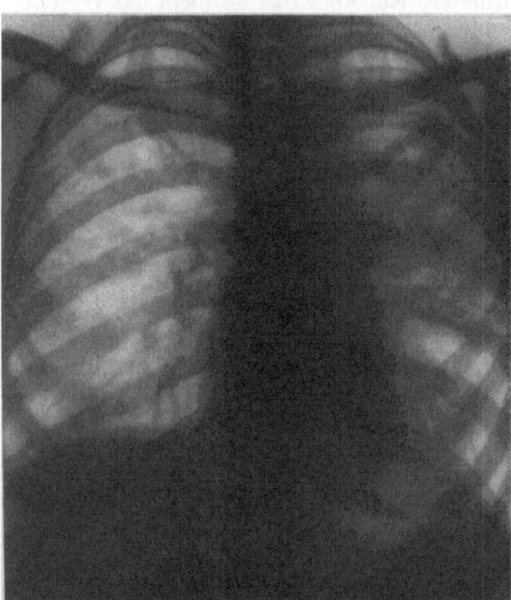

Abb. 74. Lungentuberkulose, exsudative Form. Rechts mehrere einzelnstehende grobe, unscharf begrenzte, links zahlreiche konfluierende Fleckschatten, dazwischen Aufhellungen (beginnende Einschmelzung).

¹ Beitr. z. Klin. d. Tuberkul. Bd. 60, H. 1.

in einer Spitze. Selten ist es einmal der Unterlappen, wie ja überhaupt die Tuberkulose die oberen Lungenabschnitte bevorzugt (s. a. GRÄFF und KÜPFERLE a. a. O.). Zur besseren Erkennung einer Kaverne empfiehlt es sich, sehr rasch nacheinander kleine Drehbewegungen mit dem Oberkörper des Untersuchten auszuführen; es ist dies ein Hilfsmittel, welches eine nahezu körperliche Vorstellung des fraglichen Gebildes im Brustraum hervorruft. Eine „Pseudokaverne" mit nicht allseitig geschlossenem Rand, vielleicht hervorgerufen durch ein paar gekrümmt verlaufende Strangschatten, ändert hierbei ihre Form so rasch, daß die Täuschung völlig verschwindet. Nicht selten ist man überrascht, echte Kavernen als einzige Lokalisation einer frischen Tuberkulose bei meist jüngeren Individuen zu finden, wobei auffälligerweise auch die nähere Umgebung der Kaverne kaum verändert erscheint. ASSMANN ¹ und andere haben auf die typische Lokalisation solcher Herde hingewiesen; sie befinden sich regelmäßig im infraclaviculären Teil des Oberlappens und zeichnen sich durch ihre Unbeständigkeit aus; aus einem anfänglichen Infiltrat (das aber auch restlos verschwinden kann) entwickelt sich durch rasche Einschmelzung eine Kaverne, die ihrerseits zur spontanen Schrumpfung neigt und nur eine strichförmige Narbe hinterläßt. Kommt es ausnahmsweise zu einer bronchogenen Aussaat, so sollen auch die dadurch entstandenen Herde in hohem Grade zur Rückbildung neigen. Dieser gutartige Verlauf führte einige

Forscher (WARNECKE [1] u. a.) zu der Vermutung, daß es sich in solchen Fällen um echte Reinfekte nach völlig abgeheilter Erstinfektion handele.

Hervorzuheben ist, daß nach den röntgenologischen Erfahrungen wohl der meisten Kliniker der klinische Nachweis der in so zahlreichen Fällen vorhandenen Höhlenbildungen in der Lunge, selbst bei großer Ausdehnung, bei weitem seltener geführt wird, als nach der in den Lehrbüchern niedergelegten reichen Symptomatologie derselben zu erwarten wäre, während für die Röntgendurchleuchtung die Erkennung in den meisten Fällen keine Schwierigkeit bietet. Übrigens erscheinen manchmal Kavernen, die man bei der Durchleuchtung, besonders durch die oben geschilderte Drehung, mit Sicherheit erkannt hat,

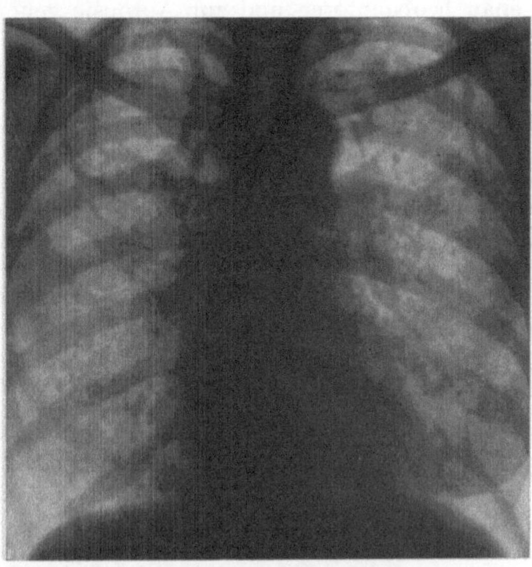

Abb. 75. Lungentuberkulose, kleinknotig disseminierte Form mit großer, bis ins Spitzenfeld reichender Kaverne rechts.

auf einer Übersichtsaufnahme viel weniger deutlich, weil unter Umständen der Stand der Röhre bei der Aufnahme dem für die betreffende Stelle günstigsten nicht entsprach.

Von allen drei genannten Formen der Tuberkulose kommen nun fast immer Mischformen zur Beobachtung. Die verbreitetste ist wohl die nodös-cirrhotische; nächst dieser die nodös-pneumonische; oder es geht eine nodöse später in eine der anderen Formen über. Dies erschwert wesentlich die eine Aufgabe des Röntgenarztes, die ihm in Fällen von vorgeschrittener Lungentuberkulose gewöhnlich zufällt: ein Urteil über die Verlaufsart des Falles abzugeben. GRÄFF und KÜPFERLE (a. a. O.) haben sich der dankenswerten, aber außerordentlich mühevollen Arbeit unterzogen, durch systematischen Vergleich von Röntgenbildern und Thoraxschnitten zahlreicher während des Lebens

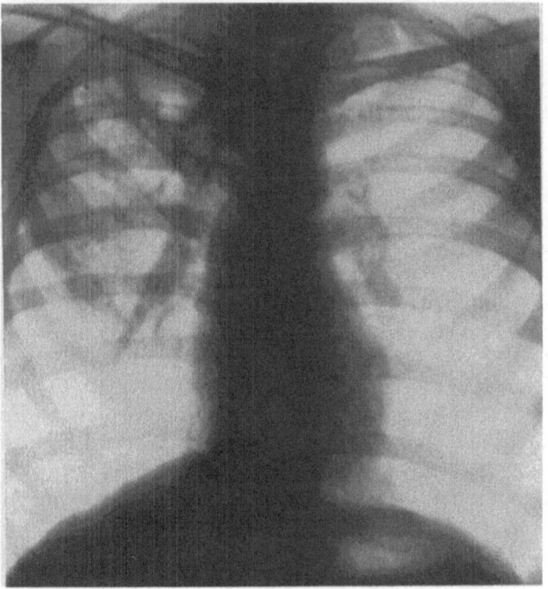

Abb. 76. Lungentuberkulose, nodös-kavernöse Form. Ältere Kaverne in der rechten Spitze mit starkem Bindegewebswall.

---

[1] Beitr. z. Klin. d. Tuberkul. Bd. 64, H. 2.

genau beobachteter und zur Autopsie gekommener Fälle aus den Eigentümlichkeiten der verschiedenen für die tuberkulöse Herdbildung charakteristischen
Schattenflecken Kriterien für den pathologisch-anatomischen Charakter des
im Einzelfalle vorliegenden Prozesses zu gewinnen, entsprechend einer etwas
modifizierten Einteilung nach ASCHOFF-NICOL, ob vorwiegend produktiv,
zur fibrösen Rückbildung neigend, oder exsudativ, zur Einschmelzung
neigend, was selbstverständlich für die Prognose von höchster Wichtigkeit
wäre. Leider ist man auf diesem Wege noch wenig vorgeschritten, denn es
handelt sich, abgesehen von technischen Unzulänglichkeiten des Verfahrens
auf die besonders COHN [1] hingewiesen hat, wie gesagt, in der Mehrzahl der Fälle
um Mischformen. Auch wird die Frage der verschieden großen Virulenz der
Erreger bzw. der individuellen Resistenz des Befallenen für die Prognose wohl

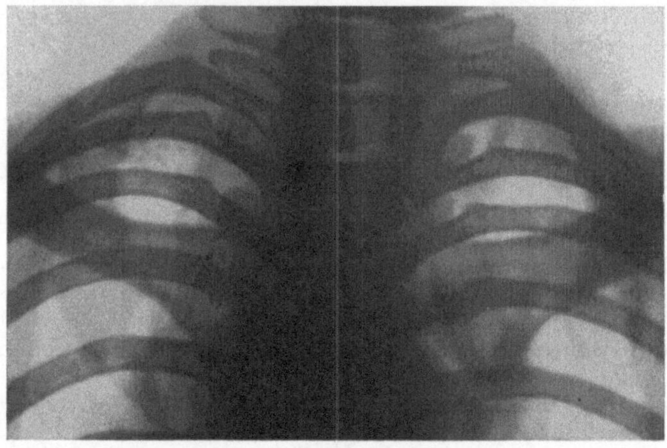

Abb. 77. Lungenspitzentuberkulose; ventrodorsale Aufnahme nach ALBERS-SCHÖNBERG.
Links peribronchiale Herdchen, rechts dichter (älterer) Herd; beiderseits Trübung des
II. I.C.R. — Anomalie der rechten 1. Rippe.

von ausschlaggebender Wichtigkeit bleiben, auch unabhängig von der vorliegenden anatomischen Manifestation. Indessen hat sich so viel ergeben, daß
ganz im allgemeinen den lichteren, mehr homogenen, an den Grenzen verwaschenen und zum Zusammenfließen neigenden Schatten im Röntgenbilde
solche Prozesse entsprechen, die nach ASCHOFF der „exsudativen Phthise"
zugehören; es handelt sich teils um ein interalveoläres Exsudat, teils um klein-
zellige, zur Verkäsung neigende Infiltration, in deren Bereich denn auch häufig
Einschmelzung in Form heller lufthaltiger Höhlen sichtbar wird. Die mehr
produktiven, knotigen, bindegewebsreichen Formen ergeben im Röntgenbild
ziemlich charakteristisch umschriebene Fleckschatten verschiedenster Größe,
jedoch selten mehr als bohnengroß, oft kleeblatt- oder traubenförmig um einen
Bronchus kleinster Ordnung angeordnet, meist von mittlerer Schattendichte,
so z. B. in den Lungenspitzen in Abb. 77. Ältere Herde dieser Art ergeben je
nach dem Grade der eingetretenen Induration immer tiefere Schatten bis zum
scharf konturierten, völlig schwarzen Kalkschatten (s. Abb. 78), wie sie in den
Hilusdrüsen fast bei jedem Erwachsenen und häufig auch in den Spitzen oder
isoliert in der Lungensubstanz als abgeheilte Primärherde zu finden sind.
Konfluenz und Verkäsung sind aber auch hier nicht selten. Endlich ist auch

---

[1] Die Lungentuberkulose im Röntgenbilde. Leipzig 1923. S. 23.

die Cirrhose größerer Lungenbezirke als Ausdruck eines Heilungsvorganges in allen ihren Stadien an den bindegewebsdichten Strangbildungen, dichten flächenhaften Schwarten usw. erkennbar, welche mit helleren emphysematösen Partien abwechseln und durch Schrumpfung an den Gebilden des Mittelschattens oder gar des knöchernen Thorax leicht kenntliche Deformationen oder Verlagerungen hervorrufen.

Auch über die im gegebenen Falle vorliegende Ausbreitungsweise der Phthise in der Lunge läßt sich nach dem Röntgenbilde etwas aussagen: Eine gleichmäßige Verteilung hirsekorn- bis kirschkerngroßer Herde über beide Lungenfelder kann Folge einer hämato-

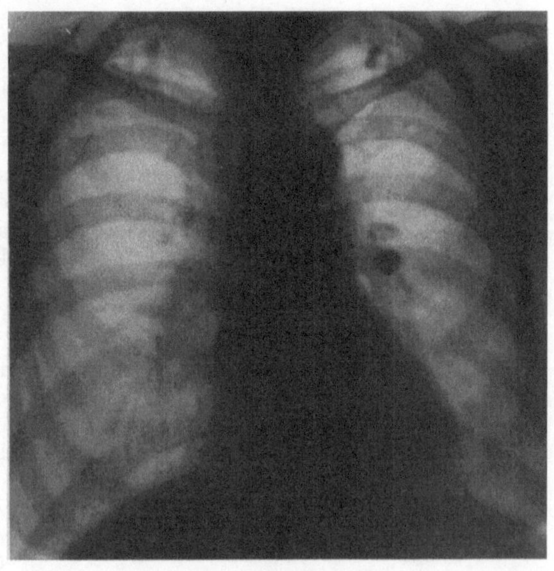

Abb. 78. Lungentuberkulose. Verkalkte Spitzenherde und Hilusdrüsen.

genen Aussaat (wie bei der akuten oder chronischen Miliartuberkulose) sein und ist als solche deutlich unterscheidbar von der gewöhnlich vorliegenden durch bronchogene Ausbreitung entstandenen Phthise, welche sich, wenigstens in den Anfängen, mehr an die Verzweigungen des Bronchialsystems anlagert und mehr als jene auf einzelne Lappen begrenzt bleibt.

Einige Worte noch über die in mancher Hinsicht abweichende Tuberkulose des Kindesalters. Pneumonische Formen sind hier nicht selten; sie zeigen oft einen auffallend günstigen Verlauf und schwinden zum Teil restlos. Sie werden von einigen nicht als echt tuberkulös, sondern als Sekundärinfektionen angesehen und demgemäß als „Epituberkulose" bezeichnet.

Interessant ist, daß beim Kleinkind, das ja bereits häufig tuberkulös erkrankt, eigentlich nie die Spitzen affiziert sind, jedenfalls nie primär, dafür aber stets die Lungenwurzeln, und zwar in ihrem drüsigen Anteil. Wir kennen ja auch klinisch ein gesondertes Krankheitsbild der Hilus-

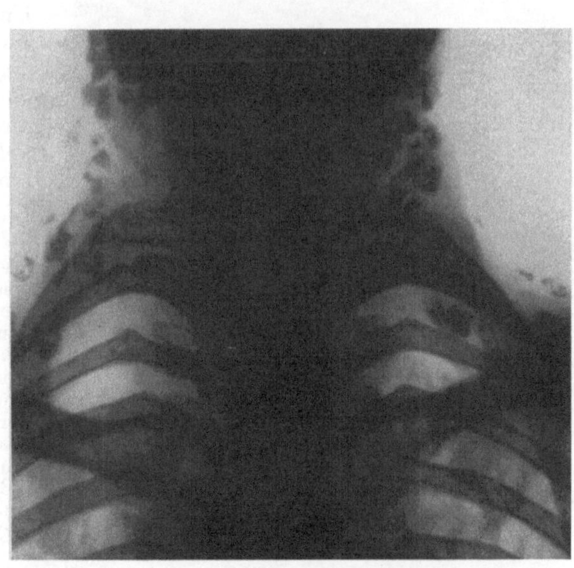

Abb. 79. Verkalkte tuberkulöse Halslymphdrüsen.

5*

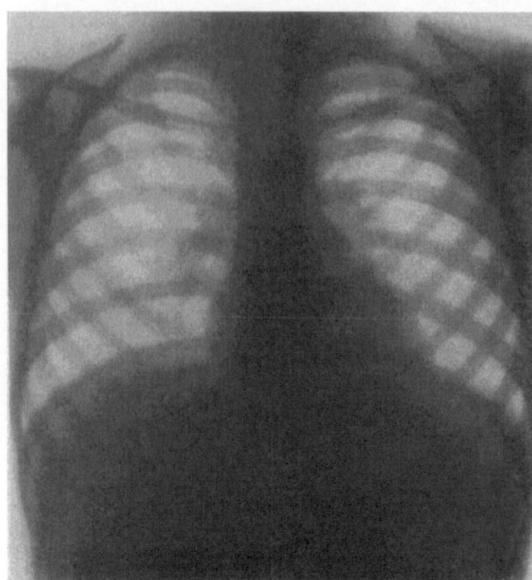

Abb. 80. Kindliche Hilusdrüsentuberkulose.

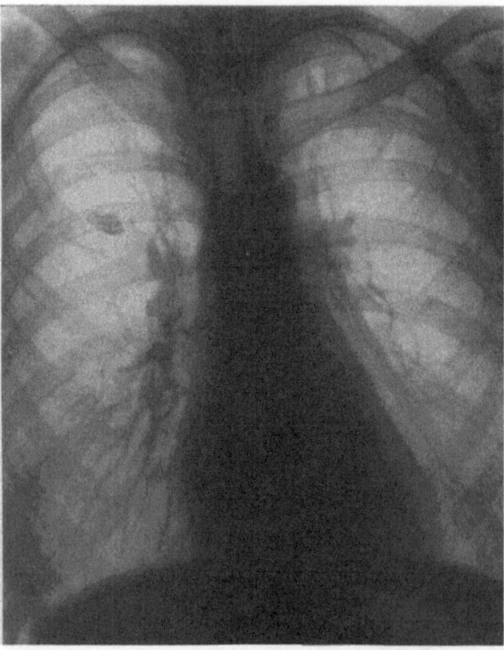

Abb. 81. Verkalkter tuberkulöser Primärherd (GHON-RANKE) mit Verdichtung des zugehörigen Hilus.

drüsentuberkulose[1] (s. Abb. 80). SLUKA beschrieb außerdem eine dem Kindesalter eigentümliche Ausbreitung der Lungenphthise vom Hilus nach dem Oberlappen (meist rechts), die sich in einer charakteristischen dreieckigen, mit der Spitze nach außen gerichteten Schattenfigur kundgibt.

Dieser Sachverhalt hat zu den verschiedenen Theorien über die Eingangspforten der primären tuberkulösen Infektion, die ja die meisten von uns in der Kindheit durchgemacht haben, geführt, der enterogenen, der lymphogenen usw. In diesem Zusammenhange dürfte der röntgenologische Nachweis der GHONschen primären Lungenherde interessieren. GHON sucht den Primärherd der Tuberkulose auch in der kindlichen Lunge im Lungengewebe selbst, und zwar in der Form eines später, im ausgeheilten Zustande, noch lange nachweisbaren kleinen runden, ganz isolierten Herdes entweder im Oberlappen dicht unter dem Schlüsselbein oder im Unterlappen dicht über dem Zwerchfell, ohne sonstige Veränderungen außer einer Beteiligung der regionären Hilusdrüsen, die ebenfalls induriert bzw. verkalkt sein können (Primärkomplex nach RANKE [2]). Auch

---

[1] Röntgenologisch wurde und wird die Diagnose „Hilusdrüsentuberkulose" häufig zu Unrecht gestellt aus einer mehr oder weniger kompakten Verbreiterung des Hilusschattens im ganzen. Eine solche kann aber, wie schon oben gesagt, die verschiedensten Ursachen haben, ohne daß der drüsige Anteil beteiligt ist. Nur wenn der helle Zwischenraum, der sich besonders zwischen dem unteren Ausläufer des Hilusschattens, dem sog. „Begleitschatten" des Herzrandes und diesem selbst befindet, ausgefüllt ist, oder deutlich knollige Hervorragungen aus dem Hilusschatten oder oberhalb davon aus dem Gefäßschatten hervorragen, kann man von einer Drüsenaffektion sprechen, die nicht einmal notwendig tuberkulöser Natur ist, sondern z. B. vorübergehend auch nach Keuchhusten, Grippe usw. vorkommt.

[2] Dtsch. Arch. f. klin. Med. Bd. 119.

wir fanden solche Komplexe oft bei klinisch völlig gesunden Menschen (Abb. 81).

Wir kommen jetzt zu Bildern, die einer Form der knotigen und miliaren Form der Tuberkulose ähneln, aber ganz andere Bedeutung haben. Solche Veränderungen kommen in den Lungen von Leuten vor, die lange Zeit in ihrem Beruf S t a u b , sei es Kalk-, Stein- oder Metallstaub eingeatmet haben. Die S t e i n h a u e r l u n g e ist ein schönes Objekt mit ihrer sehr gleichmäßigen Verteilung intensiver scharf begrenzter Schattenfleckchen (s. Abb. 82). Zur Unterscheidung von Tuberkulose dient einmal die G l e i c h m ä ß i g k e i t in der Verteilung, aber auch in der Größe und Dichte der einzelnen Knötchen, dann das Befallensein der g a n z e n Lunge einschließlich der unteren Partien und die scharfe Abgrenzung der einzelnen Fleckchen. Es ist zu bemerken, daß es nicht etwa die — mikroskopischen — Steinsplitter sind, die den intensiven und scharfen Schatten des einzelnen Knötchens erzeugen, sondern die reaktive Bindegewebswucherung um sie herum (A. KÖHLER [1]).

Eine andere Form der Reaktion der Lunge auf den eingedrungenen Steinstaub finden wir manchmal in Form einer tumorähnlichen Infiltration des hilusnahen Lungengewebes auf beiden Seiten, mit und ohne Bildung von Bronchektasien (Abb. 83).

Bei der Diagnose ,,Steinhauerlunge" muß man sich

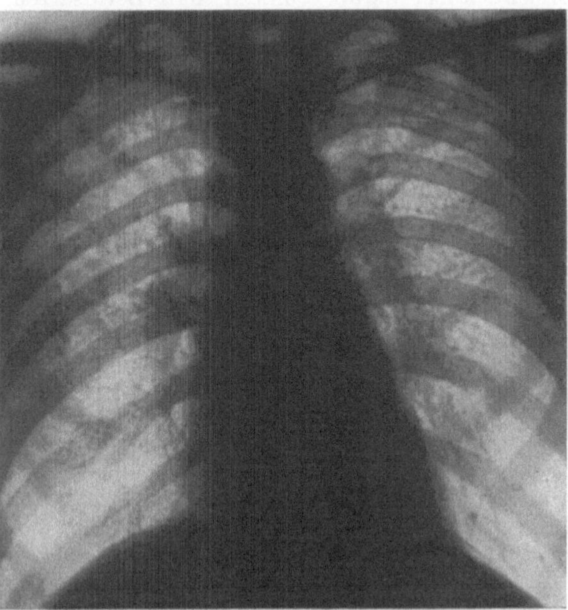

Abb. 82. Steinhauerlunge. Gleichmäßige Aussaat kleinster dichter und scharf abgegrenzter Herdchen über beide Lungen mit Ausnahme der untersten Partien.

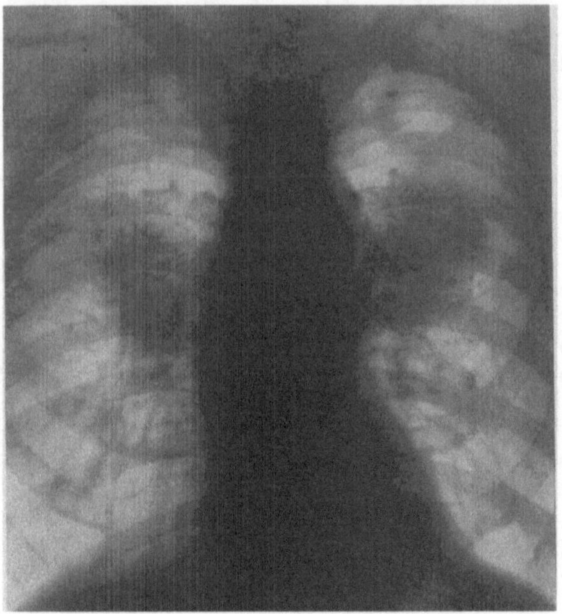

Abb. 83. Chalikosis der Lunge, tumorähnliche Form.

---

[1] Grenzen des Normalen usw. 3. Aufl. Hamburg 1920.

vorsichtshalber daran erinnern, daß Berufsarten, welche der Staubinhalation stark ausgesetzt sind, gerade deswegen der Tuberkulose besonders zuneigen. Deshalb ist das Auftreten echter Tuberkulose in der Steinhauerlunge durchaus häufig, allerdings in den Anfängen schwer nachweisbar (A. BÖHME[1] u. a.).

Die Anthrakose der Lunge scheint in dieser Hinsicht harmloser zu sein. Berichte aus den Steinkohlenrevieren betonen, daß Lungentuberkulose unter den Häuern relativ selten vorkommt; die bindegewebige Reaktion der Lunge scheint in diesem Falle die Abwehr gegen den Tuberkelbacillus zu unterstützen (A. BÖHME, a. a. O.). Das Röntgenbild der Anthrakose ist ein buntes, wenig Charakteristisches gegenüber den übrigen Pneumonokoniosen.

8. Bronchitis, Stauungslunge, Lungeninfarkt.

Bei chronischer Bronchitis ruft die stärker mit Blut gefüllte, verdickte Bronchialwandung eine stärkere Zeichnung des Bronchialsystems hervor als in der Norm. Doch wird man trotzdem nicht erwarten dürfen, einzelne Bronchialäste etwa als doppeltkonturierte Schattenlinien, die zwischen sich einen hellen Zwischenraum lassen, häufig zu sehen. Dazu verlaufen die Äste der Bronchien und der Gefäße zu nahe beieinander; sekretgefüllte Bronchien ergeben übrigens, wie die letzteren, einfach bandförmige Schatten. Es resultiert also bei der chronischen Bronchitis, übrigens auch bei der subakuten Bronchitis, z. B. nach Chlorgasvergiftung, lediglich eine Verstärkung der vom Hilus ausgehenden Streifenzeichnung im ganzen, ohne daß es möglich wäre, die einzelnen Elemente derselben für sich zu differenzieren (Abb. 84). Nur gelegentlich erkennt man in der Nähe des Hilus das quergetroffene Lumen eines Bronchus zweiter oder dritter Ordnung in Form eines kleinen Ringschattens mit heller Lichtung und deutlich verdickter Umrandung. Im übrigen bietet die sog. „verstärkte Hiluszeichnung", wie schon im Abschnitt über Tuberkulose hervorgehoben wurde, nichts, was für eine bestimmte Erkrankung spezifisch wäre; die Entscheidung über die Natur der verstärkten Schattenbildung fällt der klinischen Untersuchung zu.

Die vermehrte Streifen- und Netzzeichnung bei der Stauungslunge ähnelt derjenigen bei der diffusen Bronchitis; sie zeichnet sich indes durch größere Gleichmäßigkeit und Verbreitung bis in die äußerste Peripherie der Lungenfelder aus. Fast immer ist sie von einer diffusen Trübung der gesamten Lunge, hauptsächlich der oberen Partien, begleitet, die die Differenzierung erschwert. Letztere erreicht einen hohen Grad beim Lungenödem, hier hauptsächlich in den unteren Abschnitten (ASSMANN).

Der Lungeninfarkt, infolge seiner Vergänglichkeit und des mit ihm verbundenen schweren Zustandes selten Objekt der Röntgenuntersuchung, ergibt nach KOHLMANN[2] im Röntgenbild durchaus nicht in allen Fällen die theoretisch zu postulierende Keilform mit hilusnaher Spitze, sondern uncharakteristisch rundliche, zarte, aber ziemlich scharf begrenzte homogene Schatten, oft innerhalb einer durch Stauung bedingten diffusen Trübung.

In letzter Zeit mehren sich die Beschreibungen dieser schwer zu erhebenden Befunde, die die weitere Angabe KOHLMANNs bestätigen, daß die meisten röntgenologisch faßbaren Infarkte den Grenzbereich des Ober- und Unter-, bzw. Mittellappens betreffen.

Die Veränderung der Schattenbildung im Ablaufe der Erkrankung konnten BÖHM und KÜHNE[3] durch Serienaufnahmen verfolgen; sie konstatierten eine schließliche völlige

---

[1] Klin. Wochenschr. 1926. Nr. 27.
[2] Fortschr. a. d. Geb. d. Röntgenstr. Bd. 30.
[3] Fortschr. a. d. Geb. d. Röntgenstr. Bd. 34. H. 3.

Aufhellung der betreffenden Lungenpartie, obgleich es im Anschluß an die Infarktbildung zu einer interlobären Pleuritis mit Bildung der charakteristischen „Haarlinie" an der Ober-Mittellappengrenze gekommen war.

9. Pneumonie und Folgezustände. Emphysem.

Für die Diagnose der akuten pneumonischen Prozesse, also vor allem der croupösen Pneumonie wird das Röntgenverfahren in den Anfangsstadien erklärlicherweise selten herangezogen, obzwar es die Infiltration gut darstellt und auch schon im Frühstadium während der beginnenden Anschoppung einen deutlichen Schatten über dem entzündeten, mit Blut überfüllten und daher luftärmeren Lungenteil zeigt (Abb. 85 und 86). Die Verschattung erfüllt, wie der anatomische Prozeß der Infiltration, nicht immer einen ganzen Lungenlappen. Wo dies geschieht, ist die Abgrenzung des Schattens an der Lappengrenze charakteristisch scharf. Dabei muß man sich daran erinnern, daß die Lappengrenzen nicht in der ganzen Tiefe des Thorax horizontal verlaufen, sondern z. B. diejenige zwischen Ober- und Unterlappen schräg von hinten oben nach vorn unten, diejenige zwischen rechtem Ober- und Mittellappen vorne horizontal, seitlich aber nach hinten oben ansteigend verläuft (Abb. 87), so daß nicht in allen Durchleuchtungs- und Röhrenstellungen eine scharfe Lappengrenze sichtbar sein kann. Eine Oberlappenpneumonie zeigt in der Regel eine scharfe untere Begrenzung, eine solche im Mittellappen eine obere scharfe, seitlich unscharfe, den Komplementärraum freilassende Grenze (Abb. 88). Wertvoll ist der Röntgenbefund

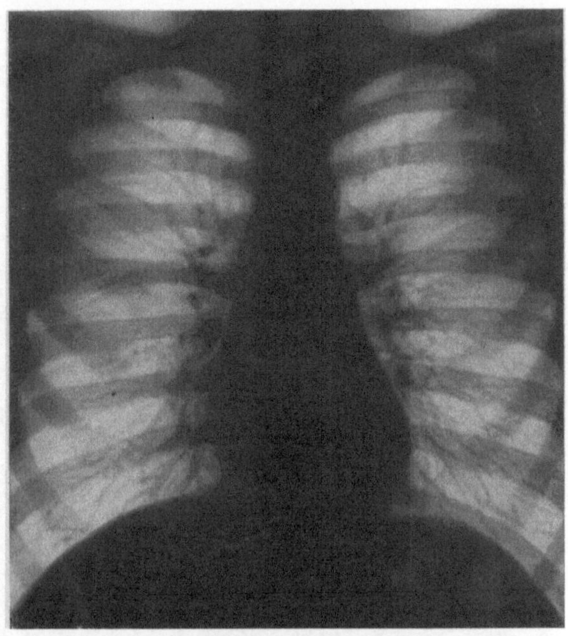

Abb. 84. Chronische Bronchitis. Indurierte, zum Teil verkalkte Hilusdrüsen.

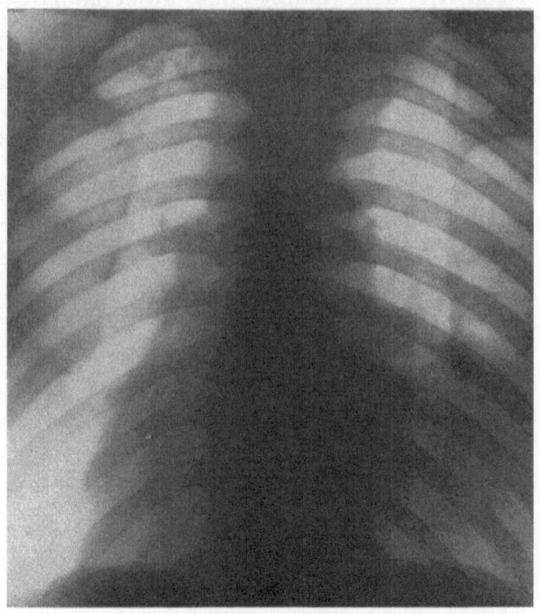

Abb. 85. Croupöse Pneumonie im rechten Unterlappen. Ventrodorsale Aufnahme.

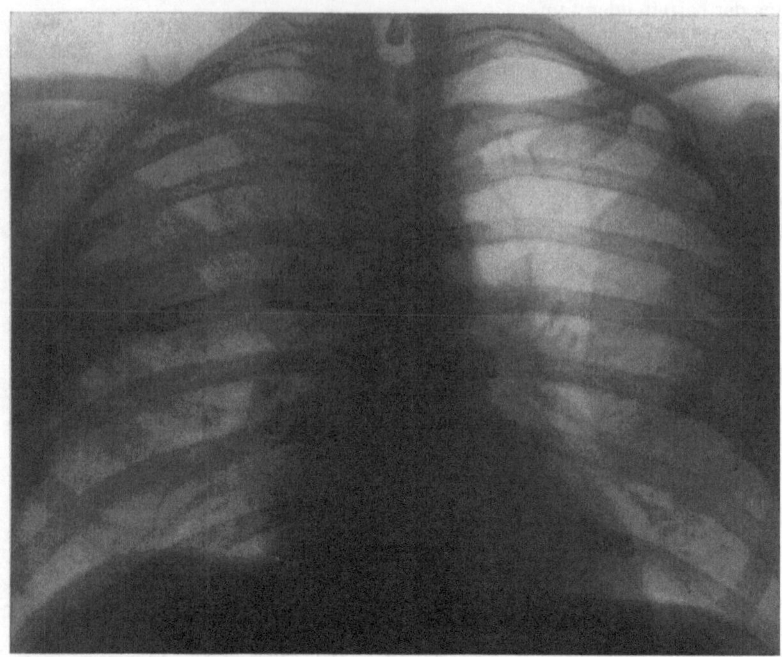

Abb. 86. Bronchopneumonie im rechten Oberlappen.

manchmal bei der sog. zentralen Pneumonie, wo sich der Vorgang in der Tiefe, der Perkussion nnd Auscultation unzugänglich, abspielt. Direkt irreführend ist aber häufig das Röntgenbild einer in Lösung befindlichen Pneumonie insofern, als es einer lobär begrenzten acinös-exsudativen (Aschoff) oder auch frischen produktiven Phthise zum Verwechseln ähnlich sieht. Denn die Resorption des pneumonischen Exsudats erfolgt nicht gleichmäßig, sondern fleckweise, so daß eine Marmorierung entsteht, die den dichtgedrängten weichen, unscharfen und teilweise konfluierenden Fleckschatten dieser bösartigen Tuberkuloseform entspricht (Abb. 89).

In theoretischer Hinsicht ist die Röntgenuntersuchung der lobären Pneumonie wertvoll geworden, indem man mit ihrer Hilfe die Streitfrage der Entwicklung

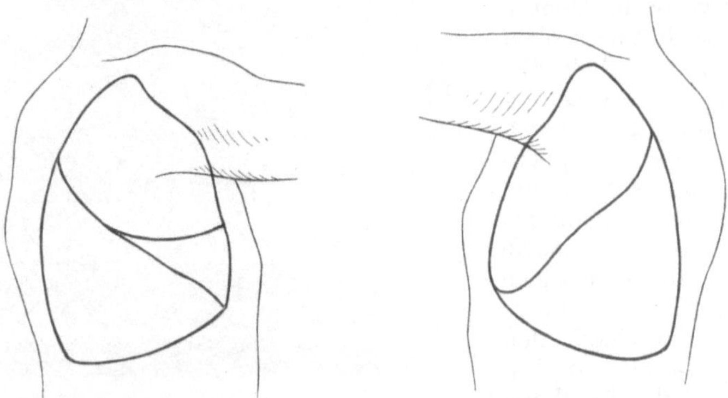

Abb. 87. Lungenlappengrenzen, schematisch. (Nach Corning.)

der croupösen Pneumonie in der Lunge in Angriff nehmen konnte. Die Annahme einer „zentrifugalen", d. h. vom Hilus peripheriewärts erfolgenden Ausbreitung, wie sie von deutschen Autoren (LICHTHEIM, RIEDER u. a.) fast durchweg vertreten wurde, hat in letzter Zeit gerade durch Röntgenbeobachtungen beträchtlich gestützt werden können gegenüber der von ausländischen, besonders französischen Forschern bevorzugten „zentripetalen" Theorie, die zu der Annahme eines hämatogenen statt des aerogenen Infektionsmodus geführt hatte.

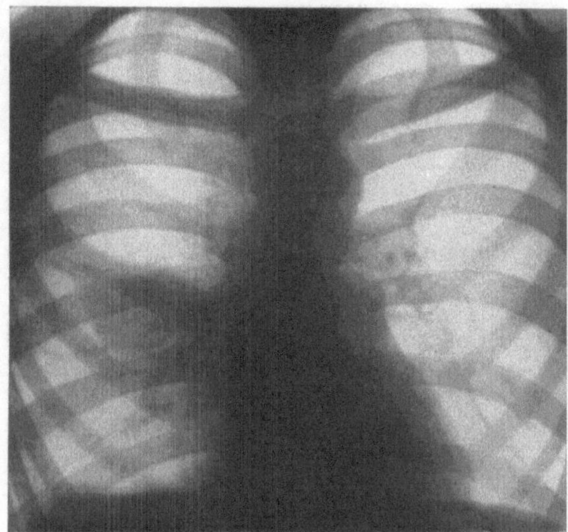

Abb. 88. Zentrale Pneumonie. Teilweise Infiltration des rechten Unterlappens.

In der röntgenologischen Praxis spielen eine weit größere Rolle als die akute pneumonische Erkrankung deren Folgezustände.

Die chronisch-indurierende Form der Pneumonie zeigt Strangschatten, manchmal eine fibröse Netzzeichnung (s. Abb. 90), Schwartenbildung und flächenhafte Verschattung (Abb. 91), manchmal in geringer Ausdehnung emphysematöse Partien, aber alles auf den oder die ursprünglich befallenen Lappen begrenzt und dadurch von ähnlichen Prozessen tuberkulöser Genese unterscheidbar. Dasselbe gilt nicht von den ähnlichen chronisch-indurierenden Formen der Lungensyphilis, die auch in ihrer gummösen Form die größte Ähnlichkeit mit anderen herdförmigen Lungenerkrankungen, wie Tuberkulose und Carcinom zeigt, deshalb in der Praxis sehr selten zweifelsfrei diagnostiziert wird. Auch die seltenere Zerfallshöhlenbildung, Lungengangrän (Abb. 92) und Lungenabsceß können mit tuberkulösen Produkten verwechselt werden. Das Bild des Abscesses (s. Abb. 93) ähnelt dem einer tuberkulösen Kaverne bis auf den für eine solche ganz atypischen Sitz im Unter- oder Mittellappen oder in der Nähe des Hilus. Selten oder nie erreicht ein Lungenabsceß die Nähe der Brustwand. Die nächste Umgebung ist meist stark verschwartet oder atelektatisch, was die Erkennung erschwert. Flüssigkeit verrät sich häufig durch den charakteristischen Spiegel.

Ähnliche Höhlenbildungen können im Gefolge chronischer

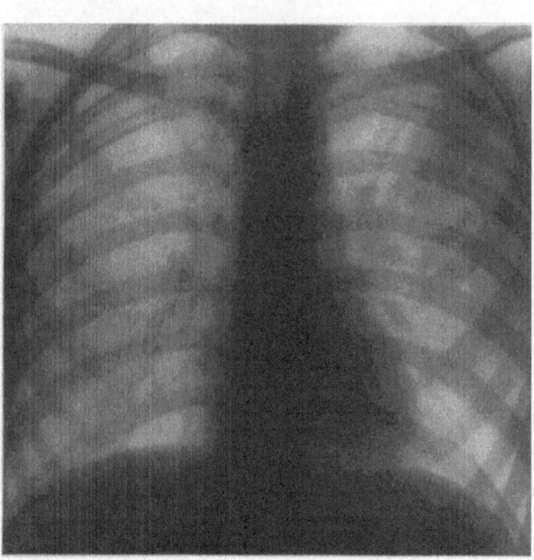

Abb. 89. Linksseitige Unterlappenpneumonie im Stadium der Resolution.

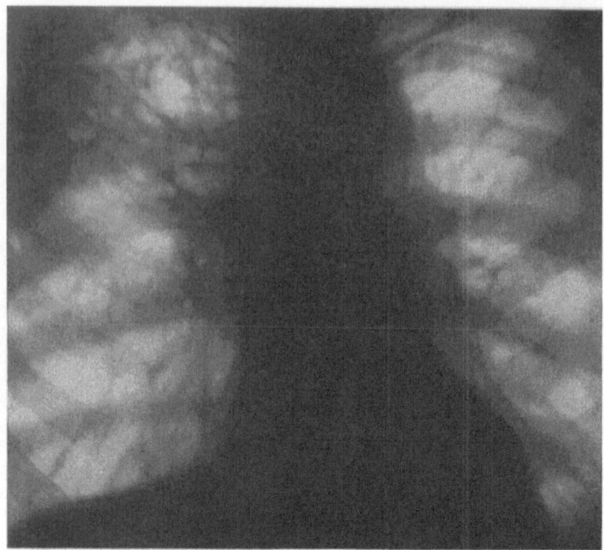

Abb. 90. Fibröse Pneumonie im rechten Oberlappen.

Pneumonien vom Bronchialapparat ausgehen. Es sind Erweiterungen von Bronchien und Bronchiolen, denen eine Atrophie des elastischen Wandgewebes und eine Schrumpfung der nächsten Umgebung zugrundeliegt, die sog. Bronchiektasieen. Auch sie ähneln oft Kavernen, wenn sie auch in der Regel keine große Ausdehnung erreichen. Im Gegensatz zu tuberkulösen Kavernen ist ihre Grenzlinie, gebildet durch die ursprüngliche Bronchuswandung, stets auch nach außen scharf abgehoben. Sie treten gewöhnlich in der Mehrzahl und fast nur in den unteren Lungenpartien auf; der Anschluß an einen Bronchus ist auf guten Röntgenbildern gelegentlich nachweisbar. Man unterscheidet zwei Hauptformen, die zylindrische (Abb. 94) und die sackförmige. Die letzteren enthalten oft große Mengen dünnflüssigen Sputums, nach dessen teilweiser Entleerung charakteristische Flüssigkeitsspiegel auftreten (Abb. 91 und 96). Völlig mit Flüssigkeit gefüllte Bronchiektasieen können, z. B. wenn sie im Hilusschatten liegen, der Beobachtung entgehen. Einen Fortschritt bedeutet daher die von den Franzosen SICARD und FORESTIER[1] zuerst geübte intratracheale Einführung von Jodöl (Lipiodol, Jodipin), das in kleinen Mengen ganz unschädlich ist und Form- und Lumenveränderungen größerer und kleinerer Bronchien in derselben Art darstellt wie die längst bekannte Kontrastfüllung der Speiseröhre, des Magens und Darms. Die Einverleibung des Jodöls geschieht entweder mit einer Kehlkopfspritze durch die vorher anästhesierte Glottis oder mit spitzer Kanüle von außen unter Durchstechung der Membrana

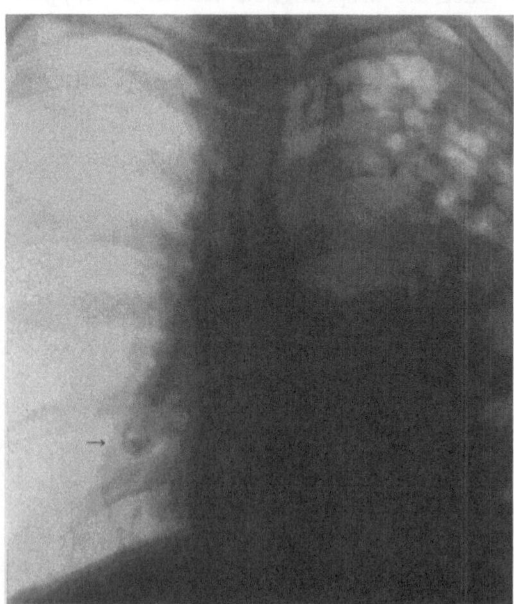

Abb. 91. Chronische Pneumonie mit massenhaften Bronchiektasieen. Rechts unten ebenfalls einzelne Bronchiektasieen (→).

<hr>

[1] Journ. de radiol. et d'électrol. méd. 1922 und Presse méd. 1923. Nr. 13.

cricothyreoidea. Man lagert den Patienten auf die Seite, deren Bronchien dargestellt werden sollen. Die erweiterten Bronchien stellen sich als fingerförmige bzw. traubenförmige, wie Beeren an einem Stiele hängende Gebilde dar.

Wenn oben gesagt wurde, daß die Bronchialerweiterungen Folge von Schrumpfungsvorgängen seien, so braucht das nicht wunderzunehmen, denn es ist eine nicht seltene Beobachtung, an der gleichen Lunge schrumpfende und erweiterte Stellen gleichzeitig zu sehen. Die von der Schrumpfung nicht unmittelbar betroffenen Teile müssen mehr Arbeit leisten, um die Atmung zu bestreiten, sie erweitern sich oder werden passiv

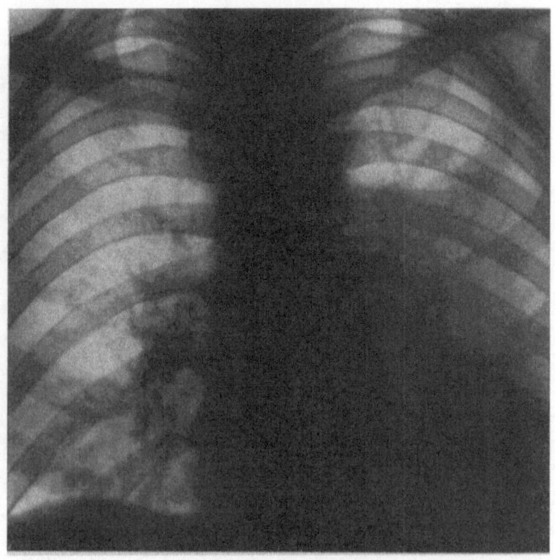

Abb. 92. Lungengangrän mit Zerfallshöhlenbildung (Flüssigkeitsspiegel).

erweitert durch den eindringenden Luftstrom; es führt dies zur Lungenblähung, zum Emphysem. In diesem Falle „vikariierendes" oder kompensatorisches Emphysem genannt. Geblähte Lungenteile erscheinen heller als normal, die zugehörigen Zwischenrippenräume breiter, das Zwerchfell tritt tiefer, sozusagen in dauernde Inspirationsstellung, und macht bei der Atmung nur geringe Exkursionen. Diese Kriterien treffen auch für das konstitutionelle oder Altersemphysem zu: also tiefstehende, flach ausgespannte Zwerchfellkuppeln, breite Intercostalräume, sehr helle Lungenfelder; dazu noch, wie oben erwähnt, meist eine verstärkte Bronchienzeichnung, ferner etwas dunkle, weil wenig gelüftete Spitzen (Abb. 95). Im übrigen wurde der „Habitus emphysematosus", die gewöhnliche Thoraxform solcher Leute, bereits geschildert. Erwähnenswert ist noch, daß, wenn gelegentlich Emphysem bei einem anders gestalteten Thorax, etwa einem lang und schmal gebauten, auftritt, und gleichzeitig infolge schlaffer Bauchdecken die Leber nach abwärts sinkt, es statt des horizontalen Tiefstandes auch zu einem seitlich stark abfallenden Steilstand des Zwerchfells kommen kann. Dessen

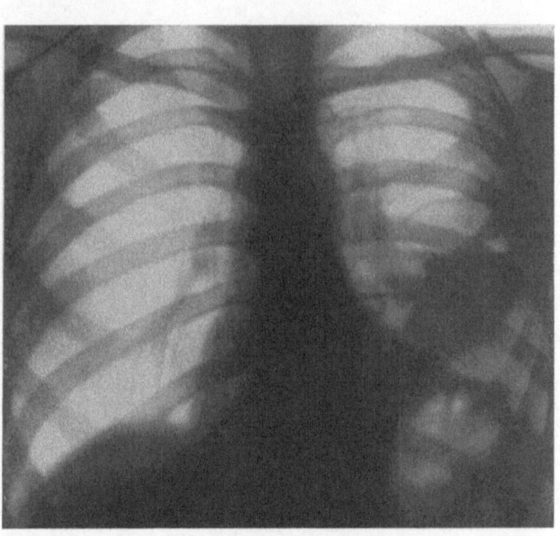

Abb. 93. Lungenabsceß. Etwa pflaumengroße, Flüssigkeit und Luft enthaltende Höhle, die mit dem linken Hilus in breiter Verbindung steht, inmitten lufthaltigen Lungengewebes.

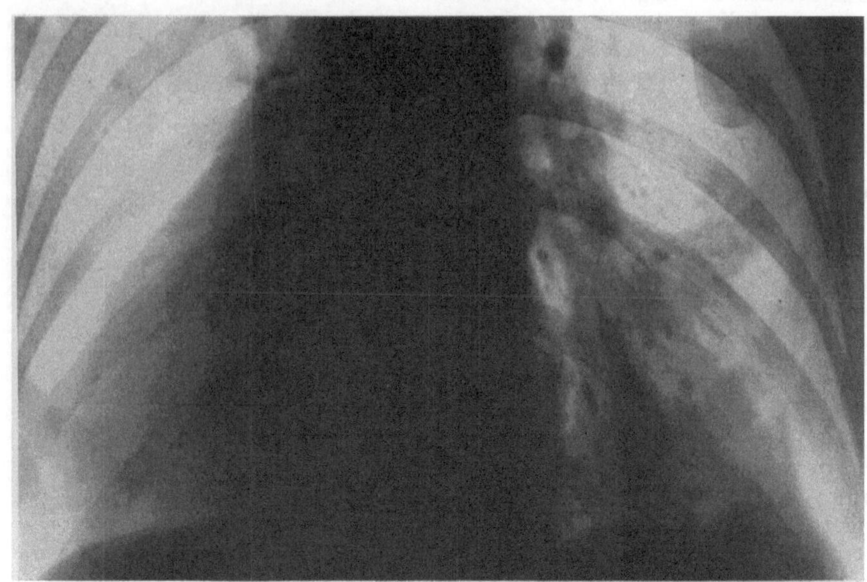

Abb. 94. Zylindrische Bronchiektasieen im rechten Unterlappen.
Ventrodorsale Aufnahme.

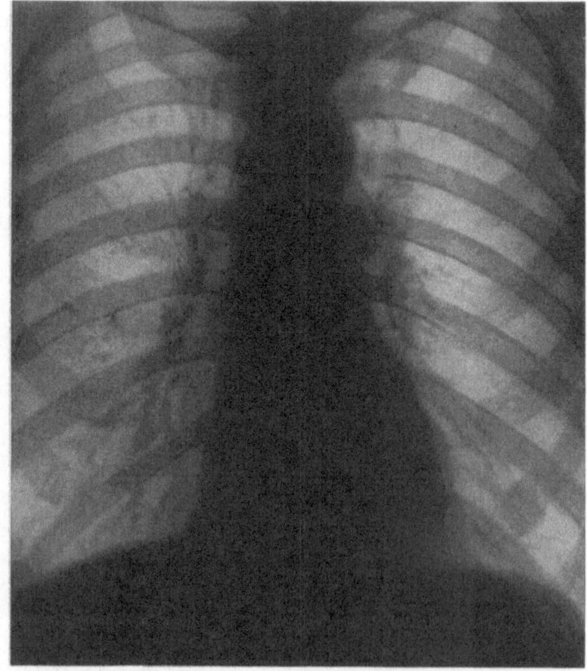

Abb. 95. Lungenemphysem (Asthma bronchiale).

verminderte Beweglichkeit bleibt aber in allen Fällen bestehen; man urteile also nie schematisch, sondern achte stets auf den individuellen Körperbau des Patienten.

10. Lungentumoren.

Bei Neoplasmen der Lunge sollte das Röntgenverfahren angesichts der Schwierigkeiten, die einer einwandfreien klinischenDiagnose entgegenstehen, schon in Verdachtsfällen so früh als möglich herangezogen werden. Seit Einführung der Röntgenuntersuchung hat sich jedenfalls der Prozentsatz der intra vitam gestellten Diagnosen ganz beträchtlich gehoben. Es hat sich herausgestellt, daß intrathorakale Tumoren überhaupt häufig sind. Nur ein

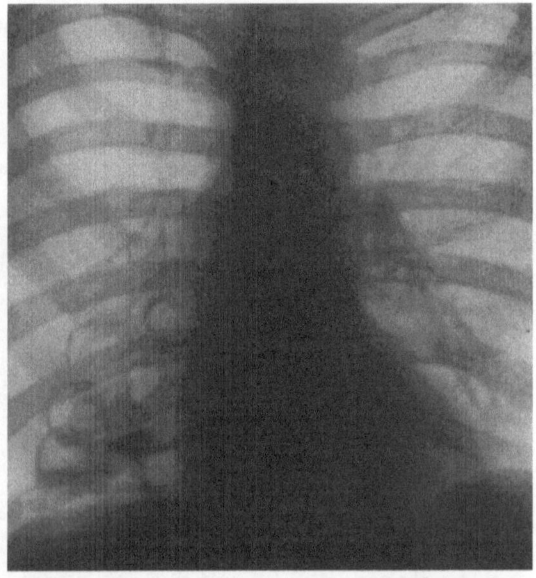

Abb. 96. Sackförmige Bronchiektasieen im rechten Unterlappen, nach chronischer Pneumonie.

kleiner Teil jedoch gehört seiner Herkunft nach der Lunge selbst an. Die Differentialdiagnose kann, wo es sich z. B. um die Entscheidung zwischen Hiluscarcinom und Mediastinaltumor sarkomatöser bzw. lymphomatöser oder leukämischer Natur handelt, sehr schwer, ja unmöglich sein. Nach OTTEN [1] unterscheidet man die primären Lungentumoren in solche, die von einem Lappen und solche, die vom Hilus ausgehen. Echte Tumoren pflegen ziemlich scharf mit bogiger seltener geradliniger Kontur gegen die helle Lunge abgegrenzt zu sein (Abb. 97 und 98a); manchmal zeigt aber z. B. das relativ häufige Hiluscarcinom fingerförmige Fortsätze entlang den peribronchialen Lymphbahnen (Abb. 99). In seltenen Fällen ist die gesamte Peripherie von einem Maschenwerk von Strängen durchzogen (Lymphangitis carcinomatosa), oder es entsteht sekundär eine kleinknotige Aussaat von Krebsherden, die das Bild einer miliaren oder submiliaren Tuberkulose ergeben (MUNK). Ähnlich können auch multipel entstandene echte primäreLungentumoren aussehen;

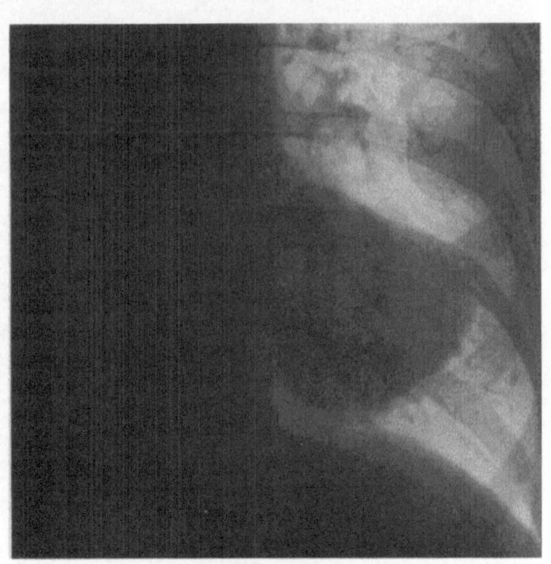

Abb. 97. Lobäres Carcinom des rechten Unterlappens. Ventrodorsale Aufnahme.

---

[1] Fortschr. a. d. Geb. d. Röntgenstr. Bd. 15.

meist ist ein solcher Herd in der Lungensubstanz aber doch in der Einzahl, das sog. Lappencarcinom. Manchmal handelt es sich um eine Metastase aus einem fernliegenden Organ (Uterus, Ovarium) (Abb. 100).

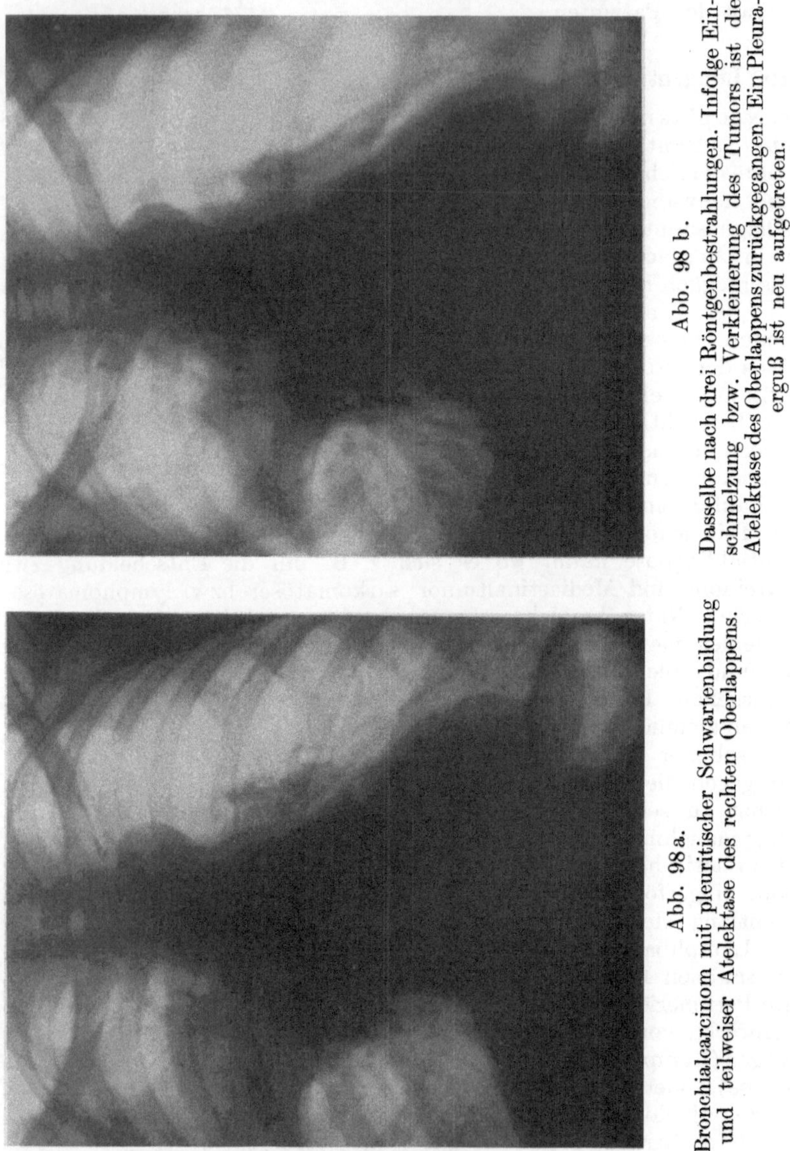

Abb. 98 b. Dasselbe nach drei Röntgenbestrahlungen. Infolge Einschmelzung bzw. Verkleinerung des Tumors ist die Atelektase des Oberlappens zurückgegangen. Ein Pleuraerguß ist neu aufgetreten.

Abb. 98 a. Bronchialcarcinom mit pleuritischer Schwartenbildung und teilweiser Atelektase des rechten Oberlappens.

Echinokokkusblasen, die ebenfalls isoliert — meist im Unterlappen — liegen, sind durch die absolute Homogenität ihres Flüssigkeitsschattens, durch ganz scharf kreisrunde Begrenzung (Abb. 101) (manchmal mit 1 oder 2 aufgesetzten Tochterblasen) unschwer zu unterscheiden. Gelegentlich bleibt, wenn der Inhalt durch Aushusten entleert wurde, ein feiner Ringschatten für einige Zeit

zurück. Hier und da ist der Schatten einer im rechten unteren Lungenfelde
befindlichen Echinokokkusblase mit dem Zwerchfellkontur stielartig oder
breitbasig verbunden, wenn nämlich ein ursprünglicher Leberechinokokkus
in die Lunge eingebrochen ist.

Schwieriger ist oft die Differentialdiagnose zwischen Tumor und Pneumonie;
denn bei seinem Wachstum macht ein im Lungenlappen entstandener Tumor
wenigstens eine Zeitlang Halt an der Lappengrenze und erfüllt selbst oder durch
Verlegung der zuführenden Bronchien und nachfolgende Atelektase größere
Bezirke mit homogenem Schatten. Überhaupt spielen, wie auch z. B. ASSMANN
und COHN [1] hervorheben, gerade beim Lungentumor die Komplikationen
seitens der Luftwege und der Pleura in der Diagnostik eine verhängnisvolle
Rolle, indem sie das Röntgenbild bis zur Unkenntlichkeit verschleiern. Unter

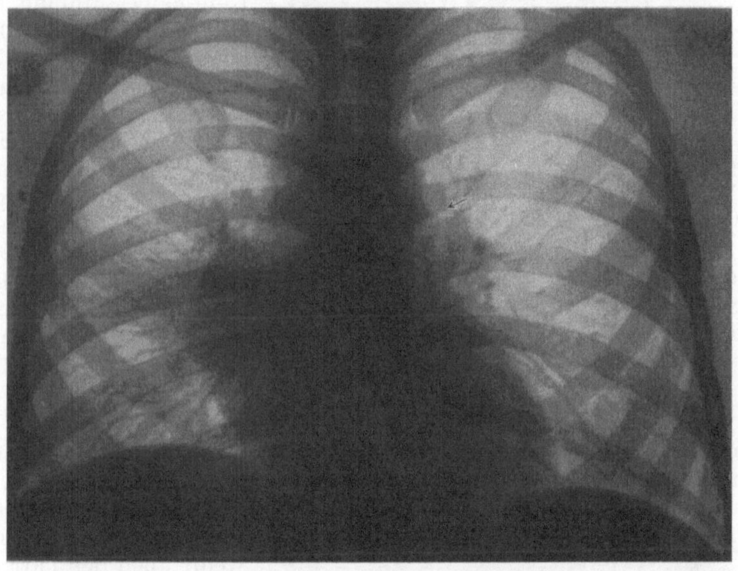

Abb. 99. Lungencarcinom, von einem Bronchus ausgehend. Bei ← perikardiale Zacke.

Umständen ist erst nach Ablassen des häufig vorhandenen Exsudates ein Urteil
möglich. LENK [2] hat allerdings darauf aufmerksam gemacht, daß die meisten
Exsudate in Rückenlage, evtl. Beckenhochlagerung, kranialwärts verschieblich
sind. Man kann so versuchen, den vorher verdeckten Tumorschatten sichtbar
zu machen. STAHL und neuerdings KOHLMANN [3] empfehlen zu gleichem Zweck
den diagnostischen Pneumothorax. Auf Bronchostenose ist nach HOLZ-
KNECHT aus der respiratorischen Verschiebung des Mediastinums zu schließen.
Der betroffene Lungenteil ist dunkel, weil luftarm. Nicht ganz selten sind
zentrale Höhlenbildungen im Tumor infolge von Nekrose, was zu differential-
diagnostischen Schwierigkeiten gegenüber Absceß oder Gangrän mit starker
Schwartenbildung führt. Will man eine Differentialdiagnose zwischen den
einzelnen Tumorformen versuchen, so wäre in Betracht zu ziehen, daß bei
den Carcinomen die oben erwähnte Komplikation durch Pleuraergüsse an-
scheinend häufiger ist, bei Sarkomen dagegen mehr Schwartenbildung und

---

[1] Würzburger Abhandl. a. d. Gesamtgeb. d. prakt. Med. Neue Folge. Bd. 1, H. 10.
[2] 16. Röntgenkongreß 1925.
[3] Fortschr. a. d. Geb. d. Röntgenstr. Bd. 22, H. 2.

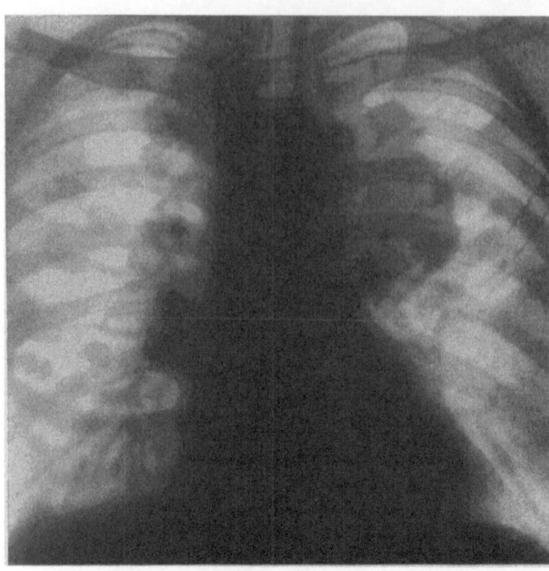

Abb. 100. Metastatische Lungentumoren (Sarkom).

fibröse Verwachsungen vorkommen. Nach Munk bevorzugen die Sarkome wie die Lymphome die oberen Lungenpartien und zeigen runde Formen und schärfere Abgrenzung. Man soll eine solche Differentialdiagnose anstreben, nicht nur im Interesse der Prognosenstellung, sondern auch wegen der verschiedenen Aussicht für die Therapie insbesondere mit Röntgenbestrahlung. Die Sarkome reagieren im allgemeinen rasch und ausgiebig, während das Carcinom viel schwerer zu beeinflussen ist. Man hat direkt zur Feststellung der Art des Tumors eine Probebestrahlung vorgeschlagen. Im Verlauf solcher bestrahlter Tumorfälle erweist sich wieder die Röntgenkontrolle als wesentliches Hilfsmittel. Man kann in günstig reagierenden Fällen die Einschmelzung bzw. bindegewebige Schrumpfung der Neubildung, das Auftreten von Ergüssen usw. deutlich verfolgen (s. Abb. 98b und Abb. 102a und b).

11. Krankheiten des Brustfells. Pneumothorax.

Was die Krankheiten des Brustfells anbetrifft, so interessieren uns zunächst die beiden Arten der Pleuritis, die trockene und die feuchte. Von einer akuten trockenen Pleuritis sieht man gewöhnlich nichts, wenn auch der Patient über starkes Stechen klagt und deutliches Reiben hörbar ist. Höchstens fällt eine Trägheit, ein „Schonen" der betreffenden Zwerchfellhälfte auf. Deutlich dagegen treten wie bei der Pneumonie die Folgezustände, die Verklebungen oder Verwachsungen der Pleurablätter, z. B. zwischen der Pleura pulmonalis und diaphragmatica, in Erscheinung, nämlich in Form von zeltförmigen Ausziehungen des Zwerchfells beim Tiefertreten im Inspirium (Abb. 103). Häufig bleibt infolge einer Verlötung der Pleura diaphragmatica und costalis die

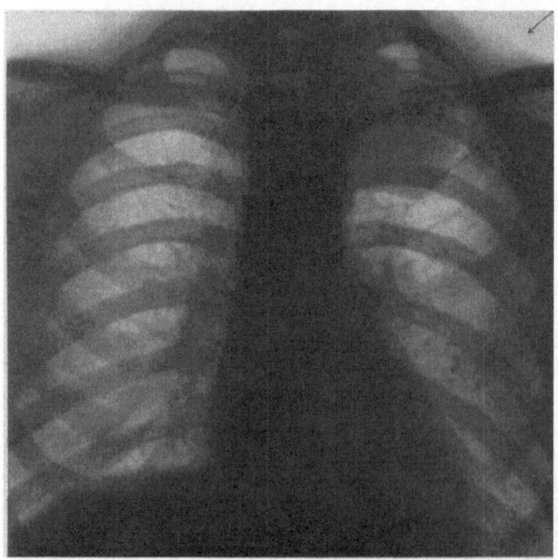

Abb. 101. Echinokokkus im linken Oberlappen.

normale Entfaltung der seitlichen Pleurasinus aus; die Wölbung der Zwerchfellkuppel tritt dann nicht im ganzen tiefer, sondern spannt sich flach aus.

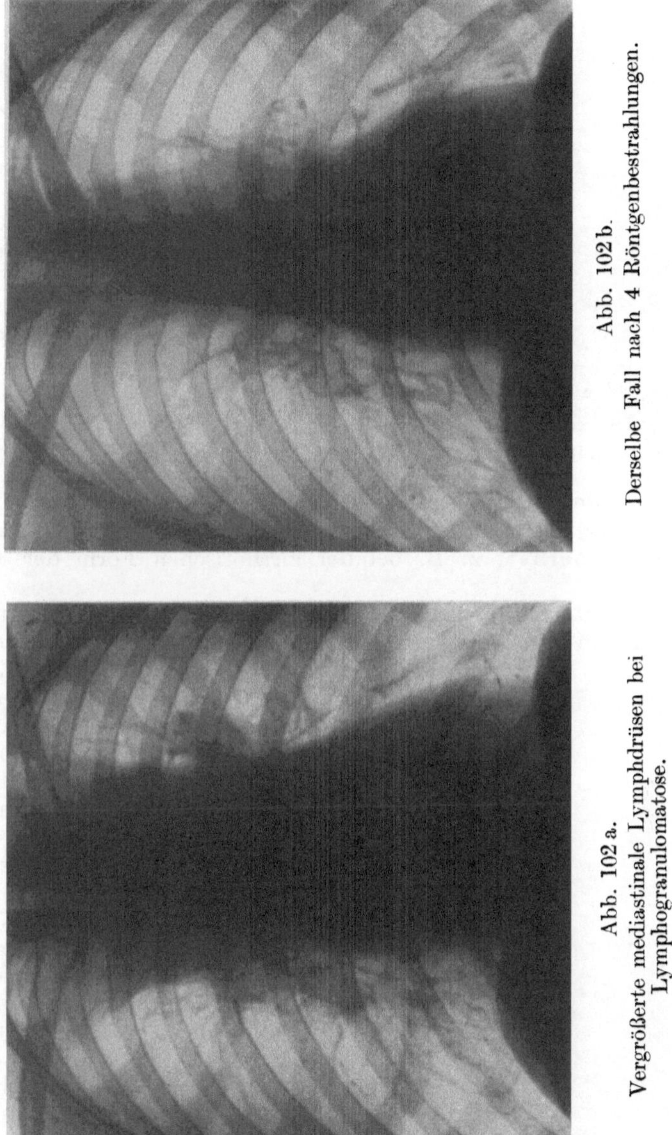

Abb. 102 b.
Derselbe Fall nach 4 Röntgenbestrahlungen.

Abb. 102 a.
Vergrößerte mediastinale Lymphdrüsen bei
Lymphogranulomatose.

Jene sog. „Pleurazacken“ sind oft die Folge von Schrumpfung des benachbarten subpleuralen Lungengewebes infolge eines randständigen „GHONSCHEN
Herdes“ (s. o.). Am Herzschatten können, wie erwähnt, ähnliche Zipfel durch
Verwachsung der Pleura mit dem äußeren Blatt des Perikards oder durch Zug
von seiten indurierter Drüsen entstehen.

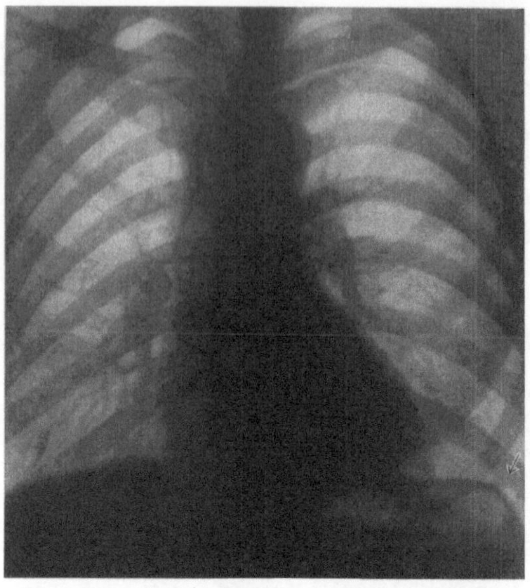

Abb. 103. Zwerchfellzacke links (adhäsive Pleuritis).

Größere flächenhafte Verwachsungen der Pleurablätter mit starker Bindegewebsneubildung, sog. Pleuraschwarten, ergeben bedeutende Schattenflächen, die ganze Lungenteile bedecken können. Gewöhnlich sind sie scharf abgegrenzt (Abb. 104), von pneumonischen Infiltraten durch ihre größere Dichte und dadurch, daß sie sich meist nicht an die Lappengrenzen halten, unterscheidbar, manchmal auch dadurch, daß sie von vorn und von hinten gesehen ungleich dicht erscheinen, wenn sie z. B. der vorderen oder hinteren Brustwand anliegen (A. Köhler[1]). Ausgedehnte Pleuraschwarten können durch ihre Schrumpfung hochgradige Deformationen des Thorax zustandebringen oder auch Verziehungen des Mediastinums, wie sie Abb. 45 zeigt.

Ähnlich, aber in der Entstehung anders, sind die fibrösen Stränge, welche in der Lunge selbst, z. B. bei der zirrhotischen Form der Tuberkulose, entstehen.

Seit der Röntgenära wird nun einer Form der Pleuritis Aufmerksamkeit geschenkt, die in ihren schwartigen Restprodukten ganz ähnliche Bildungen erzeugt, wie z. B. einen vom Hilus horizontal oder schräg nach außen ansteigenden oder auch leicht nach oben konvex gekrümmten Streifenschatten. Solche Streifen finden sich am häufigsten rechts in Höhe des 4. Rippenknorpels; sie sitzen oft mit verbreiterter Basis dem Hilus auf. Es läßt sich zeigen, daß ihr Verlauf dem der anatomischen Grenze zwischen zwei Lungenlappen entspricht (s. oben S. 71 und Abb. 87 sowie Abb. 60) — im Falle der Abb. 105 der Grenze zwischen rechtem Ober- und Mittellappen —, und daß es sich um das Residuum einer Pleuritis im Lappenspalt handelt, einer sog. interlobären Pleuritis. Im floriden Stadium ist der Schatten im Lappenspalt meist breiter,

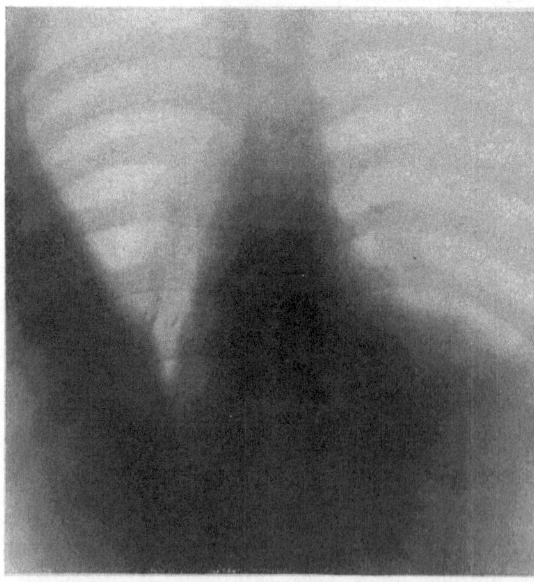

Abb. 104. Pleuraschwarte an der seitlichen Brustwand.

---

[1] Grenzen des Normalen usw. im Röntgenbilde. 3. Aufl. Hamburg 1920.

gewöhnlich nach oben oder unten, entsprechend dem Verlauf des Spaltes, scharf begrenzt, im übrigen diffus und dem Schatten einer Pneumonie nicht unähnlich (Abb. 106). In seltenen Fällen können tuberkulöse Herde, welche in der Nähe des Lappenspaltes liegen, die benachbarte Partie des betreffenden Lappens so verschatten, daß die Lappengrenze gewahrt bleibt und so einen interlobären Prozeß vortäuschen. Durch die Betrachtung in verschiedenen schrägen und in der Querrichtung kann indes ein echter interlobärer Prozeß infolge des eigenartigen Verlaufes der Lappenspalten meist doch eindeutig erkannt werden (Abb. 107). In den meisten Fällen ist bei der

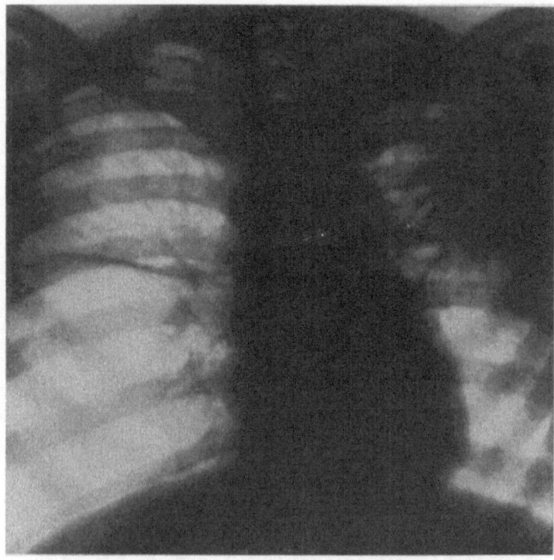

Abb. 105. Interlobäre Schwarte zwischen rechtem Ober- und Mittellappen. Cirrhotische Tuberkulose.

sagittalen Durchleuchtung ein Symptom vorhanden, welches EISLER als „Wetterfahnenzeichen" beschrieben hat. Es besteht darin, daß der fragliche streifenartige Schatten bei einer Verschiebung der Röhre nach oben bzw. unten seine Breite und seine Schattentiefe stark ändert und ferner nur bei einem bestimmten Stand der Röhre (eben in Höhe des Lappenspaltes) ein- oder doppelseitig scharfe Begrenzung zeigt. In letzterer Stellung wird offenbar die schattengebende Schwarte, der Erguß od. dgl. von der Kante getroffen; die Strahlen durchdringen sie in ihrer größten Ausdehnung, in den anderen Röhrenstellungen dagegen mehr von der Fläche.

Die Flüssigkeitsansammlung im Brustraum bei der gewöhnlichen exsudativen Pleuritis zeichnet sich stets deutlich bereits in Graden, die dem klinischen Nachweis noch entgehen, durch einen ziemlich dichten Schatten ab. Dabei spielt die Beschaffenheit der Flüssigkeit, ob serös, eitrig oder blutig, für die Schattendichte keine Rolle. Kleine Exsudate (auch Transsudate) füllen den Randwinkel zwischen Zwerchfellkuppel und Brustwand, den sog. „Sinus pleurae" aus, der häufig auch durch Verklebung der Pleurablätter ausgeglichen ist. Größere Mengen sammeln sich nicht einfach der Schwere nach im unteren Teil des Pleuraraumes, sondern die Schattengrenze steigt in Form einer geschwungenen Linie, der sog. „DAMOISEAUschen Kurve" seitlich und

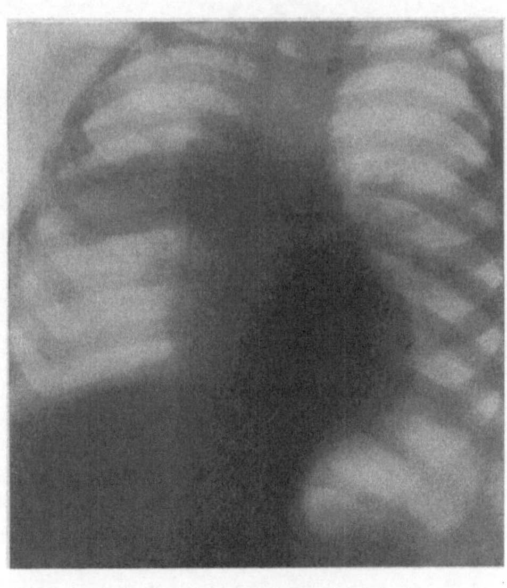

Abb. 106. Rechtsseitiges interlobäres Exsudat.

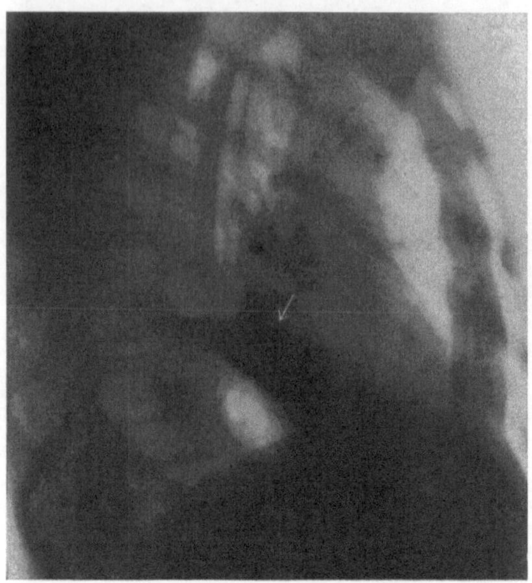

Abb. 107. Interlobäre Schwarte zwischen rechtem Mittel- und Unterlappen. Aufnahme frontal (sinistrodextral).

nach hinten an, in derselben Weise wie die Grenze der perkutorischen Dämpfung (Abb. 108). Der Grund liegt darin, daß die Flüssigkeitsansammlung nicht frei, sondern in einem Raume stattfindet, der unter negativem Druck steht, indem überdies die Retraktion der einzelnen Lungenlappen nicht gleichstark ist, sondern in den unteren Partien stärker, in den oberen schwächer (ASSMANN). Denn auch bei solchen Kranken, bei denen der Erguß während dauernder Bettruhe entstand, findet man keineswegs statt der charakteristischen Kurve etwa eine gleichmäßige, die Lunge mantelförmig umgebende Verschattung. — Die Abgrenzung des Flüssigkeitsschattens gegen das helle Lungenparenchym ist nicht immer scharf, wahrscheinlich weil die Randpartien des letzteren durch das Exsudat in gewissem Maße komprimiert, also luftärmer geworden sind; aus demselben Grunde hört man daselbst öfter bronchial klingendes sog. „Kompressionsatmen". Nach unten geht der Flüssigkeitsschatten ohne Abgrenzung in den der Zwerchfellkuppel bzw. der darunter gelegenen Bauchorgane über.

Es darf übrigens nicht verschwiegen werden, daß wir doch hin und wieder Pleuraergüsse finden, die eine streng wagerechte Begrenzung aufweisen, ohne daß ein Luftraum über ihnen nachweisbar wäre. Nach manchen sind das Ergüsse, die bei Leuten entstanden sind, die sich dauernd außer Bett befanden; diese Beobachter schreiben also der unbehinderten Wirkung der Schwerkraft die Hauptrolle zu. Wahrscheinlich spielt aber doch mindestens ein gewisser Elastizitätsverlust der Lunge mit, wie er wohl nach langdauernder Kompression eintreten mag; RIEDER[1] macht Pleuraverklebungen oberhalb des Ergusses verantwortlich.

Sehr große Ergüsse verdrängen, wie der Klinik bekannt ist, das Herz

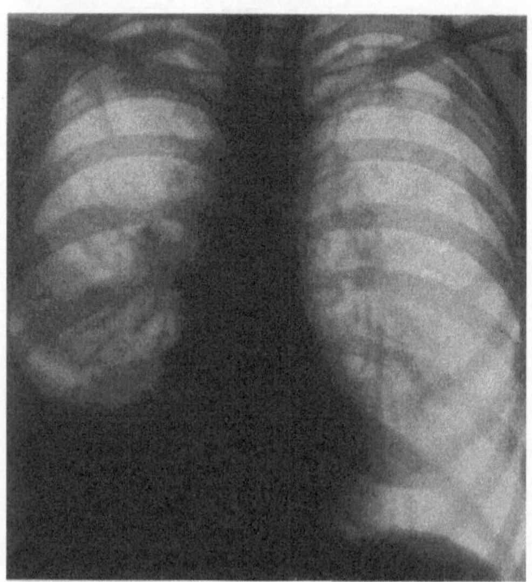

Abb. 108. Tuberkulöses Pleuraexsudat.

[1] In SCHITTENHELMS Lehrbuch 1924. S. 441.

merklich nach der gesunden Seite (s. Abb. 109). In noch höherem Maße vermag dies, wie schon S. 41 erwähnt, eine **Luftansammlung in der Pleurahöhle**, auf die wir nun zu sprechen kommen.

Der **Pneumothorax** hat größeres Interesse für den Internisten seit der Zeit gewonnen, wo man ihn therapeutisch verwendet, um eine tuberkulös erkrankte Lunge ruhigzustellen, zu komprimieren und so eventuell Kavernen zum Zusammenfallen zu bringen.

Wie erkennt man den Pneumothorax im Röntgenbilde? Größere Ansammlungen von Luft bringen in jedem Falle eine **Aufhellung** hervor, die besonders da auffällt, wo ihre

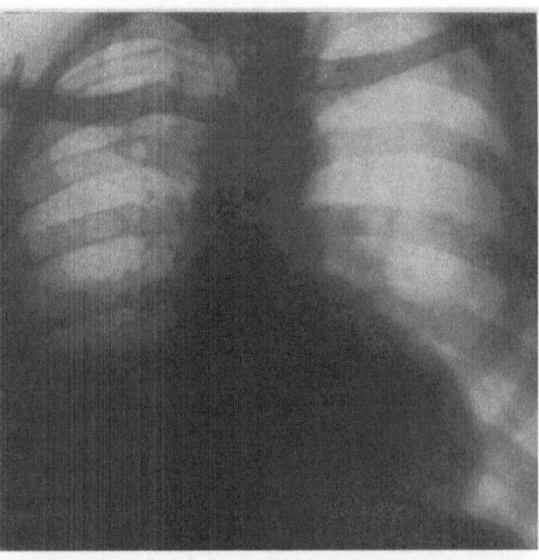

Abb. 109. Pleuraerguß mit Verdrängung des Herzens.

umgrenzende Wand scharf begrenzt ist. Dies ist beim Pneumothorax der Fall. In seinem Bereich heben sich die Rippenschatten besonders scharf und deutlich ab; die gewohnte streifig-marmorierte Lungenzeichnung fehlt völlig. Medialwärts wird die Grenze durch den etwas dunklen, weil kollabierten Lungenstumpf gebildet (Abb. 110). Sein Umriß verläuft entweder senkrecht geradlinig oder bogig mit scharfen Zipfeln, nämlich dann, wenn die Lunge nicht an der ganzen Peripherie zurückweichen konnte, sondern durch Pleuraverwachsungen an einzelnen Stellen daran verhindert war (Abb. 111). Der Mittelschatten ist gewöhnlich mehr oder weniger nach der gesunden Seite

verlagert. Bei starkem Überdruck im Pneumothoraxraum können die von BRAUER so genannten „schwachen Stellen" des Mediastinums nachgeben (z. B. vorn in Höhe der 1. bis 3. Rippe an der Stelle des Thymusrestes) und sich hernienartig in das gesunde Lungenfeld vorstülpen. (Ein ähnliches Bild kam zustande, als bei einem unserer Pneumothoraxpatienten Luft in den Herzbeutel eindrang (Pneumoperikard) (s. Abb. 112). So das Bild des durch Luft- oder Stickstoffeinblasung **künstlich** hergestellten Pneumothorax. Beim **Spontanpneumothorax**, wie er außer durch Verwundung durch den Durchbruch tuberkulöser Kavernen in den Pleuraraum entsteht, findet sich

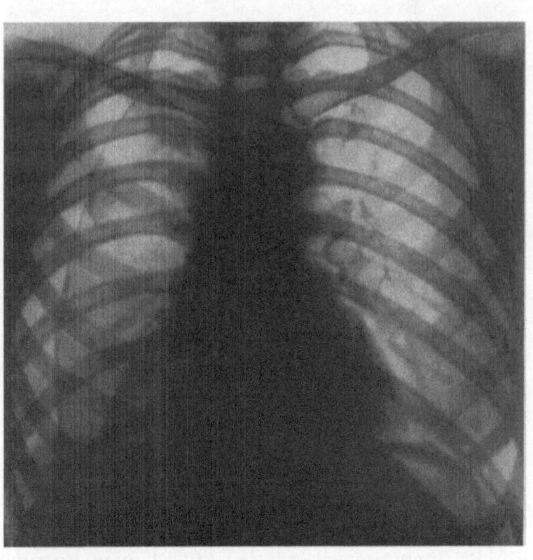

Abb. 110. Idealer künstlicher Pneumothorax rechts.

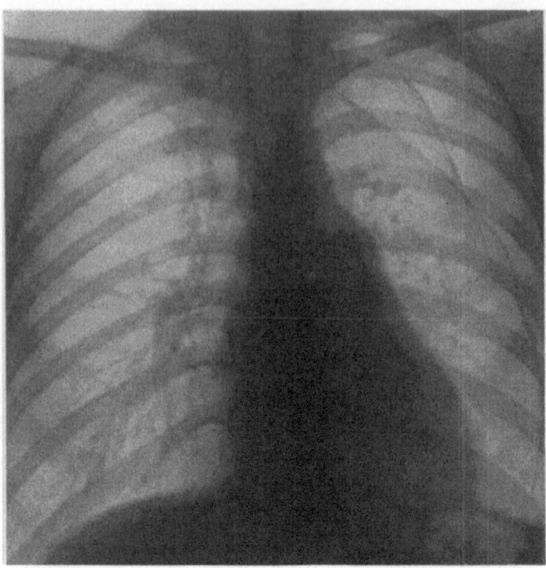

Abb. 111. Pleuraverklebungen bei künstlichem Pneumothorax links.

meist ein mehr oder weniger großes Exsudat am Boden der Höhle, hier natürlich mit scharfem horizontalem Spiegel (s. Abb. 113). Manchmal sieht man in der sagittalen Durchleuchtungsrichtung nichts als einen Exsudatschatten mit horizontalem Spiegel ohne eine Spur von Aufhellung darüber, aber deutlicher pulsatorischer Wellenbewegung und sehr ausgiebiger Beweglichkeit beim Schütteln („Succussio Hippocratis"). Erst bei Drehung des Patienten um einen gewissen Winkel gelingt es, eine flache Luftblase darzustellen. Es handelt sich in solchen Fällen um einen abgesackten Hydropneumothorax, entstanden meist durch Lufteintritt bei Punktion eines einfachen Exsudates. Oberhalb solcher Exsudate können durch Verklebung der fibrinös belegten Pleurablätter Scheidewände entstehen; so kann das Exsudat bzw. der Pneumothoraxraum sogar mehrfach unterteilt sein.

Eine andere Art der abgesackten Exsudatbildung ist mit Vorliebe an der seitlichen Brustwand lokalisiert und bildet hier einen länglichspindelförmigen Schatten (s. Abb. 114), an dem manchmal ein feiner, sich in den Lappenspalt hinein fortsetzender Ausläufer erkennbar ist. Meist sind solche Absackungen, besonders wenn ihr Inhalt eitrig ist, von einer dicken schwartigen Wand umgeben, ihre Unterscheidung von einer massiven wandständigen Schwarte ist dann nur durch Probepunktion zu treffen.

Eine andere seltene Form der Exsudatbildung bei der mediastinalen Pleuritis wurde schon oben (S. 47) erwähnt. Wegen weiterer Einzelheiten muß auf die

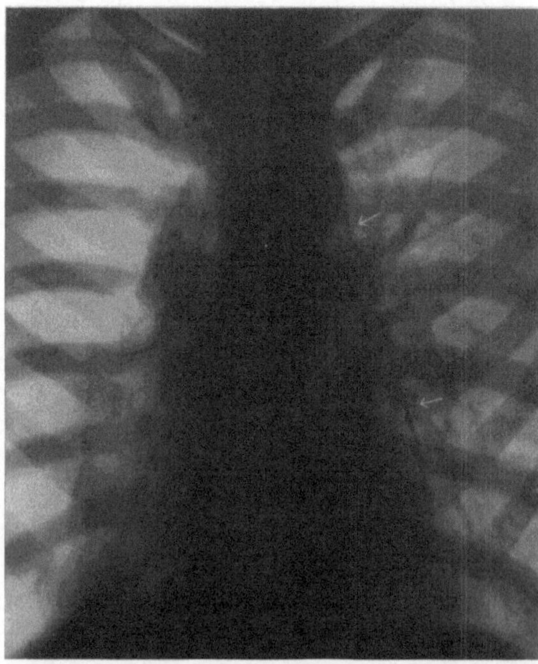

Abb. 112. Pneumoperikard (bei künstlichem Pneumothorax rechts).

zusammenfassenden Darstellungen von Savy[1] und in der deutschen Literatur von Lorey[2] und Fleischner[3] verwiesen werden.

12. Zwerchfell.

Bei der Untersuchung des Zwerchfells empfiehlt es sich, von der Verschiebung der Röntgenröhre nach oben und unten ausgiebigen Gebrauch zu machen. Die Wölbung der Kuppen bewirkt, daß z. B. bei dorsoventraler Durchleuchtung nur bei hohem Röhrenstand der vordere, bei tiefem der hintere Komplementärraum zur Ansicht kommt, was bei lokalen Vorbuchtungen, kleinen Exsudaten im Sinus usw. wichtig ist (s. Abb. 63).

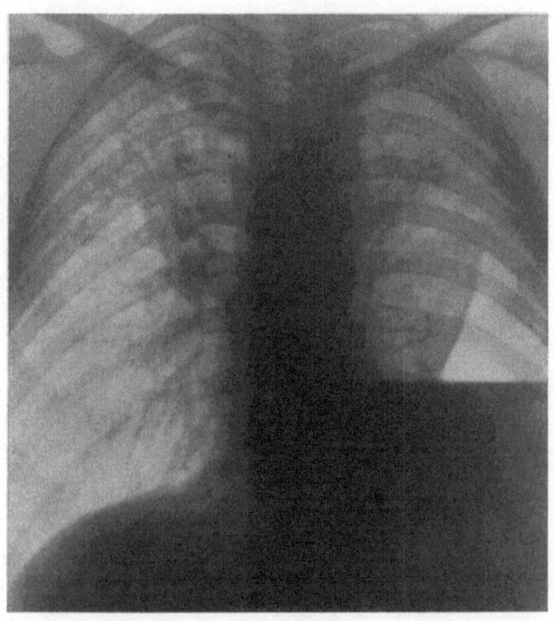

Abb. 113. Spontanpneumothorax mit Exsudat. Ausgedehnte Tuberkulose beider Lungen. Kavernen im linken Oberlappen.

Die hervorragende Rolle, welche der verschieden hohe Zwerchfellstand bei der Beurteilung der Herz- und Gefäßsilhouette spielt, wurde bereits gewürdigt. Das Zwerchfell selbst tritt außer in Fällen, wo es durch Gasansammlung von den anliegenden Bauchorganen getrennt wird (subphrenischer Gasabsceß, Pneumoperitoneum) nicht als gesonderter Schatten in Erscheinung. Die Bogenlinie, welche die linke Brusthöhle nach unten abschließt, besteht aus dem Schatten des von Pleura und Peritoneum bekleideten Zwerchfells und dem anliegenden Wandteil des Magens eventuell Kolons. Lateral schließt sich in einem schmalen Bezirk der Milzschatten an; der untere Milzpol ist bei natürlicher oder künstlicher Luftfüllung der linken Kolonflexur meist darstellbar. Auf der rechten Seite geht der Schatten der Zwerchfellkuppel ganz in den

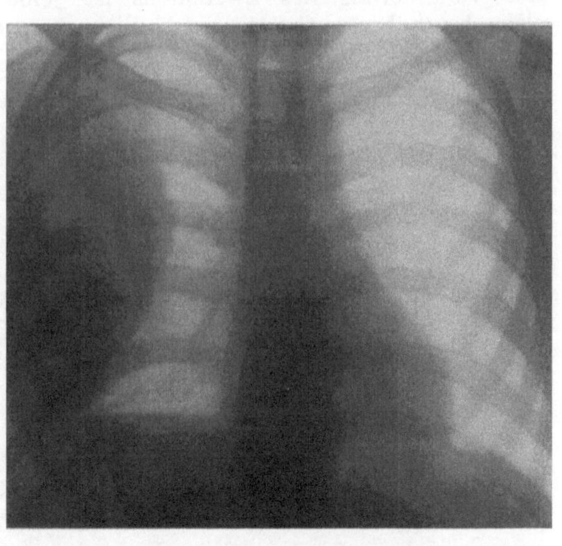

Abb. 114. Wandständiges Pleuraexsudat rechts. Das rechte Zwerchfell ist durch Adhäsionen flach ausgespannt.

---

[1] Progr. méd. 1910 und Rev. de méd. 1910.
[2] Fortschr. a. d. Geb. d. Röntgenstr. Bd. 29, H. 6.
[3] Fortschr. a. d. Geb. d. Röntgenstr. Bd. 30, H. 3—6.

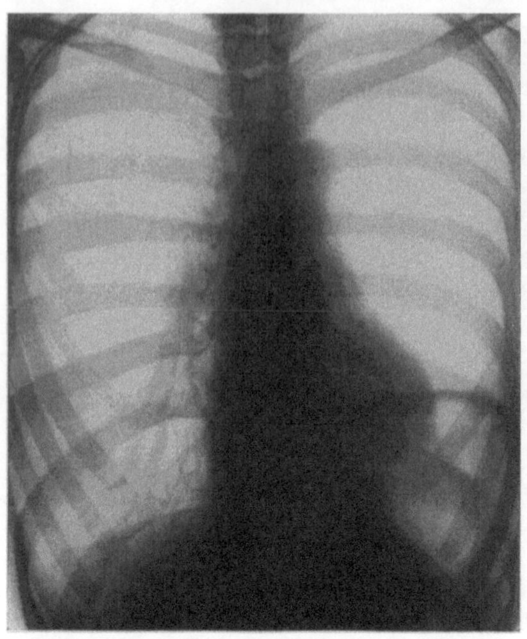

Abb. 115. Relaxatio diaphragmatis links.

der Leber über, deren meist scharfer unterer Rand fast bei allen nicht zu fetten Personen zwei bis drei Querfinger unterhalb des Rippenbogens gegen die meist Gas enthaltende rechte Kolonflexur abgehoben ist. Die normale, bei der Inspiration sich etwas abflachende Rundung der Zwerchfellkuppel ist besonders rechts keine absolut gleichmäßige. Die bei älteren muskulösen Personen vorhandenen „Muskelfurchen" der Leberkonvexität prägen sich in einer mehr oder weniger welligen Beschaffenheit des Zwerchfellkonturs aus. Zackige Erhebungen dagegen sind stets als Zeichen abgelaufener Pleuritis diaphragmatica (s. oben S. 80), größere rundliche oder knollige Vorwölbungen als Tumoren (oder Absceß, Echinokokkus) der Leberoberfläche anzusehen. Zwerchfellhochstand mit Abflachung der Kuppel und Trägheit der Atemexkursionen finden sich nach A. Förster[1] doppelseitig bei Bauchfelltuberkulose, einfach bei Paranephritis, nach Jamin bei subphrenischem Absceß. Eine in die Augen fallende krankhafte Veränderung des Zwerchfells ist seine meist einseitige Lähmung, welche bei höheren Graden gewöhnlich von einer Atrophie gefolgt ist. Das

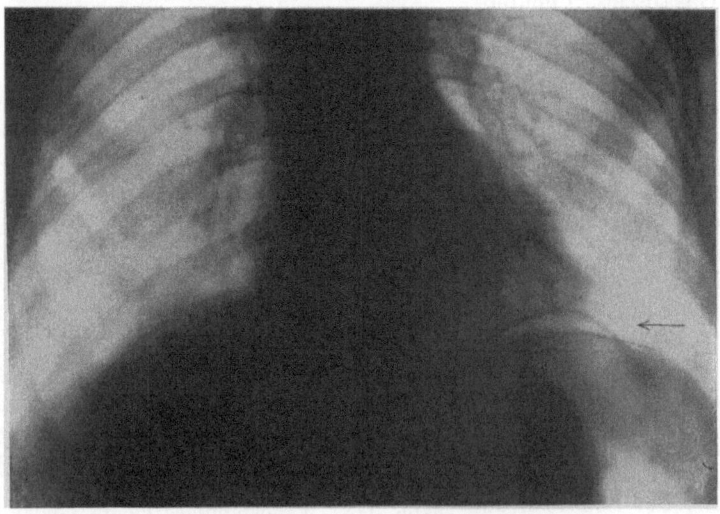

Abb. 116. Partielle Relaxatio diaphragmatis. ← gekreuzte Bogenlinie des Zwerchfells.

---

[1] Münch. med. Wochenschr. 1920. Nr. 2.

völlig gelähmte Zwerchfell steht abnorm hoch und zeigt keine oder eine paradoxe Verschiebung bei der Atmung, d. h. es hebt sich bei der Einatmung und senkt sich bei der Ausatmung. Aber auch ohne nachweisbare Bewegungsstörung kommt ein einseitiger Hochstand vor (Abb. 44 und 115). Solche Fälle werden gewöhnlich als Relaxatio diaphragmatis bezeichnet. Sie kommt fast nur links vor. Der Raum unter der Zwerchfellkuppel wird von der in solchen Fällen gewöhnlich sehr großen Magenluft-
blase und der geblähten linken
Flexur eingenommen.

Die Unterscheidung zwischen
einer solchen Relaxatio und einer
Hernie des Zwerchfells ist allein
auf Grund des Röntgenbildes
nicht sicher zu treffen, oftmals
nach dem heutigen Stand unserer
Kenntnisse unmöglich. Alle Kriterien, die dazu angegeben wurden, haben sich als trügerisch
erwiesen. Die von GLÄSSNER [1]
und ASSMANN beobachtete dop-
pelte, zum Teil gekreuzte Bogenlinie ist kein Zeichen für eine
Hernie, sondern entsteht im
Gegenteil bei der Relaxatio durch
eine Stufenbildung des erschlafften Zwerchfells. Ein derartiges
Bild zeigt Abb. 116. Schon beim
normalen Zwerchfell beobachten
wir gelegentlich, daß einzelne
Anteile bei tiefer Einatmung
nicht so gut mitgehen und

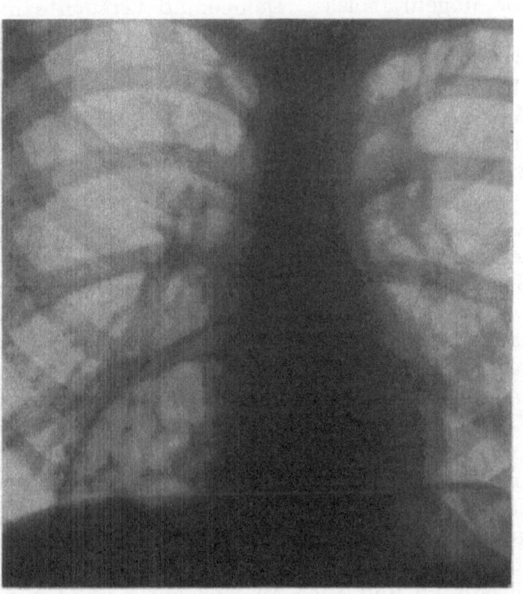

Abb. 117. Rechtsseitige Zwerchfellhernie. Inhalt Querkolon.

dadurch aus der allgemeinen Bogenkontur heraustreten, ohne aber von Adhäsionssträngen fixiert zu sein, wie dies bei den „Zwerchfellzacken" der Fall ist.

Echte Hernien entstehen durch Trauma (Schußverletzung) oder als Folge des Offenbleibens einzelner im fetalen Leben bestehenden Lücken zwischen den Muskelbündeln, endlich durch eine abnorme Weite der Durchtrittsstellen der Speiseröhre und der großen Gefäße; so der in Abb. 117 gezeigte seltene Fall einer rechtsseitigen paraösophagealen Hernie, welche zufällig bei einem Studenten gefunden wurde, der völlig beschwerdefrei war.

B. Röntgenuntersuchung des Verdauungstraktes.

1. Allgemeines.

Einer der neueren Triumphe der Röntgenstrahlen ist die Möglichkeit, den Verdauungstraktus betr. Gestaltung und Funktion so genau studieren zu können, wie etwa am vivisezierten Tier. Den Fortschritt bahnte die seit 1904 durch RIEDER allgemein eingeführte Verwendung von Kontrastmitteln. Wenn wir ohne solche das Abdomen durchleuchten, so sehen wir im Gegensatz zu dem so schön erleuchteten Thorax alles in einförmiges Grau getaucht, vielleicht mit Ausnahme der kleinen Magenluftblase oder einer geringen Aufhellung durch

---

[1] Fortschr. a. d. Geb. d. Röntgenstr. Bd. 24.

Gasfüllung an einzelnen Stellen des Dickdarmes. Die Unterschiede im Absorptionsvermögen der verschiedenen Eingeweide, des festen und flüssigen Darminhaltes sind zu gering. Dazu ist ein großer Teil des Abdomens von der wenig durchlässigen knöchernen Beckenwand umgeben. Die anfangs wohl gehegte Hoffnung, bösartige Neubildungen im Bauchraum als tiefere Schatten zu erkennen, mußte aufgegeben werden. Der folgerichtige Gedanke war, wo stärkere Kontraste fehlen, solche künstlich zu schaffen. Die Natur wies den Weg in der Magenluftblase. Demgemäß versuchte man es mit der aus der klinischen Praxis schon bekannten Luft- bzw. Kohlensäureaufblähung (ROSENFELD, BECHER). Das durch diesen Gewaltakt erzeugte Zerrbild des Magens befriedigte allerdings weder hinsichtlich Form noch Größe. Doch erwies sich ein anderer Weg als gangbar: Man füllte den Magen bzw. Verdauungstrakt mit einer sehr stark schattengebenden Substanz und erhält so ein dunkles Bild des Ausgusses auf hellem Grunde, statt wie vorher hell auf dunklem Grunde. Dieses Verfahren, von WOLF BECHER schon 1897 angegeben, wurde von RIEDER und HOLZKNECHT zuerst planmäßig an Kranken angewandt und ergab ungeahnte Resultate. Mit 40—50 g Bismutum carbonicum bzw. 150 g Bariumsulfat in etwa 300 ccm Wasser erhält man einen vollständigen Ausguß z. B. des Magens. Die Kontrastmahlzeit wandert durch die normale Verdauungstätigkeit weiter, füllt nacheinander sämtliche Abschnitte des Verdauungskanals und macht sie in ihrer ungestörten Lebenstätigkeit sichtbar. Denn der vollkommen unlösliche Kontrastbrei übt keinerlei chemische Reizwirkung auf die durchflossenen Hohlorgane aus. Es ist nötig, dies zu betonen, weil vor nicht langer Zeit Skeptiker eine solche Ansicht geltend machten, um ihre ablehnende Stellungnahme gegen die Methode zu begründen, indem sie behaupteten, die durch den Ausguß gewonnenen Schattenbilder der Organe, speziell des Magens, seien nur mit Vorsicht zu beurteilen, denn es könnten bestenfalls nur Zerrbilder, hervorgerufen durch den abnormen Reiz des chemisch differenten und auch an Gewicht schweren Kontrastbreies sein (STILLERS sog. „Wismutmagen"[1]). Dies ist durch eine Reihe von Einzelbeobachtungen längst widerlegt und kann jedenfalls den Diagnostiker ganz unberührt lassen, mag es auch dem Physiologen in Einzelfragen Kopfschmerzen bereiten.

Für bestimmte Zwecke genügt die Eingabe von Oblaten oder Kapseln mit kleinen Kontrastmittelmengen, so z. B. zur Feststellung geringfügiger Stenosen der Speiseröhre. Der Dickdarm kann außer durch perorale Darreichung auch durch Einläufe schattengebender Substanzen (jetzt meist Bariumsulfat in dünner Aufschwemmung unter Zusatz von etwas Bolus alba) rasch und vollständig dargestellt werden. Die Schirmdurchleuchtung steht, wie nach den eingangs behandelten Prinzipien der Röntgenuntersuchung bewegter Organe eigentlich selbstverständlich, am Magendarmkanal weitaus im Vordergrunde, was schon HOLZKNECHT seinerzeit in temperamentvoller Weise immer wieder betonte. Einzelaufgaben freilich, so besonders die feinere Differenzierung von Konturanomalien am Duodenum, erfordern die photographische Darstellung, die neuerdings durch die Verbesserungen von AKERLUND, BERG u. a. einen Ausbau in Richtung der Serienphotographie zur Unterscheidung bleibender von vorübergehenden, etwa peristaltischen Phänomenen erfahren hat. Zahlreiche Autoren (neben den genannten noch GABRIEL, KAESTLE u. a.) haben praktische Spezialgeräte angegeben, welche bezwecken, unmittelbar nachdem am Leuchtschirm irgendein verdächtiger Befund erhoben wurde, mehrere klein ausgeblendete Aufnahmen auf einer Platte größeren Formats oder einem Filmband auszuführen (sog. Duodenalserien). Manche dieser Geräte sind mit einer automatischen

---

[1] Arch. f. Verdauungskrankh. Bd. 16.

Umschaltevorrichtung für den Röhren- bzw. Heizstrom gekuppelt, so daß der Übergang von der Durchleuchtung zur Aufnahme momentan erfolgt.

In den meisten Fällen begnügt man sich jedoch damit, die wechselnden Füllungsbilder der Hohlorgane durch sofortiges Nachzeichnen auf der Bleiglasplatte des Durchleuchtungsschirmes oder durch kleine Freihandskizzen festzuhalten. Uns hat sich die maßgerechte Verkleinerung mittels eines von STUMPF (München) konstruierten Zeichenapparates „Parvograph" bewährt, der, am Rahmen des Leuchtschirmes befestigt, ohne Mühe Zeichnungen im handlichen Maßstabe 1 : 4 liefert, die mit Tusche nachgezogen dem Krankenberichte angeheftet werden.

2. Röntgenuntersuchung der Speiseröhre.

Beginnen wir nun unsere Betrachtung mit der Untersuchung der Speiseröhre. Ihre direkte Betrachtung mittels des Ösophagoskops bietet zwar einen naturgetreueren Anblick, ist aber ein recht schwieriger, den Patienten stark belästigender und nicht ungefährlicher Eingriff, dessen Anwendungsgebiet auch bei weitem nicht so groß ist wie das der Röntgenuntersuchung. Insbesondere kann die bloße Betrachtung von oben keinerlei Aufschluß geben über die Länge einer eventuellen Striktur sowie über die Verhältnisse unterhalb derselben.

Einen in dieser Beziehung lehrreichen Fall beobachteten wir kürzlich:

Bei einem älteren Kranken mit seit längerer Zeit bestehenden Schlingbeschwerden war durch Sondenuntersuchung eine Verengerung in etwa 23 cm Tiefe festgestellt worden; bei der darauf anderwärts vorgenommenen Ösophagoskopie erschien an der betreffenden Stelle ein ringförmig umgreifender glatter Wulst, der das Lumen fast völlig abschloß und von normal aussehender Schleimhaut bedeckt war. Eine Probeexcision aus diesem Wulst ergab normale Schleimhaut, und man beruhigte sich daraufhin mit der Annahme eines Spasmus. Die nunmehr erst vorgenommene Röntgendurchleuchtung zeigte in der angegebenen Höhe oberhalb der Bifurkation tatsächlich eine zirkuläre Einschnürung, die dem angenommenen Spasmus entsprach, etwas tiefer aber noch eine, etwa $2^1/_2$ cm lange unregelmäßig begrenzte Stenose von der Dicke eines

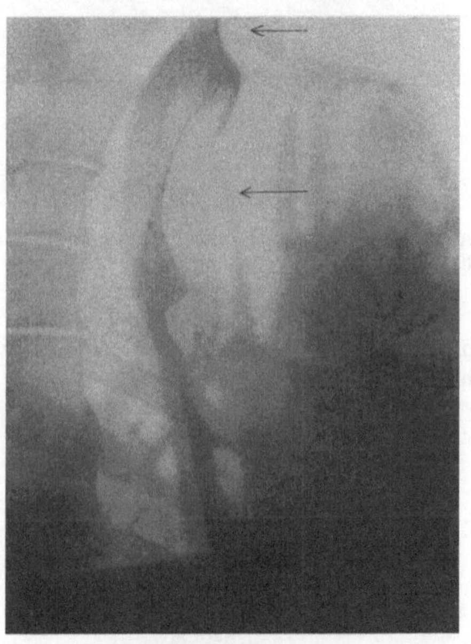

Abb. 118. Oesophaguscarcinom (unterer Pfeil) mit oralwärts lokalisiertem Spasmus (oberer Pfeil).

Taschenbleistiftes, also eine Tumorstenose, wie durch den weiteren Verlauf bestätigt wurde. Der Tumor hatte, wie das hie und da, wenn auch nicht allzu häufig, vorkommt, einen oralwärts lokalisierten Spasmus hervorgebracht. Die anfängliche Irreführung war dem unzweckmäßigen Gange der Untersuchung zur Last zu legen (Abb. 118).

Wenn irgend möglich, sollte man also immer die Röntgenuntersuchung zuerst vornehmen, eventuell sogar vor der Untersuchung mit der weichen Schlundsonde, z. B. in den Fällen, wo man einen ulzerierenden Tumor vermutet.

Die Speiseröhre verläuft im sog. „hinteren Mediastinum", jenem Raum hinter dem Herzen und den großen Gefäßen, der bei der seitlichen Durchleuchtung als helles Band zwischen den letztgenannten Gebilden und der Wirbelsäule hervortritt, und zwar verläuft sie schräg vor der Mitte der Wirbelsäule nach links unten, hinter der Luftröhre, zwischen dieser und der Wirbelsäule.

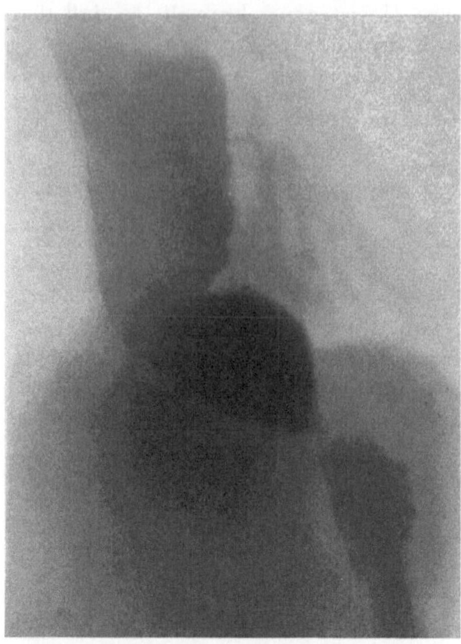

Abb. 119. Kardiospasmus mit sekundärer Erweiterung und Verlängerung (Knickung) der Speiseröhre.

Daraus ergibt sich als geeignete Durchleuchtungsrichtung zur isolierten Darstellung der Speiseröhre der sog. „erste schräge Durchmesser", die Strahlenrichtung von links hinten nach rechts vorn, auch „Fechterstellung" genannt. In dieser Richtung durchsetzen die Röntgenstrahlen zwischen Herz, Aorta ascendens bzw. Luftröhre und Wirbelsäule kein anderes stärker schattengebendes Organ. Für die Untersuchung des untersten Speiseröhrenabschnittes bzw. der Kardia empfiehlt sich außerdem nach STEYRER [1] bei Anwendung des ersten und zweiten schrägen Durchmessers ein hoher Röhrenstand, da die Durchtrittsstelle der Speiseröhre sonst von der Wölbung des Zwerchfells verschattet wird.

An sich ist die Speiseröhre als weiches, häutig-muskulöses Gebilde nicht von der Umgebung abgrenzbar. Läßt man aber Bariumbrei schlucken, so bildet dieser einen partiellen Ausguß des Schlauches. Normalerweise gleitet er schnell, in etwa 2—3 Sekunden hinunter; wenn er mehr flüssig ist, wird er unmittelbar bis zum Magenmund hinuntergespritzt. Hier hält er sich ganz kurze Zeit auf, einen Kegel mit der Spitze nach abwärts bildend, dann öffnet sich die dort befindliche Ringmuskulatur und läßt den Inhalt weiter in den Magen gleiten.

Die Konturen der normalen Speiseröhre sind überall glatt, ihre Weite überall ziemlich gleich, von den drei „physiologischen Engen" am Ringknorpel des Kehlkopfes, am Aortenbogen und am Zwerchfelldurchtritt abgesehen. Jede irgendwie bedeutende Striktur gibt sich in einer Einschnürung der Schattensäule kund, um so deutlicher, als das Rohr oberhalb davon gewöhnlich etwas weiter zu sein pflegt. Nach einem in der Pathologie allgemein gültigen Gesetz entsteht ja mit der Zeit oberhalb einer jeden Stenose eine Erweiterung. In der Speiseröhre ist es besonders häufig die als „Kardiospasmus" bezeichnete Passagestörung, welche eine allgemeine Erweiterung des Rohres nach

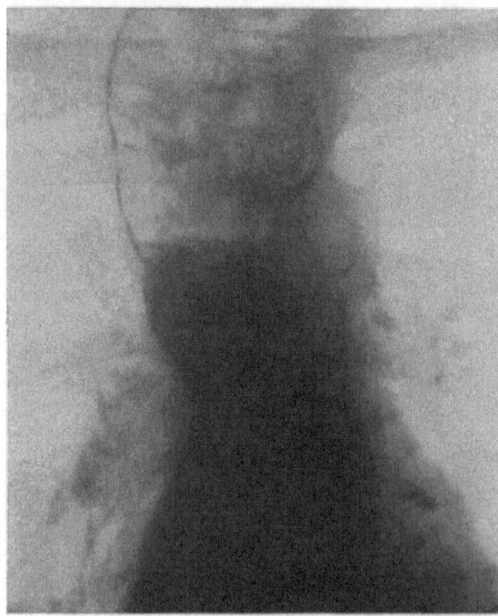

Abb. 120. Idiopathische Dilatation der Speiseröhre. Aufnahme dorsoventral.

<hr>

[1] GROEDELS Grundriß. 1. Aufl. 1909.

sich zieht. Dieselbe nimmt aber in einzelnen Fällen so hochgradige Dimensionen an und ist oft mit einer Schlängelung und Verdickung der Wände verbunden, daß sie durch die alleinige Stauung der Ingesten nicht ausreichend erklärt werden kann (s. Abb. 119). Man sprach deshalb auch von „idiopathischer Dilatation der Speiseröhre", wie sie hie und da sogar ohne nachweisbares Passagehindernis an der Kardia vorkommt. Die wenigen vorliegenden Sektionsergebnisse weisen nach KRAUS [1] in solchen Fällen auf eine Schädigung des Nervus vagus hin. Letzterem wird eine hemmende Wirkung auf den Kardiaschluß zugeschrieben.

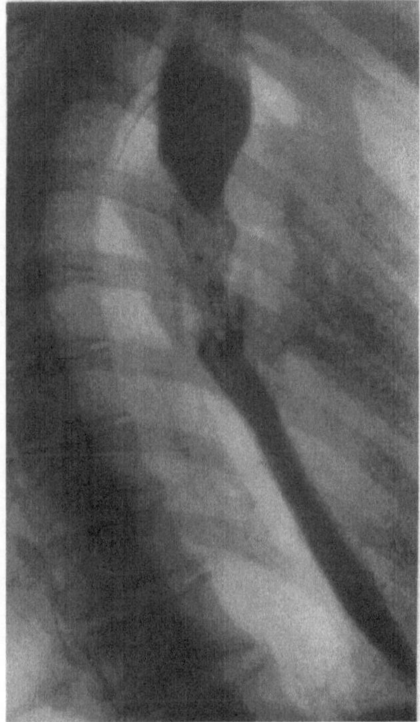

Abb. 121. Oesophaguscarcinom in Höhe der Bifurkation. Aufnahme frontal.

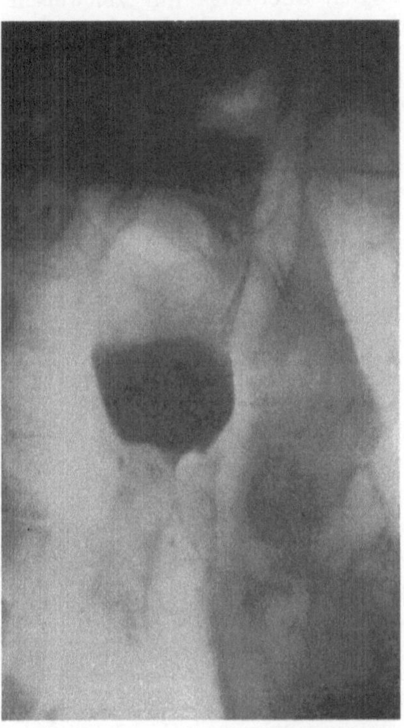

Abb. 122. Stenosierendes Oesophaguscarcinom in Höhe der Bifurkation. Aufnahme im 1. schrägen Durchmesser.

So pflegt denn auch, wie ASSMANN bereits betonte, das den Vagustonus herabsetzende Atropin ohne Wirkung auf den funktionellen Kardiaschluß zu bleiben, kann also auch nicht zur Differentialdiagnose gegenüber einer echten Striktur dienen. Möglicherweise handelt es sich überhaupt nicht um einen eigentlichen „Spasmus" der Ringmuskulatur am Magenmund, sondern um eine „dyskinetische" Störung des unter dem antagonistischen Einflusse des autonomen und des sympathischen Nervensystems stehenden Schließmuskelmechanismus, verbunden mit einer funktionellen Erschlaffung der glatten Muskulatur der gesamten Speiseröhre. Dadurch, daß in der Folge durch Stauung des Inhaltes und Zersetzungsvorgänge eine Entzündung der Schleimhaut, Degeneration und Atrophie der darunter gelegenen Muskelschicht auftritt, wird die Erweiterung nur noch hochgradiger (Abb. 120). Sehr starke Erweiterung gibt an sich schon einen Hinweis auf langes Bestehen des Leidens und spricht somit schon von

[1] Dtsch. med. Wochenschr. 1912. Nr. 8.

vornherein gegen ein Carcinom als Ursache der Stenose. SCHWARZ [1] betont, daß der Kardiospasmus in nicht ganz seltenen Fällen von einem hochsitzenden Ulcus oder einer Erosion im Magenfundus hervorgerufen und unterhalten wird.

Meist kommt es darauf an, die durch einen Spasmus gesetzte Verengerung von einer organischen, also krebsigen oder narbigen zu unterscheiden. Verschiedene Umstände erlauben dies an der Speiseröhre in meist eindeutiger Weise, vielleicht abgesehen von dem Frühstadium einer Neubildung. Einmal ist es die Vollständigkeit des Verschlusses. Ein Spasmus führt meist zum vollständigen, allerdings nur zeitweisen Verschluß (sonst müßte der Patient ja baldigst verhungern). Ein langsam wachsender, zum Teil zerfallender Tumor

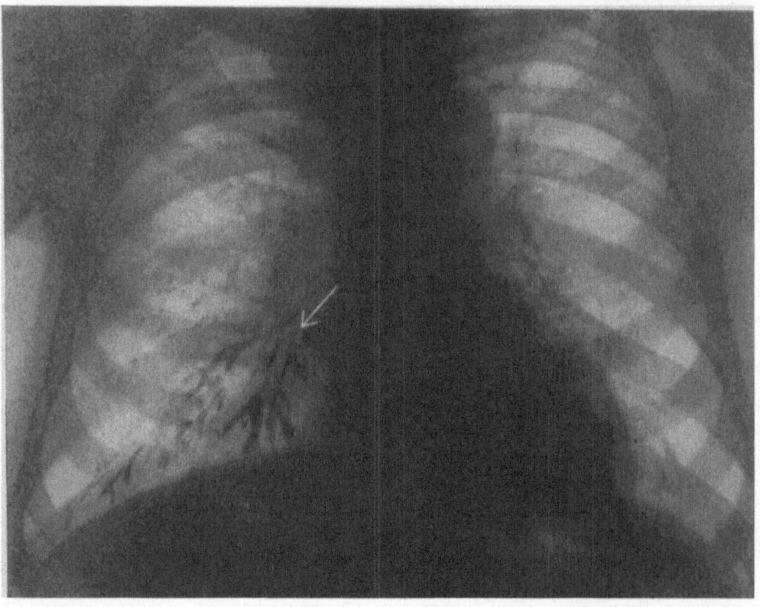

Abb. 123. Perforation eines Oesophaguscarcinoms, Bronchusfistel. Die Bronchialverzweigungen des rechten Unterlappens sind zum Teil mit Bariumaufschwemmung angefüllt.

dagegen läßt immer noch eine, wenn auch enge Passage offen, durch die die Kontrastaufschwemmung in dünnem Strahle langsam ohne Druck herabrieselt. Eine spastisch verengte Kardia z. B. zeigt ferner einen glatten Rand, eine durch ein Carcinom verengte Stelle dagegen eine unscharfe verwaschene oder zerfressene Umrandung oder einen geschlängelten Verlauf (s. Abb. 121). Der Sitz der Stenose erlaubt keine sichere Unterscheidung zwischen Spasmus und Carcinom; beide kommen an den verschiedensten Abschnitten der Speiseröhre vor; beide allerdings mit Vorliebe an den „physiologischen" Engen, besonders der Kardia.

Das Bild einer ausgeprägten Tumorstenose ist ungemein charakteristisch und kaum z. B. mit dem einer Narbenstenose nach Verätzung zu verwechseln. Die enge röhrenförmige Striktur, die nach Verätzung entsteht, hat eine gleichmäßig glatte Begrenzung, während die einer Tumorstenose stets unscharf bzw. wie zerfranst aussieht, oftmals auch unregelmäßig eingebuchtet (Abb. 122).

---

[1] SCHITTENHELMS Lehrbuch der Röntgendiagnostik. Berlin 1924.

Ein Kriterium, das selten im Stich läßt, ist unserer Erfahrung nach der exzentrische Ansatz des Breifadens in der Stenose gegenüber dem zentrischen Verlauf bei einer spastischen oder narbigen Enge.

Das untere Ende der Tumorstenose wird oft bei der gewöhnlichen Durchleuchtung oder Aufnahme im Stehen schlecht dargestellt infolge des raschen Absinkens des Kontrastbreies. Es ist aber wünschenswert, die genaue Ausdehnung der Enge zu kennen, bevor man etwa eine Bougie- oder Radiumsondenbehandlung einleitet, wie sie besonders in Amerika unter Leitung des Röntgenschirmes systematisch geübt wird. Um das rasche Abfließen des Breies zu verhindern, muß also gelegentlich in Seiten- bzw. Bauchlage oder sogar unter Beckenhochlagerung durchleuchtet werden.

In seltenen Fällen kann man übrigens den Tumor selbst als schwachen Schatten im hellen Mittelfellraum ohne Verwendung von Kontrastbrei sehen.

Ein Oesophaguscarcinom kann nun, wenn es von weicher lockerer Beschaffenheit ist, zerfallen und dadurch zur Bildung einer Fistel in die Nachbarschaft führen, etwa ins Mediastinum hinein, häufiger in einen anliegenden Bronchus oder unmittelbar ins Lungengewebe.

Einen solchen Fall zeigt Abb. 123; er wurde durch das Röntgenverfahren erst diagnostiziert. Die Bariumaufschwemmung trat oberhalb der verengten Stelle plötzlich

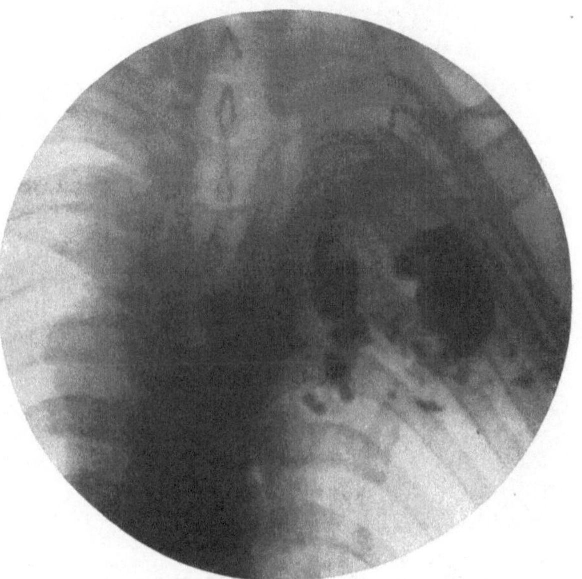

Abb. 124. Ösophagobronchiale Fistel. Jodipinfüllung tuberkulöser Kavernen. Aufnahme ventrodorsal.

in Form baumförmiger Verästelungen in die hellen Lungenfelder über, die sich als Ausgüsse der Bronchien I. und II. Ordnung und einiger kleinerer Verzweigungen darstellten. Diese mußten also an einer Stelle in offener Verbindung mit der Speiseröhre stehen. Das Ereignis hatte keine unmittelbaren üblen Folgen für den Untersuchten; freilich erlag er bald darauf seinem Carcinom. Bei der Sektion fand sich eine stecknadelkopfgroße Perforation im Bereich des zerfallenden Tumors, die sogar der wiederholten Ösophagoskopie entgangen war.

Ähnliche Befunde wurden bereits mehrfach u. a. von SCHWARZ[1], LEVY-DORN[2], FAULHABER[3], TESCHENDORF[4] erhoben. Die meisten Beobachter erwähnen, wie auffallend reaktionslos die Bronchialschleimhaut und die Lungen der betreffenden Patienten gegenüber der Bariumaufschwemmung blieben. Mit dem inzwischen für die Darstellung der Luftwege für besonders geeignet befundenen reizlosen Jodöl (Jodipin u. dgl.) dürfte die Kontrastuntersuchung nunmehr auch in diesen Fällen ganz unbedenklich sein, wofür auch eine weitere

[1] Wien. klin. Wochenschr. 1910. Nr. 17.
[2] 8. Röntgenkongreß 1912.
[3] Röntgendiagnostik der Speiseröhrenerkrankungen. Halle 1916.
[4] Dtsch. med. Wochenschr. 1920. Nr. 45.

eigene Beobachtung [1] spricht, in der das per os eingeführte Jodipin durch die
Fistelöffnung in vorher nicht diagnostizierte tuberkulöse Kavernen drang
(Abb. 124). Der Patient verspürte nicht nur keinerlei Belästigung davon,
sondern erschien nach einer Woche mit der Bitte um Wiederholung der
Prozedur!

Übrigens sind von WEINGÄRTNER [2] u. a. Fälle beschrieben worden, wo
ohne Perforation des Carcinoms bei hohem Sitz desselben infolge einer Schädigung der sensiblen Kehlkopfnerven Kontrastbrei in die Trachea gelangte und
einen teilweisen Ausguß der Bronchien erzeugte. Dasselbe soll bei diphtherischer
Schlinglähmung der Fall sein. Einfache Anästhesie des Schlundes und Kehl-

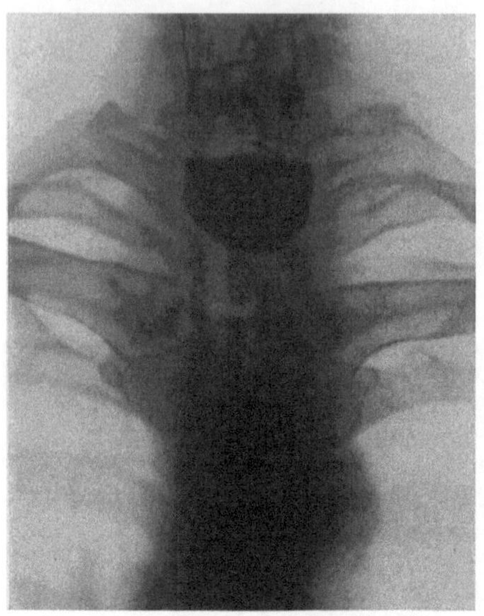

Abb. 125.
ZENKERsches Speiseröhrendivertikel.

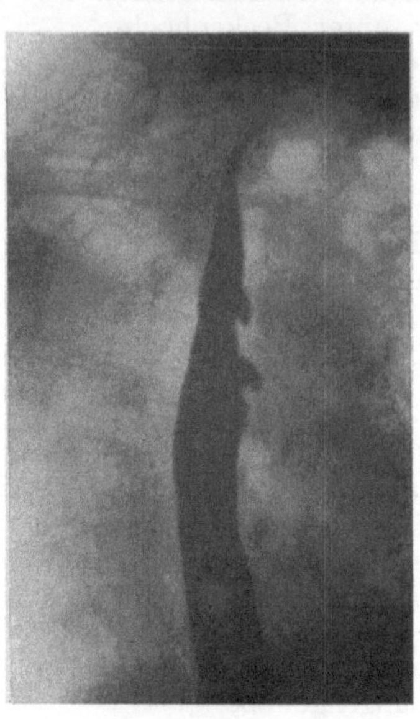

Abb. 126.
Zwei Traktionsdivertikel der Speiseröhre.

kopfes genügt auch bei der bereits erwähnten „Bronchographie" mittels Jodöl
bisweilen, um von dem verschluckten Quantum einen Teil in die Luftwege
abzuleiten („Verschluckmethode" von SGALITZER, NATHER und BECK [3]).

Leicht und einfach und eigentlich nur durch Röntgenuntersuchung mit
Sicherheit zu erkennen sind die Divertikel der Speiseröhre. Es sind umschriebene Ausstülpungen der hinteren oder seitlichen Wand, die neben der
Speiseröhre liegen, eine sackartige, in anderen Fällen trichterartige Form annehmen, je nachdem, ob es sich um ein Pulsions- oder Traktionsdivertikel
handelt. Erstere, die sog. ZENKERschen Divertikel (Abb. 125), entstehen durch
Druck von innen infolge Nachgebens eines Wandteiles, letztere durch Zug von
außen, meist durch schrumpfende Lymphdrüsen (s. Abb. 126). Aus einem
Traktionsdivertikel kann sekundär durch den Innendruck ein Pulsionsdivertikel
entstehen. Erstere sind etwas häufiger. Pulsionsdivertikel sitzen am häufigsten
über dem Jugulum an der Grenze zwischen Pharynx und Oesophagus. Eine
Verwechslung ist nur möglich mit einem Carcinom, das hie und da einmal eine
divertikelähnliche Abschnürung zustande bringt.

[1] Fortschr. a. d. Geb. d. Röntgenstr. Bd. 33. H. 5.
[2] Das Röntgenverfahren in der Laryngologie. Berlin 1914.
[3] Zentralbl. f. Chirurg. 1925. H. 28.

Daß verschluckte **Fremdkörper** sich in der Speiseröhre mittels des Röntgenverfahrens meist gut nachweisen lassen, braucht nicht betont zu werden, gehört außerdem mehr in das Kapitel der chirurgischen Röntgendiagnostik. Nur so viel sei erwähnt, daß nicht nur metallische Fremdkörper durch ihren dichten Schatten leicht darstellbar sind, sondern daß auch schwach absorbierende Objekte, wie Kerne von Steinobst usw. sichtbar gemacht werden können, und zwar als Aussparungen in einem zu diesem Zwecke gereichten dicken Kontrastbrei. Eine Kontrastbreigabe empfiehlt sich in jedem Falle, auch bei vorhandenem Fremdkörperschatten, um dessen genaue Lage (ob intra- oder extraösophageal) festzustellen. Nicht ganz selten sind Täuschungen durch verkalkte Drüsen.

Verlagerungen der Speiseröhre, die in ihrer unteren Hälfte nur locker im prävertebralen Gewebe befestigt ist, werden in der Regel durch Wirbelsäulenverkrümmungen, große Pleuraergüsse bzw. Pneumothorax, Tumoren des Mediastinums oder der Lunge, selten durch eine hochgradige Erweiterung des Herzens (speziell des linken Vorhofes) oder der Aorta bewirkt. In allen diesen Fällen kann die Kontrastfüllung der Speiseröhre zur Abgrenzung des fraglichen Gebildes beitragen, eventuell auch das Übergreifen eines Neoplasmas auf die Speiseröhrenwand feststellen. Das KREUZFUCHSsche Verfahren zur Messung der Breite des Aortenbogens mit Hilfe der Kontrastfüllung der Speiseröhre wurde schon erwähnt.

3. Röntgenuntersuchung des Magens.

a) Allgemeines.

Als man durch das Kontrastmittelverfahren zum erstenmal genauen Aufschluß über Form, Lage und Funktion des **Magens** am lebenden, aufrecht stehenden Menschen gewann, mußten alle Disziplinen umlernen, Anatomen sowohl als Physiologen, Pathologen und Kliniker. Form und Lage erwiesen sich anders, als es die Anatomie nach dem Leichenmagen gelehrt hatte. Einmal stellte sich heraus, daß der normale Magen keineswegs eine Beutel- oder Dudelsackform aufweist, sondern daß er ein mehr schlauchförmiges Organ darstellt mit einem ab- und einem aufsteigenden Schenkel, also eine sog. „Hubhöhe" hat; dann aber, daß diese Form stark individuell wechselt und

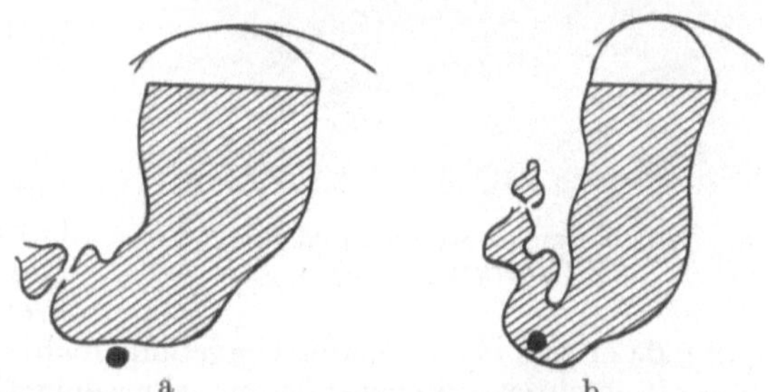

Abb. 127. Normaler Magen. a) HOLZKNECHTsche, b) RIEDERsche Form.

auch beim Einzelindividuum durch Füllungszustand und Körperlage so stark beeinflußt wird, wie kaum bei einem anderen Organ.

Der große Unterschied in Form und Lage, der sich bisweilen zwischen zwei gesunden Mägen verschiedener Personen findet, führte zur Aufstellung mehrerer „Typen", die alle im Bereich des Normalen liegen. Der erste ist die sog. „Stierhornform", auch „HOLZKNECHTscher Normalmagen" genannt. HOLZKNECHT glaubte, dieser Form die Bezeichnung „Normalmagen" zuerkennen zu müssen, einmal, weil sie noch am meisten den Lehren der alten Anatomen entspricht, dann aber, weil sie eine für die rasche Entleerung besonders günstige Form ist, denn bei ihr bildet der Pylorus nahezu den tiefsten Punkt; eine „Hubhöhe" besteht fast nicht. An die Muskelkraft des Magens werden also für die Fortbewegung der Ingesten nur sehr geringe Anforderungen gestellt, und deshalb glaubte HOLZKNECHT [1] sie als die zweckmäßigste und alle anderen als Entartungen ansprechen zu müssen. Tatsächlich findet man die Stierhornform gewöhnlich nur bei sehr muskelstarken Männern mit straffen Bauchdecken. Der Magen liegt dann im ganzen quer im Epigastrium, sein tiefster Punkt noch oberhalb des Nabels, der Pylorus bis zu drei Querfinger rechts von der Mittellinie (Abb. 127 a).

Nun ist es aber durchaus nicht ausgemacht, daß eine solche, die rasche Entleerung begünstigende Anordnung gerade die zweckmäßigste, sozusagen „ideale" Form darstellt, denn der Magen dient ja nicht lediglich der Fortbewegung, sondern schon wesentlich der Verarbeitung und Aufschließung der Nahrung, wofür ein allzu kurzes Verweilen nicht erwünscht ist. Weiter stellt man sich unter der Bezeichnung „Normalform" eine zahlenmäßig überwiegende Form vor, diese aber stellt der Stierhornmagen keineswegs dar. Häufig ist dagegen die Form, die wir nach RIEDER „Angelhakenform" oder „Siphonform" nennen. Der Magen steht hier im ganzen steiler, mehr links von der Wirbelsäule, und reicht mit seinem tiefsten Punkte bis unter Nabelhöhe, etwa bis zur Höhe des Beckenkammes. Er zeigt eine deutliche Hubhöhe vom tiefsten Punkte bis zum Pylorus, der höchstens einen Querfinger rechts von der Mittellinie liegt (Abb. 127 b).

Eine in der Praxis häufig anzutreffende „Übergangsform" zeigt Abb. 128.

Es braucht kaum eigens betont zu werden, daß diese Formbeschreibung nur für die aufrechte Körperhaltung und nur für den gefüllten Magen zutrifft. Form und Lage des leeren Magens kennen wir noch

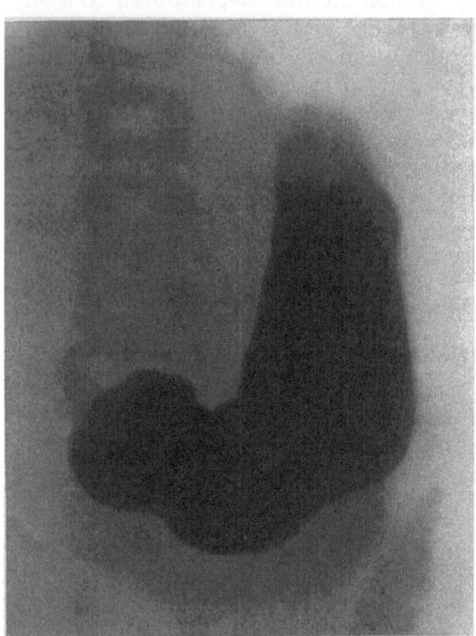

Abb. 128. Normales Röntgenbild des Magens (Übergangsform).

wenig, da er sich eben von der Umgebung nicht abhebt. Nur das eine wissen wir, daß er in nüchternem Zustande nur sehr wenig Flüssigkeit und mit Ausnahme des obersten Teiles auch keine Luft enthält, und daß seine Wandungen eng aneinanderliegen, denn bei der Einführung des ersten Bissens einer konsistenten Kontrastspeise entfalten sie sich langsam in Form eines Keiles mit nach unten gerichteter Spitze. Diese zieht sich zu einer dünnen, der kleinen Kurvatur folgenden Straße aus, bis eine isolierte Breiportion sich loslöst und den unteren Pol des Magens erreicht. Erst durch die folgenden Breiportionen entsteht eine streifenförmige Verbindung zwischen unterem und oberem Breidepot, an der gewöhnlich deutlich die Längsfalten des Magenkörpers hervortreten. Das Schattenbild des Ausgusses wächst zuerst in der Länge, später ausschließlich der Breite nach, bis nach vier bis fünf Bissen eine genügende Ausfüllung erreicht ist, um den gesamten Umriß hervortreten zu lassen. Zu gleicher Zeit füllt sich auch der pylorische

---

[1] Mitt. a. d. Laborat. f. radiol. Diagn. u. Therapie. Bd. 1, H. 1. Jena 1906.

aufsteigende Magenabschnitt, an dem gewöhnlich sehr bald peristaltische Einbuchtungen auftreten. — Anders in dem bereits mit Flüssigkeit gefüllten, also entfalteten Magen. Hier fällt der erste Bissen des Kontrastbreies sogleich auf den Grund, wo eine schalenförmige Ansammlung entsteht, über der sich als lichterer Schatten die flüssige „Intermediärschicht" SCHLESINGERS abhebt, ihrerseits gegen die helle Magenluft durch einen wagrechten wellenschlagenden Spiegel abgegrenzt.

Es ist hier der Ort, die speziellen röntgenologisch-topographischen Bezeichnungen für die einzelnen Abschnitte des Magenschattenbildes anzuführen (s. Skizze Abb. 129):

Die Eintrittsstelle der Speisen wird, wie gewohnt, als Magenmund, Kardia, bezeichnet. Sie liegt nicht etwa im höchsten Punkt, sondern rechts davon innerhalb der Magenblase. Das von dieser eingenommene Gebiet nennen wir mit HOLZKNECHT Fundus, den anschließenden absteigenden Teil Corpus (Pars media). An ihm unterscheiden wir die konkave kleine und die konvexe große Kurvatur. Die kleine Kurvatur biegt bei der gewöhnlichen Angelhakenform des Magens ziemlich unvermittelt um; diese Stelle heißt Angulus ventriculi. Sie bildet etwa die Grenze zwischen dem Corpus ventriculi und der „Pars pylorica", von GROEDEL „Antrum pylori" genannt. Diese Partie hat eine gewisse funktionelle Sonderstellung; vor allem besitzt sie eine eigenartige, besonders kräftige Peristaltik. Während nämlich am Fundus für gewöhnlich gar keine, am Korpus nur seichte wellenförmige, langsam nach abwärts wandernde Einbuchtungen auftreten, kontrahiert sich das Antrum pylori in regelmäßigen Zeitabständen, etwa alle 15 bis 20 Sekunden, kräftig in Form einer Ringwelle, die am Angulus beginnt und rasch bis zum Pylorus fortschreitet. Sie dient, wenn der Pylorus geöffnet ist, als Auspreßbewegung; wenn er geschlossen ist, bewirkt

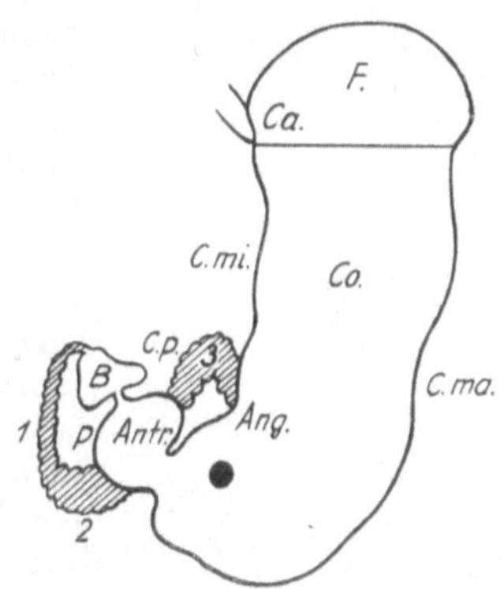

Abb. 129. Topographie des Magens. Ca Kardia, F Fundus, Co Corpus, Ang Angulus, Antr Antrum pylori, B Bulbus 'duodeni, C ma Große Kurvatur, C mi kleine Kurvatur. 1 Pars descendens, 2 Pars horizontalis (inferior) duodeni, 3 Flexura duodenojejunalis.

sie eine innige Durchmischung des Speisebreies mit dem Magensaft (GROEDEL). FORSSELL, der auf Grund anatomischer Untersuchungen der Muskelarchitektur des Magens eine Selbständigkeit des Antrums nicht anerkennt, teilt die Pars pylorica in etwas abweichender Weise in den sackförmigen Sinus (am unteren Magenpol) und den der Austreibung dienenden röhrenförmigen Canalis egestorius (unmittelbar vor dem Pylorus). p ist der Pylorus. Der Schließmuskel als solcher ist nicht sichtbar bzw. nur an der hellen Aussparung im Breischatten, sozusagen im Negativ, erkennbar. Die Stelle des Magenausganges wird deutlich bezeichnet durch einen bleistiftdicken Strang c. p., den Canalis pylori, eben die Öffnung, durch die der Brei den Magen verläßt.

Der hinter dem Pylorus anschließende Teil des Duodenums hat wieder seine besondere Eigenart und klinische Wichtigkeit. Es ist der sog. „Bulbus duodeni" (HOLZKNECHT), auch „Haube" genannt. Klinisch gehört dieser Abschnitt mehr zum Magen als zum Darm, besitzt er doch eine besonders starke Muskelwand und eine eigene Peristaltik. Dieser kleine „Nachmagen" (SCHWARZ) verläuft vom Pylorus nach oben und rechts, manchmal auch mehr weniger horizontal, bei Ptosis des Magens steil aufwärts, in anderen Fällen, z. B. beim Stierhornmagen und nach rechts verlagertem Pylorus, in sagittaler Richtung nach hinten; in letzterem Falle ist der Pylorusspalt von vorne nicht sichtbar und kann ebenso wie der Bulbus erst durch eine leichte Halblinksdrehung dargestellt werden.

Die Form der Duodenalhaube ist die eines Dreiecks oder einer phrygischen Mütze; sie kann auch mehr rundlich erscheinen oder Kleeblattform annehmen, ohne daß man etwas Pathologisches dahinter zu suchen hat. Sie entspricht der anatomischen Bezeichnung „Pars horizontalis superior duodeni". Ihre Fortsetzung bildet die Pars descendens, die etwa in Höhe des unteren Magenpoles nach hinten und links umbiegt in die Pars inferior und ascendens. Diese letztere zieht hinter dem Magen empor; ihre Umbiegung ins Jejunum, die Flexura duodenojejunalis, ist oft oberhalb des Angulus ventriculi wieder sichtbar. Der Verlauf des Duodenums abwärts vom Bulbus ist für gewöhnlich nie in seiner Gesamtheit sichtbar; die geringe jeweils den Pylorus passierende Breiportion wandert so schnell weiter, daß stets nur ein kurzer Abschnitt gefüllt erscheint. Will man das Duodenum in größerer Ausdehnung darstellen oder auch nur einen möglichst vollständigen Ausguß des Bulbus bekommen, so muß man ein flüssiges Kontrastmittel verwenden, welches den Pylorus in größerer Menge passiert, ohne den MERING-schen Reflex (s. unten) auszulösen, und ferner nach dem Vorgange HOLZKNECHTS den aufsteigenden Duodenalschenkel abklemmen, entweder mit einer Pelotte (HOLZKNECHTS „Distinktor") oder durch die Wirbelsäule, indem man den Untersuchten nach CHAOUL [1] in Rechtsseiten-Bauchlage bringt. In diesem Falle ist eine Durchleuchtung in dorsoventraler Richtung allerdings nur mittels einer Spiegelvorrichtung möglich, wie sie CHAOUL an seinem pultförmigen Durchleuchtungs-

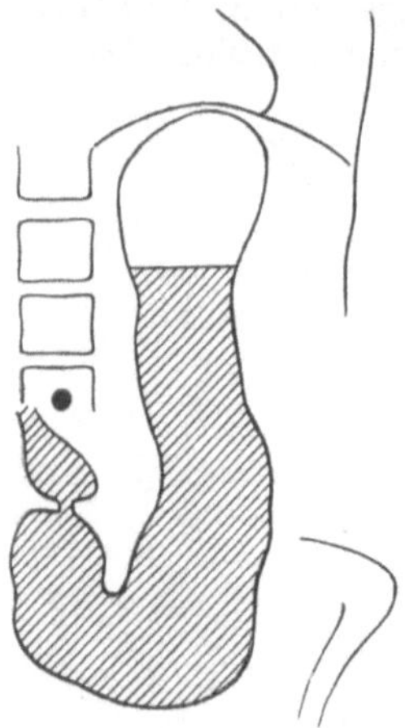

Abb. 130. Gastroptose (nach SCHLESINGER).

gerät, Radioskop genannt, angebracht hat. Es ist CHAOUL darin beizustimmen, daß in der von ihm empfohlenen Rechtsseitenbauchlage der erste Teil des Duodenums sich fast stets ausreichend vom Magen aus füllt. Auch für andere als Duodenalaffektionen ist diese Lagerung wertvoll, z. B. wenn es bei ektatischem Magen auf andere Weise nicht gelingt, einen genügenden Ausguß der pylorischen Gegend zu erhalten. Ein Nachteil des Radioskops ist die Unmöglichkeit einer Palpation während der Durchleuchtung. Auch wird das Durchleuchtungsbild durch die Spiegelung immerhin beeinträchtigt. Selten wird heute die unmittelbare Kontrastfüllung des Duodenums mittels des Duodenalschlauches angewandt, die in Deutschland besonders DAVID [2] empfohlen hat.

Wenn wir nun im Einzelfalle zur Röntgenuntersuchung des Magens übergehen, so geben wir uns bei der in allen Fällen vorzunehmenden orientierenden Durchleuchtung zunächst Rechenschaft über etwaige Abweichungen betreffs seiner Lage im Bauchraum.

Raumbeengende Tumoren, die vom Magen unabhängig entstanden sind, der gravide Uterus, Meteorismus des Darmes u. dgl. können den Magen natürlich weitgehend nach oben, unten oder seitlich verschieben, auch einbuchten (s. Abb. 138 und 149), knicken usw. Die häufigste Lageanomalie ist aber der abnorme Tiefstand, die Ptosis ventriculi. Als Fixpunkt zur Orientierung über die Höhenlage bedient man sich meist des Nabels, der z. B. bei Röntgenaufnahmen mit einer Bleimarke bezeichnet wird. Da aber bei schlaffen

---

[1] Münch. med. Wochenschr. 1918. Nr. 16.
[2] Dtsch. med. Wochenschr. 1914. Nr. 14.

Bauchdecken auch er seine Lage verändert, ist es besser, sich nach Knochenpunkten zu orientieren, etwa der Symphyse oder dem Beckenkamm. Ein Magen, der letzteren mit seinem unteren Pol beträchtlich überschreitet, muß als ptotisch bezeichnet werden, gleichviel ob dies durch Senkung des Zwerchfells und mit diesem der gesamten Organe des oberen Bauchraumes oder durch Längsdehnung des Magens und seiner Aufhängebänder zustande kommt. Bei echter Magenptose ist nicht bloß der untere Pol, sondern auch der Pylorus nach unten (und etwas links) gerückt (Pyloroptose nach GROEDEL). Dies führt manchmal — nicht immer — zu einer Längsdehnung der Pars superior duodeni und einer Abknickung derselben an ihrem Anheftungspunkt unterhalb des Leberrandes, dem Angulus subhepaticus (STIERLIN) (s. Abb. 130

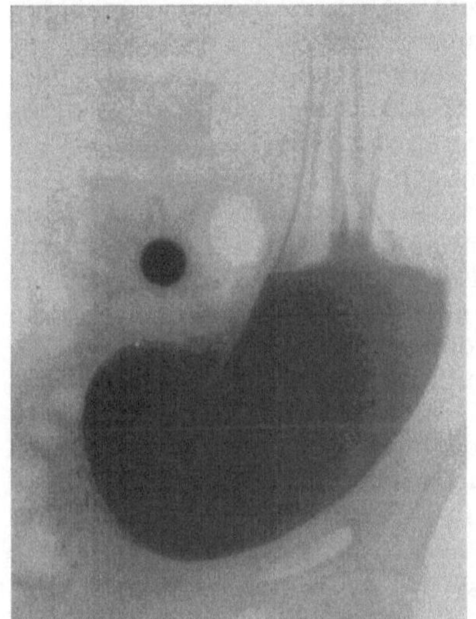

Abb. 131. Ptotisch-hypotonischer Magen.

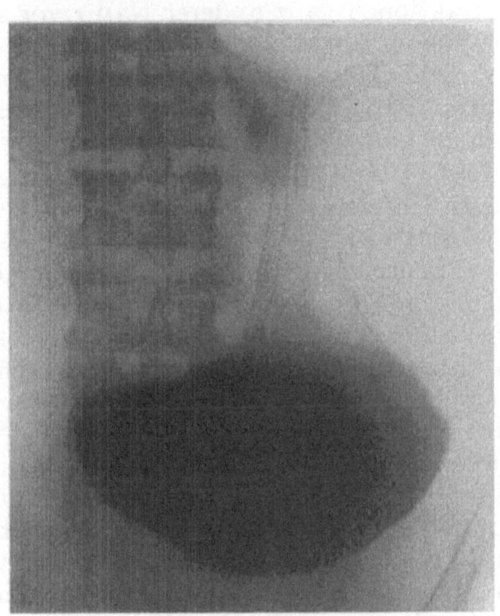

Abb. 132. Atonische Gastrektasie.

und 131). Sie erklärt die bei manchen Fällen von Ptose gefundene mäßige Verzögerung der Magenentleerung.

Mit der Ptose häufig vergesellschaftet, aber keineswegs unmittelbar zusammenhängend, finden wir oft eine sog. Atonie, eine Erschlaffung der Magenwände. Sie gibt sich darin kund, daß der Kontrastbrei beim Einlaufen in den leeren Magen sich seinen Weg nicht bahnt, sondern sogleich ohne Widerstand zu finden, hinuntersinkt, ähnlich wie beim mit Flüssigkeit gefüllten Magen, und eine flache Schale am Boden des Corpus und der Pars pylorica bildet mit einem horizontalen Niveau, das allmählich bis zur völligen Magenfüllung ansteigt. Daß bei solcher Erschlaffung der Magen im ganzen passiv gedehnt wird und demnach größer erscheint als bei normalem Tonus, nimmt nicht wunder. Auch die Magenblase ist in solchen Fällen meist besonders groß; die Peristaltik, wie besonders SCHWARZ hervorhebt, auffallend flach. Man bezeichnet diesen Zustand als atonische Gastrektasie, Magenerweiterung (Abb. 132). Die Entleerung ist nicht selten verzögert, bis zu 8 Stunden (Beobachtung von KÖRTE, zitiert nach SCHLESINGER [1]).

Bei weitem häufiger als die eben beschriebene Form der Magenerweiterung mit motorischer Insuffizienz ist, um es gleich hier zu betonen, eine Ektasie

---

[1] Röntgendiagnostik der Magen- und Darmkrankheiten. Berlin und Wien 1917.

auf Grund mechanischer Behinderung der Entleerung, nämlich bei Verengerung des Pylorus. Eine Stauungsektasie macht sich fast stets kenntlich durch die vergeblichen Anstrengungen, die der Magen macht, um sich seines Inhaltes zu entledigen, nämlich durch eine gesteigerte, tief einschneidende und frequente Peristaltik, die sog. Stenosenperistaltik; oft auch durch rückläufige Wellen, Antiperistaltik. Damit ist nicht gesagt, daß bei der einfachen Atonie nun im Gegenteil eine abnorm schwache Peristaltik vorherrsche; man darf nicht den Tonus (die von STILLER [1] sog. „Peristole") mit der Motilität verwechseln. Der Tonus ist etwas Konstantes; er gibt dem Magen die Fähigkeit, seinen Inhalt eng zu umschließen, so daß er in den beiden Magenschenkeln einigermaßen hoch ansteht; der Verlust dieser Fähigkeit, die Atonie, besagt nichts für die Funktion der Entleerung, die ja in rhythmisch verlaufenden Kontraktionen ganz anderer Natur vor sich geht. Auch die für einen erhöhten Magentonus charakteristischen kleinen Raffungen der großen Kurvatur, die sog. „Zähnelung", beruht nicht, wie man eine Zeitlang glaubte, auf einer kleinwelligen Peristaltik, sondern auf einem Kontraktionszustand der Muscularis mucosae und dadurch verursachter Querfältelung der Schleimhaut.

Eine Aufgabe, die die Röntgenuntersuchung des Magens stets leicht, die übrigen Untersuchungsmethoden nur schwer erfüllen können, ist die Feststellung der Motilität mit der Konsequenz einer Bestimmung der Entleerungszeit. Eine abnorm langsame oder beschleunigte Entleerung werden wir in vielen Fällen schon bei der ersten Durchleuchtung am Schirm, sofern sie lange genug ausgedehnt wird, einigermaßen voraussehen können. Eine genaue Bestimmung soll aber aus Gründen der therapeutischen Indikationsstellung, z. B. zur Entscheidung der Frage nach der Notwendigkeit eines Eingriffes, stets erstrebt werden. Dazu benötigen wir die wiederholte Durchleuchtung in bestimmten Zeitabständen. Man muß dazu die durchschnittliche Entleerungszeit des gesunden Magens für das benutzte Kontrastmittel kennen. Für Bariumsulfat beträgt sie zwei bis drei Stunden. Doch kann man, da auch hierin die Breite des Normalen groß ist, von deutlich verzögerter Entleerung erst sprechen, wenn nach fünf, von Stauung, wenn nach sechs Stunden noch ein nennenswerter Rest im Magen liegt. Die Hauptmenge des Bariumbreies soll sich nach drei bis vier Stunden im Ileum, nach fünf Stunden im Coecum, Colon ascendens und transversum, nach sieben Stunden ausschließlich im gesamten Colon vorfinden. Wir durchleuchten also zweckmäßig etwa alle zwei Stunden bis zur völligen Magenentleerung, jedenfalls aber nach sechs Stunden, und wenn möglich nach 24 Stunden, um uns ein möglichst vollständiges Bild von der Passage der Kontrastmahlzeit durch den gesamten Verdauungskanal zu verschaffen. Dabei darf der Untersuchte bis zur Beendigung der Magenentleerung keine Zwischenmahlzeit einnehmen.

Von den verschiedenen Faktoren, welche die Magenentleerung beeinflussen, sei nur kurz der Einfluß der Körperlage erwähnt. In rechter Seitenlage erfolgt bei unverändertem Pylorus und ganz besonders bei dauerndem Offenstehen desselben eine Beschleunigung der Entleerung, die man eventuell zu einer Unterscheidung zwischen der Verzögerung bei Atonie und der bei Pylorusstenose benützen kann. Auch die Form und Lage des Magens hat, wie bei der Ptose erwähnt, einen gewissen Einfluß. Eine überragende Rolle spielt jedoch der Gehalt des Magensekretes an freier Salzsäure.

Es ist bekannt, daß Hyperacidität, Säureüberschuß, die Magenentleerung verzögert, indem sie den sog. „MERINGschen Pylorusreflex" auslöst, d. h., bei saurer Reaktion des durchtretenden Chymus erfolgt Pylorusschluß. Umgekehrt

---

[1] Die asthenische Konstitutionskrankheit. Stuttgart 1907.

bewirkt Säuremangel eine leichtere Öffnung bzw. dauerndes Offenstehen (Insuffizienz) des Pylorus, also eine abnorm rasche Magenentleerung, etwa in $^1/_2$—1 Stunde. Es ist also für den Untersucher am Röntgenschirm sehr wichtig, die Daten der Magensaftuntersuchung zu kennen, bevor er sein Schlußurteil über die Motilität abgibt; wie ja überhaupt jeder durch die sonstige Untersuchung gewonnene Anhaltspunkt einschließlich einer genauen Anamnese speziell auf dem Gebiete der Magendarmdiagnostik für ihn von großem Werte ist[1].

In bestimmten Fällen kann die Sekretion die Entleerungszeit atypisch beeinflussen und so zu Irrtümern führen: Es kommt vor, daß eine quantitativ übermäßige Sekretion, Hypersekretion oder sog. Magensaftfluß, in der Zwischenzeit zwischen zwei Durchleuchtungen den Mageninhalt so vermehrt, daß durch Vermischung mit dem Bariumrest nachher ein größerer Rest vorgetäuscht wird. Doch gelingt es meist, das später abgeschiedene Sekret als „Intermediärschicht" nachzuweisen. Vorbedingung hierfür ist freilich, daß als Kontrastspeise eine möglichst wenig sedimentierende Aufschwemmung verwendet wurde; man mischt deshalb dem reinen Bariumsulfat außer Geschmackskorrigentien, wie Kakao, Zucker, Vanille usw. noch kolloide Substanzen, wie Kartoffelstärke, Mondamin bei oder verwendet fertige Handelsmischungen, wie Citobarium, Eubaryt u. dgl.

Eine selbstverständliche Voraussetzung ist ferner, daß der zu Untersuchende mit leerem Magen kommt, d. h. er darf in den letzten 5—6 Stunden nichts zu sich genommen haben; am besten ist es, den Magen jedesmal durch Aushebern zu entleeren. Wir verbinden seit Jahren die Röntgenuntersuchung mit der Magensaftuntersuchung, indem wir ein EWALDsches Probefrühstück, bestehend aus einem halben Liter schwarzem Tee und einem Weißbrötchen, verabfolgen, nach 45 Minuten aushebern und darauf röntgen. In letzter Zeit verwenden wir statt des Probefrühstücks den Probetrunk nach EHRMANN, bestehend aus 300 ccm $5^0/_0$igen Alkohol, der bereits nach 20 Minuten wieder mittels dünner Sonde ausgehebert werden kann. Noch besser fanden wir die „fraktionierte" Ausheberung mittels viertelstündlichen Absaugens durch eine Duodenalsonde, welche während der ganzen Untersuchung liegen bleibt (nach WEITZ).

Haben wir so unser Augenmerk auf Lage, Tonus und Motilität des Magens gerichtet, so müssen wir zum Schlusse die Konturen des Magens, d. h. seines Ausgußschattens, genau betrachten. Unregelmäßigkeiten in der Kontur sind es ja, die uns am ehesten und am sinnfälligsten auf eine Diagnose führen, wenigstens bei den beiden Hauptkategorien von Magenleiden, die röntgenologisch faßbar sind, dem Magenulcus und dem Carcinom. Deshalb sollen die charakteristischen morphologischen Befunde bei diesen beiden Erkrankungen in je einem gesonderten Abschnitte behandelt werden.

b) Magengeschwür.

Anfangs hatte man gemeint, nach Vorstellungen, die man sich bei der therapeutischen Darreichung von Wismutpräparaten beim Ulcus gemacht hatte, daß das in relativ geringen Dosen gegebene Wismut einen Beschlag auf der Geschwürsfläche bilden und so diese letztere als intensiven Schattenfleck sichtbar machen würde. Das trat nicht ein. Ein oberflächliches Magengeschwür kann man direkt nicht sehen. Dagegen stellte sich überraschenderweise heraus, daß tiefgreifende, kraterbildende Geschwüre häufiger sind als man gemeint

---

[1] Bei Frauen ist in der prämenstruellen Periode und während der Menses die Magenmotilität häufig gestört, meist stark verlangsamt, so daß man mit Schlüssen aus der Röntgenuntersuchung hier besonders vorsichtig sein muß.

hatte, und solche Krater füllen sich allerdings deutlich mit Kontrastmasse aus und treten dann, im Profil gesehen, als sog. „Ulcusnische" aus der allgemeinen Schattenfläche zapfen- oder pilzförmig heraus. Diese „HAUDEKsche Nische", nach ihrem ersten Beschreiber genannt, sahen wir besonders unter den schlechten Ernährungsverhältnissen der Kriegs- und Nachkriegsjahre äußerst häufig in Größen von der eines Hanfkornes bis zu der einer Walnuß (Abb. 133 und 134). Große Nischen zeigen oft eine Luftblase oder eine Flüssigkeitsschicht über ihrem Breiinhalt und nach dem Absinken des Breiinhaltes im Magen einen

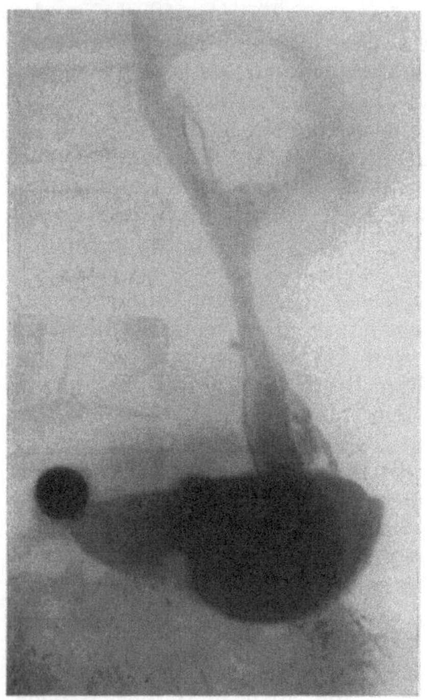

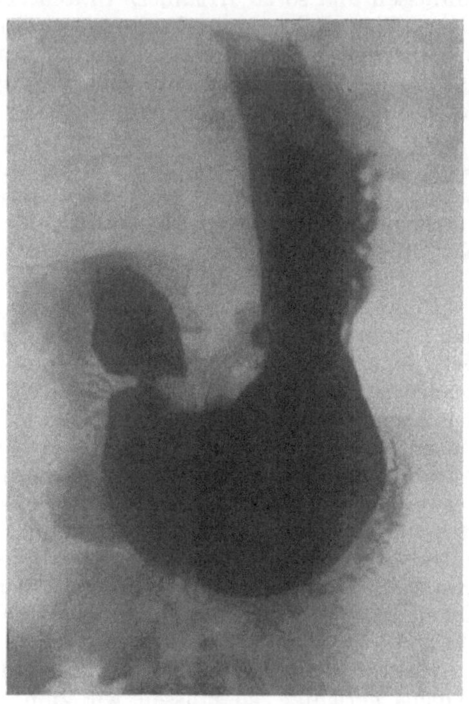

Abb. 133. Kleine Ulcusnische. (HAUDEK.)

Abb. 134. Ulcusnische (HAUDEK). Leichte Einziehung der großen Kurvatur gegenüber dem Ulcus, oberhalb davon Zähnelung (SCHÜTZE).

halbmondförmigen Restfleck. Sie zeigen dadurch, daß es sich um ein in die Nachbarschaft, etwa ins Pankreas oder die Leber penetriertes extramurales Ulcus (in seltenen Fällen um einen sog. „perigastritischen Absceß") handelt, während die meisten kleineren nur die Muskelwand des Magens durchsetzen, also sich noch intramural befinden. Ein in die freie Bauchhöhle perforierendes Ulcus kommt erklärlicherweise kaum je zur Röntgenuntersuchung. Doch wurden einige wenige Fälle beobachtet und festgestellt, daß die Perforation zu einem Austritt von Luft aus dem Magen geführt hatte, welche sich unter den Zwerch-fellkuppeln (in aufrechter Haltung) ansammelte und so das vom subphreni-schen Gasabsceß bekannte Bild einer hellen Sichel unter der rechten Zwerch-fellkuppel erzeugte (ASSMANN), ähnlich Abb. 193.

Der Sitz eines Ulcus ist fast ausschließlich, abgesehen von denen in der Pylorusgegend, an der kleinen Kurvatur oder an der Hinterwand; in letzterem Falle ist die Nische nur durch Halblinksdrehung des Untersuchten zu erkennen; in sagittaler Strahlenrichtung bleibt sie durch die Breifüllung des Magens verdeckt. Manchmal kann man nach Absinken der Breimasse ein Ulcus der Hinterwand noch als einfachen umschriebenen Breifleck erkennen (Abb. 135), allerdings bleibt besonders im Fundusteil häufig ein oder das andere Breipartikelchen in den dort zum Teil quer verlaufenden Falten hängen.

Zur Identifizierung einer Ulcusnische oder eines Ulcusfleckes ist zu fordern:

1. Konstanz im Gegensatz z. B. zu einer etwaigen kleinen peristaltischen Welle, einem liegengebliebenen Breipartikel usw.

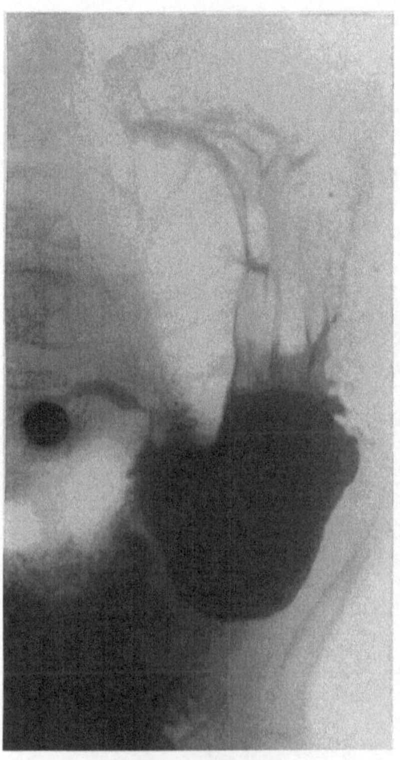

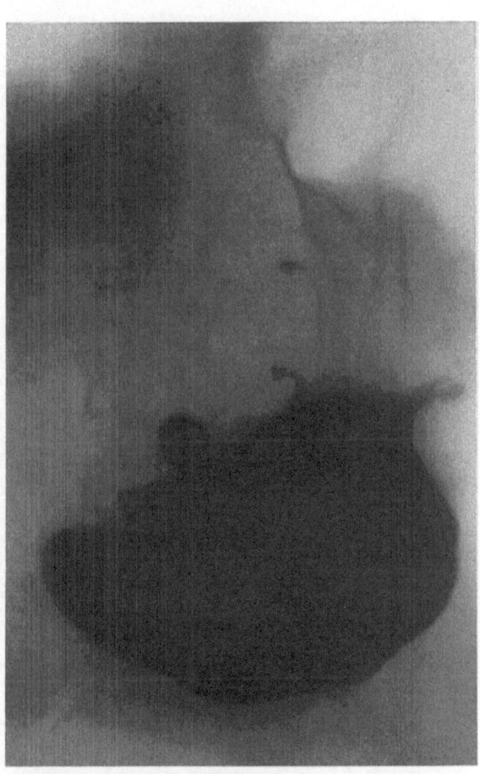

Abb. 135. Ulcusrestfleck an der Hinterwand des Magenkörpers.

Abb. 136. Zwei Ulcusnischen an der kleinen Kurvatur.

2. Druckempfindlichkeit am Orte der Nische od. dgl. bzw. in der Nähe der kleinen Kurvatur auf gleicher Höhe, oder am sog. LEUBEpunkt zwischen Nabel und Schwertfortsatz. Alte callöse Ulcera können im Stadium der Latenz allerdings sehr wenig druckempfindlich sein. Ein Tumor oder eine fühlbare Resistenz am Orte der Nische muß immer, ebenso wie eine abnorme Größe derselben, den Verdacht auf maligne Entartung eines Ulcus lenken. In seltenen Fällen kann eine Zerfallshöhle in einem malignen Tumor der Magenwand eine Ulcusnische vortäuschen. Ein nicht vorhandenes Nischensymptom kann vorgetäuscht werden durch kleine Mengen Kontrastbrei, welche während der Untersuchung bereits bis in die Gegend der Flexura duodeno-jejunalis vorgedrungen sind und dort dicht neben bzw. hinter der kleinen Kurvatur des Magens erscheinen. Eine genügende Drehung um die Vertikalachse läßt diese Täuschung erkennen, indem der fragliche Fleck nunmehr weit abseits vom Magen projiziert

wird. In seltenen Fällen täuschen Divertikel im Duodenum (AKERLUND [1], ZEHBE [2]), Kalkkonkremente im Pankreas (ALTSCHUL [3]) usw.

Nicht allzu selten sind mehrere Ulcera an einem Magen, die das Nischensymptom zeigen (Abb. 136) oder auch gleichzeitiges Vorkommen von Ulcus ventriculi und duodeni.

Ob die Höhe der Nische der wirklichen Größe des Geschwürskraters entspricht oder ob Kontraktionsphänomene spastischer Natur, wie z. B. HAUDEK [4] will, zu ihrer Entstehung beitragen, ist noch eine offene Frage. Neuerdings

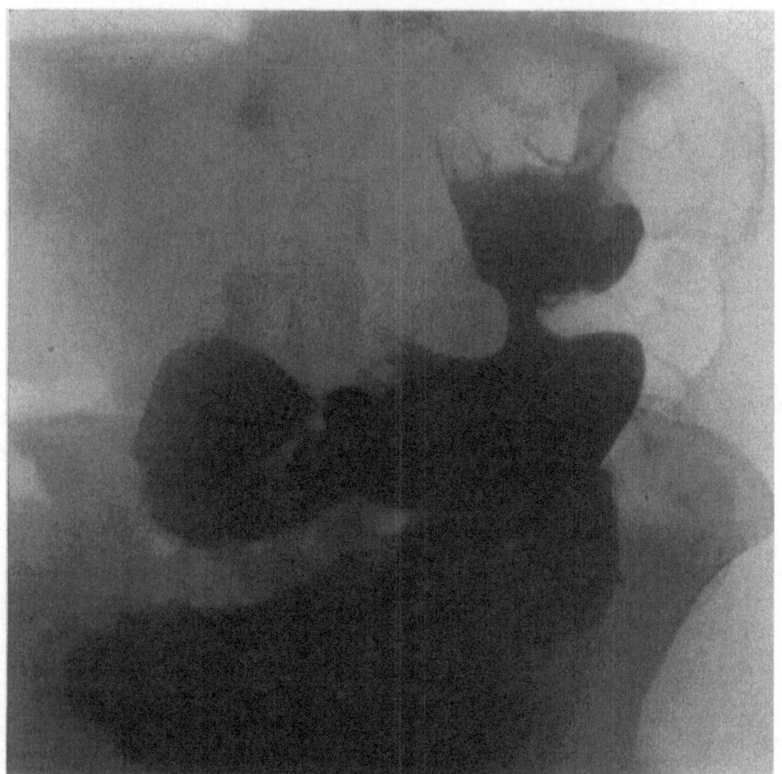

Abb. 137. Fingerförmige Einziehung der großen Kurvatur gegenüber einem Ulcus (sog. spastischer Sanduhrmagen).

neigt HAUDEK mehr dazu, auch der entzündlichen Schleimhautschwellung und der Infiltration der Submucosa eine bedeutende Rolle beim Entstehen und Verschwinden des Nischensymptoms zuzusprechen. Er weist darauf hin, daß sehr häufig die der Nische benachbarten Randkonturen leicht eingedellt erscheinen. Sicher ist nach unseren und anderer Erfahrungen, daß Ulcusnischen nach erfolgreicher Kur, z. B. LEUBEkur, aber auch nach anderer Behandlung, z. B. Novoprotininjektionen, Röntgenbestrahlung sich verkleinern, schließlich verschwinden können (FAULHABER und v. REDWITZ [5], SCHWARZ a. a. O. u. a.).

[1] Fortschr. a. d. Geb. d. Röntgenstr. Bd. 26, S. 327.
[2] Fortschr. a. d. Geb. d. Röntgenstr. Bd. 29, H. 3.
[3] Ebenda.
[4] Münch. med. Wochenschr. 1918. Nr. 31/32 und 16. Röntgenkongreß 1925 und Fortschritte a. d. Geb. d. Röntgenstr. Bd. 23, H. 5.
[5] Mitt. a. d. Grenzgeb. d. Med. u. Chirurg. Bd. 28.

Andererseits steht es außer Frage, daß hier und da eine sonst sichtbar gewesene Nische sich aus irgendeinem zufälligen Grunde, vielleicht wegen Ausfüllung mit Speiseteilen, nicht darstellen läßt; und die Fälle von klinisch sicherem Ulcus, bei denen man trotz aller Sorgfalt eine Nische nicht findet, sind keineswegs selten. Oft finden sich aber hier, wie in den Fällen oberflächlicher Geschwürsbildung andere, sog. indirekte Ulcuszeichen. Man beobachtet oft, öfter jedenfalls als das Nischensymptom, eigenartige Formen des Gesamtbildes am Magen, die durch lokale Spasmen einzelner Wandpartien hervorgerufen werden. So zeigt Abb. 134 und besonders Abb. 137 deutlich, daß gegenüber einem Ulcus sich eine korrespondierende Einziehung an der großen Kurvatur befindet, welche glatt, rundlich begrenzt, bald mehr, bald weniger tief erscheint, aber jedenfalls konstant ist, was sie von einer peristaltischen Einziehung unterscheidet. Bei Anwendung starken Druckes mag es gelingen, sie auszugleichen; das zeigt, daß es sich nicht um eine Stenose durch narbige Verwachsung handelt; jedenfalls stellt sie sich aber bald wieder ein. Umgekehrt ist sie manchmal am vollgefüllten Magen durch die Schwere des Inhaltes verstrichen, stellt sich aber beim Anheben des unteren Pols bzw. in Rückenlage wieder ein. Es handelt sich um einen durch den ständigen Reiz des Geschwürs unterhaltenen lokalen Spasmus. Ein flaches oberflächliches Geschwür kann einen solchen Spasmus ebenso erzeugen, wie ein tiefgreifendes; im ersteren Falle ist dann nur der Spasmus sichtbar, nicht das Geschwür selbst. Bei dem häufigen pylorischen Ulcus ist dieses Verhalten sogar die Regel, hier gehört der Nachweis des Nischensymptoms zu den seltenen Ausnahmen. Der Spasmus macht sich übrigens hier nicht so sehr durch eine Einziehung kenntlich als vielmehr durch die Behinderung der Entleerung.

Der „Ulcusspasmus" wäre demnach ein vorzügliches Mittel, auch oberflächliche Geschwüre zu erkennen. Das Symptom hat nur einen großen Nachteil: es ist nicht eindeutig. Spasmen können auch der Ausdruck eines rein funktionellen Zustandes, einer Neurose sein. Der Pylorospasmus der Säuglinge z. B. ist eine solche. Der Kardiospasmus wurde schon oben als Neurose gekennzeichnet. Und so kennt man auch spastische Einziehungen der dazwischen liegenden Magenteile, welche nicht durch ein Ulcus, ja überhaupt nicht organisch bedingt sind. Oft handelt es sich allerdings um einen sog. „Fernspasmus", bei dem wohl eine organische Ursache vorliegt, die jedoch außerhalb des Magens gelegen ist, z. B. ein Ulcus duodeni, eine Cholecystitis oder Appendicitis. In dieser Beziehung ist ein Spasmus oft noch diagnostisch wertvoll. Die spastische Einziehung des Magenkörpers kann so weit gehen, daß sie ihn in halber Höhe förmlich zusammenschnürt und ihm so eine Sanduhrform verleiht, die freilich mit dem echten „anatomischen" Sanduhrmagen, auf den wir später zurückkommen, nichts gemein hat. Eine andere, häufiger spastisch als organisch bedingte Form ist der „Kaskadenmagen" (RIEDER), dem erst seit einer Abhandlung von ZEHBE [1] neuerdings Beachtung geschenkt wird. Er ist eine Abart des Sanduhrmagens, doch sind dessen beide Abteilungen seitlich oder in der Richtung von hinten nach vorn gegeneinander verschoben (SCHÜTZE [2]), so daß der Kontrastbrei, nachdem er die obere Schale, welche dem nach rückwärts verlagerten Fundusteil entspricht, vollständig angefüllt hat, aus dieser überfließt, ähnlich einem Wasserfall (Abb. 138). Die meisten Fälle von Kaskadenmagen, die wir sahen, waren durch einen Fernspasmus bedingt, z. B. bei Ulcus duodeni; einmal fanden wir einen solchen bei Oesophaguscarcinom. BAUERMEISTER [3] bezeichnet die hochsitzende spastische Querteilung als „Spasmus fornicis". Oft

---

[1] Fortschr. a. d. Geb. d. Röntgenstr. Bd. 25.
[2] Dtsch. med. Wochenschr. 1920. Nr. 24.
[3] Fortschr. a. d. Geb. d. Röntgenstr. Bd. 33, H. 3.

ist hochgradiger Meteorismus des Dickdarms die Ursache, welcher nicht allein durch mechanische Verdrängung wirkt, sondern auch durch den auf den Magen ausgeübten Druck diesen zu einer aktiven Kontraktion veranlaßt (FORSSELL). In seltenen Fällen handelt es sich um peritonitische Narbenstränge, auf denen der Magen „reitet“.

Lokale Magenspasmen anderer Art beobachteten SCHLESINGER [1], SCHWARZ [2] u. a. bei Neurotikern und starken Rauchern sowie bei Bleivergiftung. LORENZ [3] erwähnt eine spastische Kontraktion der Pars pylorica (Antrumspasmus), die einen Füllungsdefekt vortäuscht. Tabes erzeugt rasch wechselnde Tonuseinstellungen sowie während der Krisen starke Spasmen, welche zu Verwechslungen mit organischen Veränderungen Veranlassung geben. Auch größere Teile des Magens können in toto durch einen Spasmus röhrenförmig verengt sein und so unter Umständen das Bild eines Schrumpfmagens (s. unten) hervorrufen (Gastrospasmus totalis).

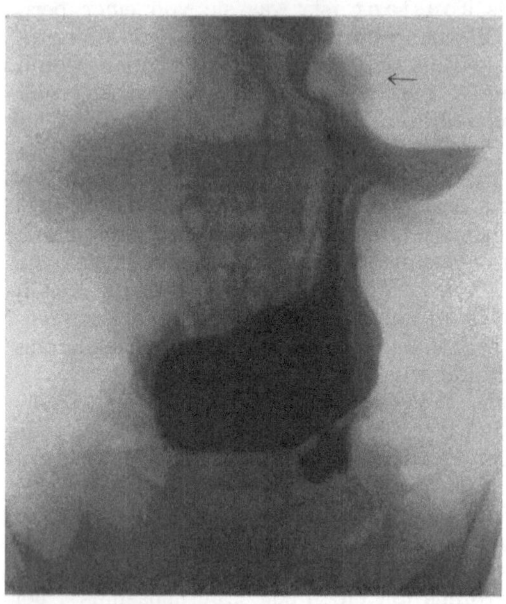

Abb. 138. Kaskadenmagen (Meteorismus) bei Kardiacarcinom. Letzteres als lichter Schatten innerhalb der Magenblase erkennbar (←).

Doch zurück zum Ulcus. Soll ein lokaler Spasmus als Ulcuszeichen Geltung haben, so muß ihm zum mindesten ein scharf lokalisierbarer Druckpunkt oder Schmerzpunkt an der gegenüber liegenden Stelle der kleinen Kurvatur, bzw. bei spastischem Pylorusverschluß am Pylorus selbst, entsprechen. Bei den ersteren erscheint es noch beweisender, wenn bei Druck auf den Schmerzpunkt die Einziehung sich erst ausbildet, um mit Nachlassen des Druckes wieder zu verschwinden. Dieses Verhalten beobachteten wir einige Male bei Druck auf den typischen, von LEUBE angegebenen „Ulcusdruckpunkt“ mitten zwischen Nabel und Schwertfortsatz, der aber außerhalb des Magens liegt und in der Tiefe mehr dem Plexus solaris des Sympathicus entspricht.

In dieses Gebiet gehört auch die eigenartige Peristaltik, die man gelegentlich als einziges Symptom an einem mit Ulcus behafteten Magen findet: An der großen Kurvatur setzen höher oben als gewöhnlich tief einschneidende und rasch abwärts ziehende Wellen ein, die aber weiter unten in Höhe des Angulus nicht „durchschneiden“, was sie von der Peristaltik bei Achylia gastrica und beim pylorischen Ulcus unterscheidet, sondern stehen bleiben und sich wieder abflachen. Gegenüber entstehen an der kleinen Kurvatur nur geringe oder überhaupt keine Einziehungen; es besteht eine gewisse Starre, das was A. FRÄNKEL [4] den „Basiliskenblick des Ulcus“ genannt hat. Methodisch inter-

---

[1] Röntgendiagnostik der Magen-Darmkrankheiten. Berlin und Wien 1917.
[2] 10. Röntgenkongreß 1914.
[3] Irrtümer der Röntgendiagnostik usw. von GRASHEY. Leipzig 1924. S. 79.
[4] 16. Röntgenkongreß 1925.

essant ist FRÄNKELs Verfahren zur Sichtbarmachung solcher Peristaltikdefekte usw., die der Beobachtung am Schirm wegen ihrer Geringfügigkeit und raschen Aufeinanderfolge der Bilder entgehen: Es werden mittels einer besonderen Apparatur, die einen raschen Plattenwechsel erlaubt, innerhalb 20 Sekunden 16 und mehr Aufnahmen des kontrastgefüllten Magens gemacht, dessen Konturen von jeder einzelnen Aufnahme auf durchsichtigem Papier sorgfältig nachgezeichnet werden. Die genau aufeinander gelegten Pausen zeigen nach FRÄNKEL in Fällen beginnender organischer Wandveränderung (die nicht stets ein Ulcus zu sein braucht) vielfach einen winzigen Peristaltikdefekt an der kleinen Kurvatur, das sog. „Riegelsymptom", dessen diagnostische Bedeutung allerdings zur Zeit noch umstritten ist (HAUDEK [1]).

Die peristaltischen Phänomene bei den organischen Wandveränderungen des Magens versprechen noch manche Aufschlüsse; erst die Forschung der letzten Jahre hat sich ihnen in verstärktem Maße zugewandt. Besonders verdient machten sich, außer FRÄNKEL, RIEDER und KAESTLE durch ihre Versuche mit Serienaufnahmen bzw. Kinogrammen.

SCHÜTZE [2] rechnet zu den indirekten Ulcussymptomen auch das Auftreten der sog. „Zähnelung" der großen Kurvatur. Diese Erscheinung wurde früher als „perigastritische" Zackenbildung erklärt. Dafür ist sie jedoch, auch an gesunden Mägen, viel zu häufig. Richtiger erklärt sie FORSSELL als eine Fältelung der Schleimhaut, hervorgerufen durch eine Dauerkontraktion der Muscularis mucosae; denn für kleine peristaltische Wellen ist sie doch zu fein.

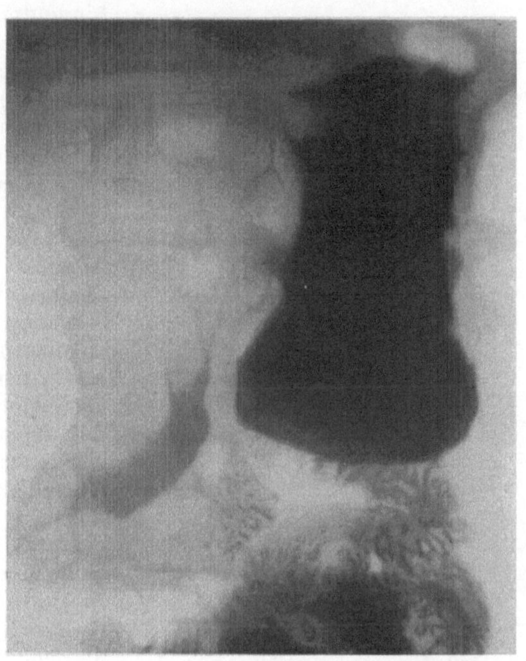

Abb. 139. Einrollung der kleinen Kurvatur (Ulcus, Perigastritis).

Unserer Erfahrung nach hat die Zähnelung nicht allzu viel zu bedeuten; sie stellt nur einen Reizzustand und gesteigerten Tonus der Magenwand dar (s. Abb. 134 und 135). Möglicherweise kommt ihr dann der Wert eines Ulcussymptoms zu, wenn sie, wie eben von den spastischen Einziehungen gesagt, bei Druck auf einen verdächtigen Schmerzpunkt sozusagen schlagartig einsetzt, womöglich auf einer ganz begrenzten Wandstrecke dem betreffenden Punkt gegenüber.

Als weiteres Ulcuszeichen wird von einigen Autoren eine sog. „Einrollung" der kleinen Kurvatur bezeichnet, welche gewissermaßen das Gegenstück zu den spastischen Einziehungen an der großen Kurvatur wäre. Der aufsteigende Magenteil und der Bulbus erscheinen dann an den Magenkörper herangezogen. Häufig handelt es sich aber in solchen Fällen um narbige Verwachsung (Perigastritis, Abb. 139).

---

[1] Fortschr. a. d. Geb. d. Röntgenstr. Bd. 35, H. 3.
[2] Berlin. klin. Wochenschr. 1920. Nr. 39.

Ein Verdacht auf Ulcusleiden muß auch auftauchen bei jeder Verzögerung der Magenentleerung. Nach HAUDEK soll eine solche sogar auch bei pylorusfernem Ulcus die Regel bilden. Sie soll auf einem reflektorischen Pylorusverschluß, unabhängig von den Säurewerten, beruhen, vielleicht auch einer Art Fernspasmus. FAULHABER [1] u. a. haben dieser Behauptung in ihrer Verallgemeinerung widersprochen. Jedenfalls kann man auf eine geringfügige Entleerungsverzögerung allein ohne sonstige Ulcuszeichen die Diagnose nicht aufbauen. Bei der durch Ulcus pylori hervorgerufenen Verengerung des Magenausganges kann die Entleerung zunächst noch innerhalb der gewöhnlichen Zeit verlaufen; allerdings wird eine besonders energische tiefgreifende Peristaltik schon bald auf das Bestreben des Organes hindeuten, die Entleerungsbehinderung durch verstärkte Aktion und Hypertrophie der Muskulatur zu kompensieren (JONAS [2], Abb. 140). Ein stärkerer, zur Stauung des Mageninhaltes führender Grad von Behinderung kann durch einen von einem floriden Geschwür am Pylorus ausgelösten Spasmus entstehen, der den Chirurgen schon in der vorröntgenologischen Zeit bekannt war. Man kann den Versuch machen, zwecks Differentialdiagnose den Spasmus durch Atropin oder Papaverin (HOLZKNECHT und SGALITZER [3]) zu lösen, was aber nur im Falle des Gelingens verwertet werden kann. Das Schattenbild des Magens ist in solchen Fällen das gleiche wie bei Pylorusstenosen aus anderer Ursache: Eine tiefstehende halbmondförmige Schale mit wagrechter oberer Grenze und gewöhnlich großer überstehender Flüssigkeitsschicht, hervorgerufen durch die bei jeder Art von Ulcus häufige Supersekretion (Magensaftfluß). Je nach dem Grade der Stauung erscheint der Magen quergedehnt, der Pylorus nach rechts verlagert (sog. „vermehrte Rechtsdistanz“, Abb. 144).

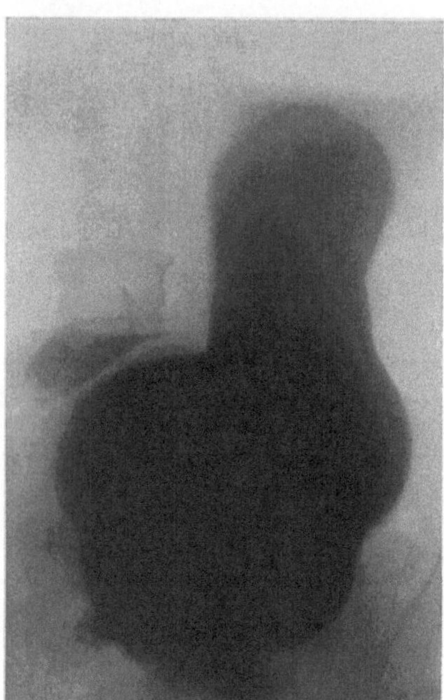

Abb. 140. Ulcus pylori. Mäßige Ektasie, Stenosenperistaltik. Sog. „kompensierte Pylorusstenose“.

Es ist keine leichte Aufgabe, aus der Röntgenbeobachtung ein Ulcus ventriculi herauszulesen, wenn das Nischensymptom fehlt, und das ist, um es nochmals zu betonen, der häufigere Fall. Man muß sich dann eben aus einzelnen Indizien, die jedes für sich sorgfältig erwogen werden wollen, das Urteil zu bilden versuchen. Es gehört dazu auch die sorgfältige Beobachtung des Einlaufens der ersten Breiportion in den Magen, also die Verfolgung der Entfaltung der einzelnen Magenabschnitte. Manchmal füllt sich der eine oder andere Abschnitt nur langsam, widerwillig und anfangs unvollständig. Dies erweckt den Verdacht auf ein dort sitzendes Geschwür. Wir nennen dieses Verhalten kurz, wenn auch unkorrekt „spastische (hypertonische) Füllung“. Man sieht daraus, daß es falsch ist, wie es noch in manchen Instituten geschieht, den Patienten vorher Kontrastbrei essen zu lassen und ihn dann vor den Schirm zu stellen oder gar

[1] Münch. med. Wochenschr. 1913. Nr. 17/18 und Berlin. klin. Wochenschr. 1914. Nr. 29.
[2] Wien. klin. Wochenschr. 1909. Nr. 44.
[3] Münch. med. Wochenschr. 1913. Nr. 36.

bloß eine Aufnahme des Magens zu machen. Es gehört vielmehr eine ziemlich subtile Technik während der Breieinnahme, häufige kleine Drehungen um die Längsachse und vor allem eine ausgiebige manuelle Palpation während der Durchleuchtung dazu, die sich nur teilweise durch die Verwendung des sog. „Distinktors" (HOLZKNECHT) ersetzen läßt. Durch Kompression mittels des Leuchtschirmes, Wegdrücken und Hereindrücken des Breies läßt sich manches Detail für Momente sichtbar machen, das auf der Plattenaufnahme unsichtbar bleibt. Die HOLZKNECHTsche Schule in Wien hat diese Technik der Magendurchleuchtung, die sich durch Bücherstudium nicht erwerben läßt, bis ins einzelne ausgebildet (s. auch SCHWARZ a. a. O.).

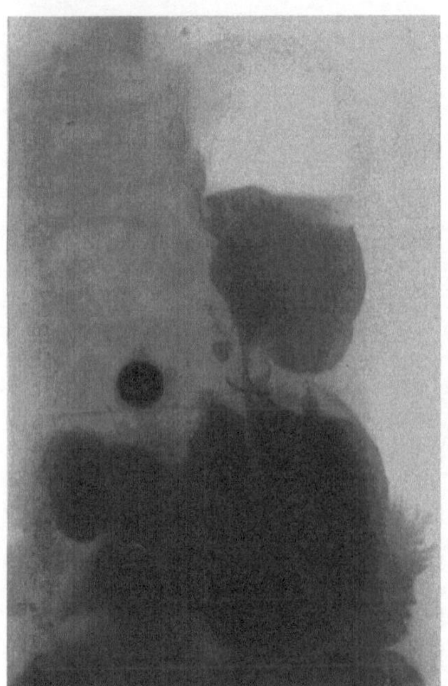

Abb. 141. Ulcussanduhrmagen, sog. „organische" Sanduhrform. Die Ulcusnische erscheint als isolierter halbrunder Fleck neben der kleinen Kurvatur.

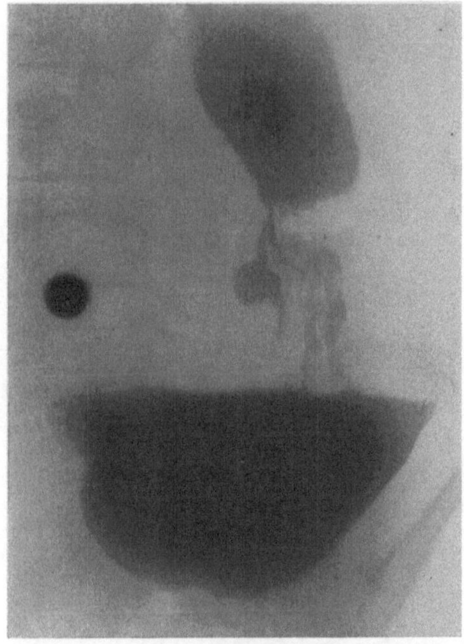

Abb. 142. Sog. „organischer" Sanduhrmagen mit großer Ulcusnische. Ptosis und Ektasie des unteren Magenteils infolge gleichzeitig bestehender Pylorusstenose.

Soviel über die Diagnose des floriden Magengeschwürs. Sehr oft begegnen uns statt eines solchen oder neben einem solchen Folgezustände. Sie beruhen auf anatomischen Veränderungen, die der Magen durch die bindegewebigen Verwachsungen erleidet, welche von den Geschwürsnarben ausgehen. Von den relativ harmlosen perigastritischen Verwachsungen war schon die Rede. Schlimmer ist es, wenn Narbenstränge einschnüren, wie auf Abb. 141 und 142, — ein sog. „echter anatomischer Sanduhrmagen". Die klinische Diagnose eines Sanduhrmagens war früher und ist noch jetzt eine der schwierigsten. Das Gegenteil ist bei der Röntgendurchleuchtung der Fall. Von spastisch erzeugten Bildungen unterscheidet er sich durch seine Unausgleichbarkeit, meist auch durch die unregelmäßigere Kontur. Die nach abwärts bzw. aufwärts verlaufenden Zacken des Breischattens sind Stücke der längsverlaufenden Schleimhautfalten, die dank der Abschnürung nur teilweise gefüllt sind, während sie in der Mitte

ungestört durchlaufen. Beim Einlaufen des Kontrastbreies füllt sich, worauf
FAULHABER [1] besonders aufmerksam gemacht hat, bei einem einigermaßen ausgebildeten „anatomischen" Sanduhrmagen zunächst nur der obere Teil. Allmählich erst füllt der Brei eine enge Straße nach dem unteren schlauchförmigen
Teil, der gewöhnlich gute Peristaltik zeigt und sich rasch entleert. Bei starker
Breifüllung des oberen Sackes kann dieser so stark überhängen, daß er die
verengte Partie vollkommen überdeckt und sein Schatten mit dem des unteren
Sackes zusammenfließt (Abb. 143). Eine ohne besondere Vorsichtsmaßregel
angefertigte Aufnahme im Stehen täuscht dann einen normalen Magen vor,
wieder ein Hinweis darauf, daß man sich bei der Röntgenuntersuchung des
Magens usw. unter keinen Umständen der Schirmdurchleuchtung entschlagen soll!

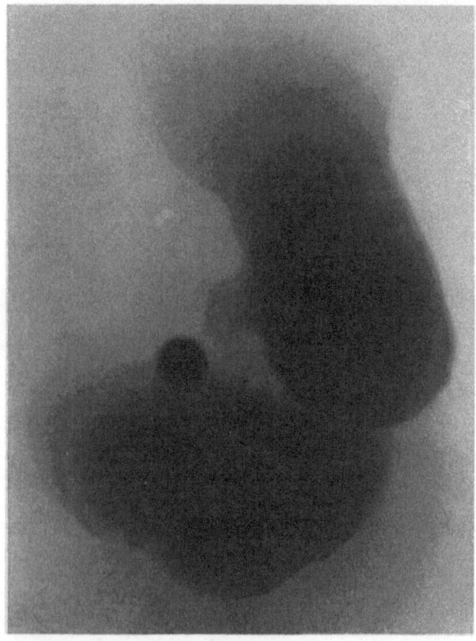

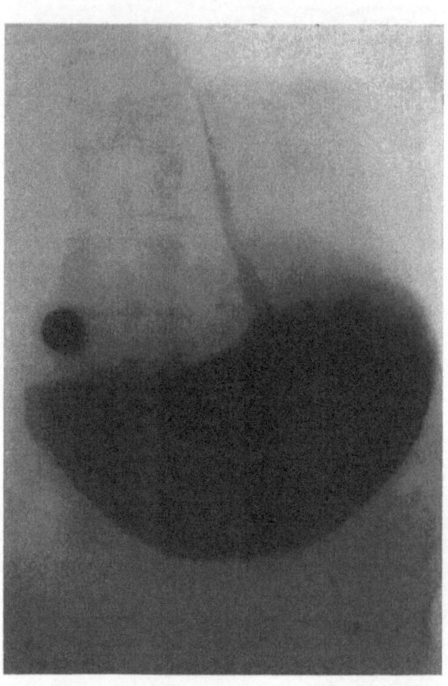

Abb. 143. Ulcussanduhrmagen mit großer
Nische. Durch Überhängen des stark gefüllten
oberen Sackes wird die Stenose teilweise
verdeckt.

Abb. 144. Ulcus pylori, Pylorusstenose.
Scharfe Abschlußlinie des Breischattens.
Aufnahme 6 h. p. c.

Häufiger als eine Narbenstenose am Corpus erscheint eine solche am
Pylorus, weil sie hier gar leicht zu einer hochgradigen Behinderung der Entleerung und damit zur Überstauung führt. Das Bild ist dasselbe wie beim
spastischen Pylorusverschluß gelegentlich eines frischen Geschwüres, nur hochgradiger. Man sieht eigentlich nichts vom Pylorus, nur eine scharf begrenzte
horizontale Abschlußlinie (FAULHABER [1]) zeigt an, daß keine normale Entleerung
stattfindet und der Brei sich staut (Abb. 144). Gewöhnlich setzt bald eine
lebhafte, jedoch vergebliche sog. „Stenosenperistaltik", oft auch Retroperistaltik ein. Nach 5—6 Stunden befindet sich noch ein erheblicher Rest
im Magen, oft auch noch nach 12 oder 24 Stunden. Die „gutartige" Pylorusstenose, wie sie durch ein Ulcus bewirkt wird, kann die stärksten Grade von

---

[1] Röntgentaschenbuch von SOMMER, Bd. 6. 1914 und Röntgendiagnostik der Magen-
krankheiten. 2. Aufl. Halle 1914.

Überstauung, damit auch Überdehnung des Magens hervorrufen, die wir kennen.
Auf die Differentialdiagnose gegen die „bösartige" Pylorusstenose kommen wir
im folgenden Abschnitt zu sprechen.

c) Magencarcinom.

Die frühzeitige Erkennung des Carcinoms der Verdauungsorgane war eine
der Aufgaben, die dem Röntgenverfahren schon bald nach seinem Aufkommen
von seiten der inneren Klinik und der Chirurgie gestellt, ja aufgedrängt wurde,
bevor noch die Methode Entsprechendes leisten konnte; wie schon erwähnt,
hoffte man ja, bösartige Neubildungen als dichteres Schattengebilde ohne weiteres
sehen zu können. Es erhellt daraus, wie dringend das Bedürfnis nach einer
Methode war und noch ist, die geeignet erscheint, unsere sonstige, in der Hauptsache auf die Anamnese und indirekte Beweise gestützte Frühdiagnose eines
Tumorleidens durch objektive Befunde auf festeren Boden zu stellen. Es handelt
sich dabei fast ausschließlich um Fälle, in denen noch kein Tumor palpabel
ist; wenn das Leiden erst soweit vorgeschritten ist, pflegt die chirurgische Hilfe
zu spät zu kommen. Nur eine wirkliche Frühdiagnose vermag auf diesem
Gebiete dem Patienten merklichen Nutzen zu bringen. In den vorgeschrittenen
Fällen mit klinisch sicherer Diagnose und positivem Palpationsbefund verlangt
man von der Röntgenuntersuchung wenigstens Aufschluß über den genauen
Ort und die mutmaßliche Ausdehnung des Tumors, woraus sich Hinweise über
die Möglichkeit eines eventuellen palliativen Eingriffs und die Prognose ergeben
können. Fast regelmäßig erstreckt sich allerdings der Tumor über eine größere
Strecke der Magenwand, als die röntgenologisch sichtbare Konturveränderung
erkennen läßt, ganz besonders an der der Röntgenuntersuchung wenig zugäng-
lichen Hinterwand. Das Kontrastbreiverfahren brachte einen entscheidenden
Fortschritt; es ist seitdem in einer Anzahl von Fällen möglich, kleine, noch
nicht tastbare Tumoren zu erkennen. Meist stellen sich die Neubildungen am
Magen als Aussparungen der Schattenlinie an einer der beiden Kurvaturen
oder aber als inselförmige Füllungsdefekte der Kontrastmasse dar. Das
bedeutet, daß an der Stelle der in das Magenlumen hineinragenden Neubildung
keine schattengebende Substanz vorliegt, die Röntgenstrahlen dort also je
nachdem keine oder nur eine dünnere Schicht Kontrastbrei zu durchdringen
haben. Die Stelle wird also als Aufhellung im Schattenausguß des Magens
erscheinen, im Gegensatz zur Ulcusnische, die ein dem normalen Umriß des
Magenschatten aufgesetztes Plus an schattengebender Substanz bedeutet. Die
Begrenzung eines carcinomatösen Füllungsdefektes bzw. der Aussparung ist
meist ein wenig verschwommen, entsprechend der Infiltration der nächsten
Umgebung, welche ohne scharfe Grenze in das normale Gewebe übergeht, und
ferner oft unregelmäßig zackig, entsprechend der meist buchtigen knolligen
Beschaffenheit des Tumors. Die Aussparung reicht meist von der kleinen
(Abb. 145), seltener von der großen (Abb. 146 und 147) Kurvatur aus in den
Magenschatten herein. Handelt es sich um ein Gebilde an der Vorder- oder
Hinterwand, dann werden die Magenkonturen im Sagittalbild unverändert
aussehen, dagegen mitten im Breischatten rundliche, Fingerabdrücken ähnliche

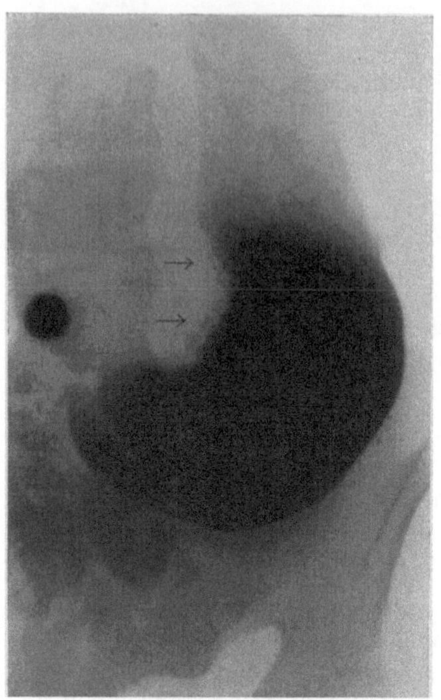

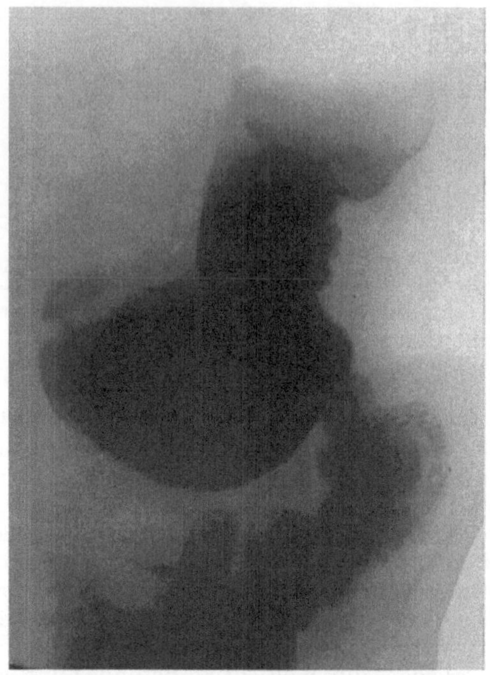

Abb. 145. Magencarcinom, Aussparung der kleinen Kurvatur.

Abb. 146. Magencarcinom, Aussparung der großen Kurvatur.

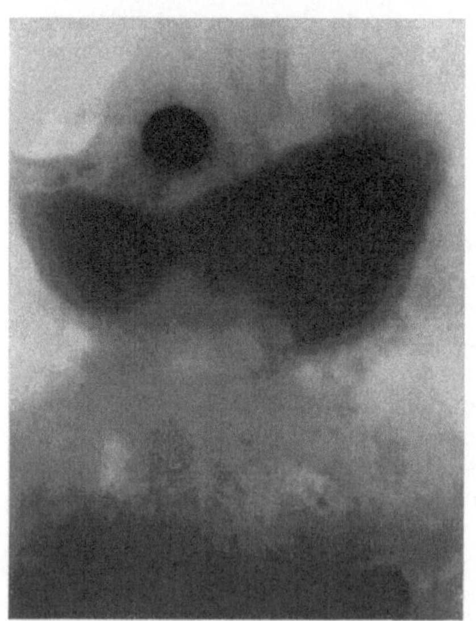

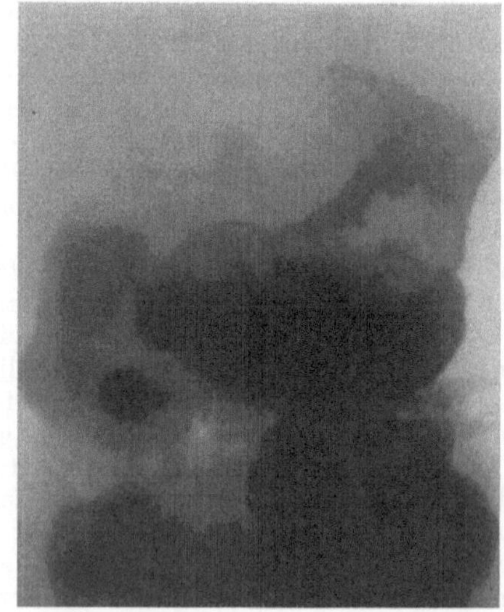

wir die Gewähr, daß keine Täuschung durch peristaltische Phänomene, geblähte Darmschlingen, die den Magen stellenweise deformieren, oder durch Tumoren außerhalb des Magens vorliegt. Die letzteren können wohl auch Aussparungen und Füllungsdefekte hervorbringen, aber deren Begrenzung bleibt doch stets scharfrandig und meist glatt, wie sie eben der intakten Magenwand entspricht (Abb. 149); auch verlagern sie bei einiger Größe gewöhnlich den Magen im ganzen. Andererseits behält letzterer gewöhnlich einen gewissen Grad passiver Beweglichkeit, die man durch Palpation und Baucheinziehen prüft, während ein Magencarcinom stets die Wandstelle, an der es sitzt, durch Infiltration starr und unnachgiebig macht, so daß sie dort der Palpation minder gut nachgibt.

Von der Durchleuchtungstechnik gilt hinsichtlich der carcinomatösen Füllungsdefekte dasselbe, was oben bezüglich der Ulcusnischen gesagt wurde. Man begnüge sich nicht mit der Ansicht in einer Ebene, sondern versuche die fragliche Stelle unter verschiedenen Winkeln, in verschiedenen Körperlagen usw. zu Gesicht zu bekommen. Bei scheinbar negativem Befund im Stehen tritt oft noch in Rücken- oder Seitenlage unter den geänderten Belastungsverhältnissen ein Defekt o. dgl. zutage. Wie unentbehrlich ausgiebige Palpation während der Durchleuchtung ist, geht schon aus den obigen Bemerkungen hervor. Übrigens ist es eine merkwürdige Beobachtung, auf die bereits HOLZKNECHT aufmerksam gemacht hat, daß bei der „Röntgenpalpation" Tasteindrücke von geringfügigen Tumoren, Resistenzen usw. viel deutlicher erscheinen als sonst. Das mag freilich zum Teil damit zusammenhängen, daß die Bauchpalpation im Stehen, obzwar im allgemeinen weniger geübt, doch bisweilen ergiebiger ist als die übliche in Rückenlage.

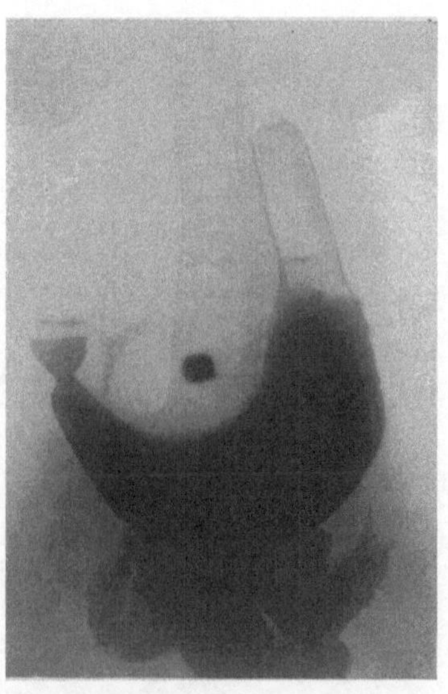

Abb. 149. Verdrängung des Magens durch einen extraventrikulären Tumor. Die kleine Kurvatur ist halbkreisförmig ausgeweitet und glatt, der Magen im ganzen nach unten verlagert.

Eine Aussparung oder ein Füllungsdefekt sind nicht die frühesten Zeichen eines in der Magengegend sich entwickelnden Neoplasmas. Statt ihrer, stets aber neben ihnen, tritt ein sog. Peristaltikdefekt in Erscheinung. Dieses Zeichen kann in einem zweifelhaften Falle das erste und einzige sein, das auf die Spur führt. Kurz vor dem Orte der Neubildung hören z. B. die peristaltischen Wellen auf bzw. flachen sich ab, um hinter ihr wieder aufzutreten, ein Phänomen, zu dessen einwandfreier Feststellung sorgfältig und geduldig während einer gewissen Zeitspanne beobachtet werden muß. Durch Serienaufnahmen in kurzen Abständen läßt es sich auch objektiv festlegen, wenn man die Konturen der so gewonnenen Magenschattenbilder übereinander paust. Seine Ursache ist die starre Infiltration der Magenwand. Durch sie wird auch, schon bevor eine deutliche Aussparung erscheint, der Schattenumriß an der betreffenden Stelle unscharf und starr für den eindrückenden Finger.

Pathologisch anatomisch unterscheidet man am ausgebildeten Magencarcinom zwei größere Gruppen: die knolligen, d. h. die fungösen, papillomatösen und gallertigen Formen einerseits und die diffus infiltrierenden, mit reichem bindegewebigem Stroma versehenen Scirrhen andererseits. Die Abb. 145—148 entsprechen der ersten Gruppe. Die zweite Gruppe, der Scirrhus ventriculi, zeichnet sich dadurch aus, daß die Tumorbildung kaum hervortritt, desto mehr dagegen die diffuse Wandinfiltration, von der oben mehrfach die Rede war. Große Strecken der Magenwand werden durch eine solche flache beetartige Geschwulst in eine starre, verdickte Rohrwandung umgewandelt, durch die der Speisebrei ohne Andeutung von Peristaltik einfach hindurchrinnt. Gewöhnlich ist die Entleerung rascher als normal, weil auch der Pylorusschließmuskel infiltriert und dadurch schlußunfähig ist. Da jeder Anlaß zur Entfaltung fehlt und weil die infiltrierte Wand schrumpft, ist der Magen auffallend klein und ins linke Epigastrium hochgezogen, wenn der größte Teil der Magenwandung ergriffen ist. Es ist dies das Bild des „carcinomatösen Schrumpfmagens". Durch totale Verätzung oder auf Grund einer interstitiellen Entzündung der Magenwand (Linitis plastica) können in seltenen Fällen ähnliche Formen zustande kommen, ebenso wie bei gewissen Fällen von Magenlues. Ist der Scirrhus nur partiell, so kann er durch ringförmiges Umgreifen des Magenkörpers eine Hantelform, eventuell eine Sanduhrform hervorbringen (Abb. 150); wenn er dagegen, wie meist, vom pylorischen Teil ausgeht, entsteht die sehr charakteristische Kelchglasform, wie in Abb. 151. Dabei besteht, um es nochmals zu sagen, keine Pylorusstenose, sondern im Gegenteil eine Insuffizienz des Pylorus. Auch andere Formen des Carcinoms brauchen, wenn sie in der Nähe des Magenausganges sitzen, diesen nicht zu verschließen,

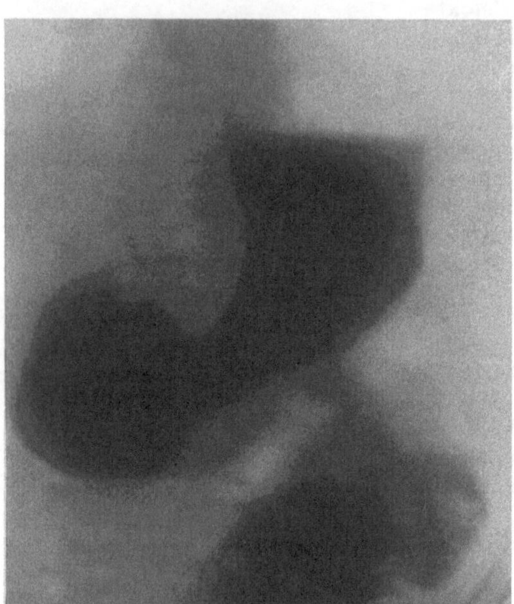

Abb. 150. Scirrhus des Magenkörpers, „Hantelform". Man beachte die beschleunigte Entleerung.

sondern können ebenso zu Schlußunfähigkeit führen, so daß die Entleerung jedenfalls lange Zeit hindurch nicht behindert ist. Später pflegt allerdings auch der Pyloruskanal zuzuwuchern. Als eine Folge der Verkleinerung des Magenlumens beim totalen Magenscirrhus tritt nicht selten Rückstauung in die Speiseröhre und eine dadurch bedingte Behinderung der Nahrungsaufnahme auf; ferner auch echter Kardiospasmus, wie bei manchen anderen organischen Magenerkrankungen.

Das stenosierende Carcinom der Pars pylorica bedarf einer gesonderten Besprechung analog dem Ulcus ad pylorum wegen der schwerwiegenden Folgen einer Behinderung der Magenentleerung und der nicht selten schwierigen Unterscheidung beider Leiden. Betrachten wir zunächst zwei Bilder vom vollentwickelten Carcinom der Pars pylorica. Auf Abb. 152 erkennt man deutlich die Tumoraussparung von der großen Kurvatur her, auf Abb. 153 von beiden Kurvaturen, was auf einen ringförmig umgreifenden Tumor schließen läßt. Sehr kleine Aussparungen können in dieser Gegend vorgetäuscht werden durch ein mehr weniger normales Vorkommnis, nämlich durch die Bildung persistierender

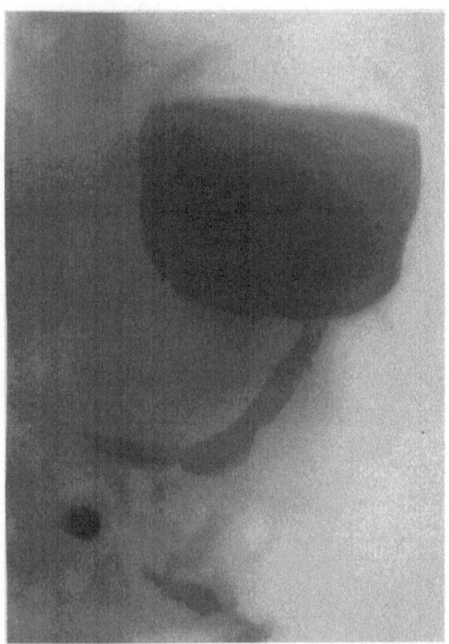

Abb. 151. Scirrhus ventriculi, „Kelchglasform“.

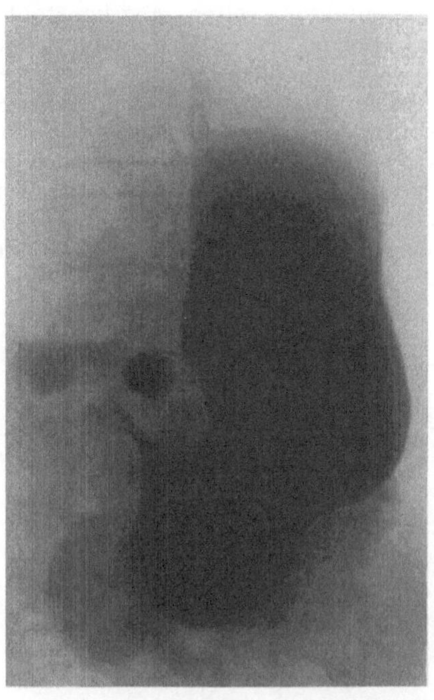

Abb. 152. Carcinom des pylorischen Teils.
Aussparung der großen Kurvatur.

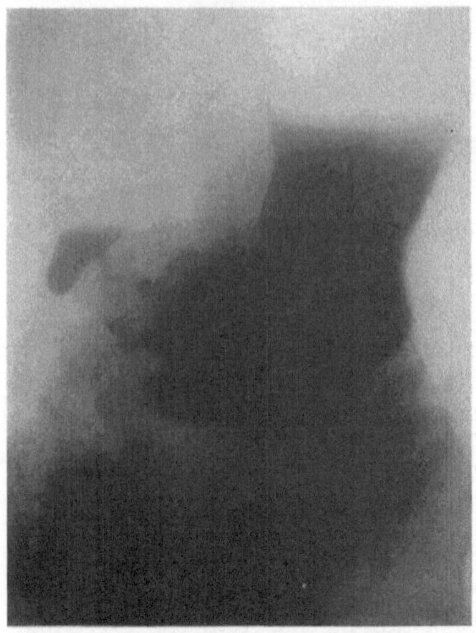

Abb. 153. Carcinom des pylorischen Teils.
Aussparung beider Kurvaturen, beginnende
Stenosierung.

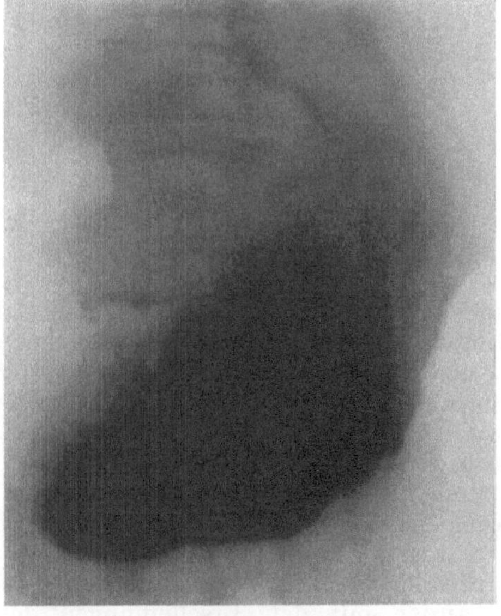

Abb. 154. Vorgeschrittenes Carcinom des pylorischen Teils. Mäßige Ektasie, schräger und
unregelmäßiger Abschluß des Breischattens.

Querfalten (eventuell auf entzündlicher Basis). Nach SCHWARZ ist aber die Querfaltenbildung selten ganz konstant und weicht einer tiefen Palpation. Von einem größeren, eventuell palpablen Tumor wird der Kontrastausguß der Pars pylorica in unverkennbarer Weise eingeengt und bildet nur noch eine schmale, oft geschlängelte Straße auf dem Wege zum intakten Bulbus duodeni. Eine Peristaltik fehlt ganz in der betreffenden Partie. Nun kommt es vor, daß ein stark wachsender Tumor diese erhaltene Straße so stark komprimiert, daß wir nichts mehr davon erkennen und nur noch die mehr oder weniger unscharf vertikal oder schräg (s. Abb. 154) abgeschnittene Schattenmasse des Magens auf der einen Seite, den Bulbus duodeni auf der anderen Seite sehen. Man

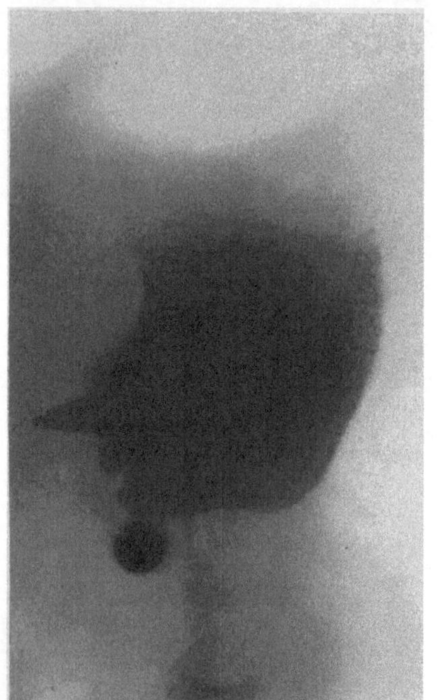

Abb. 155. Pyloruscarcinom; sog. „Pyloruszapfen“.

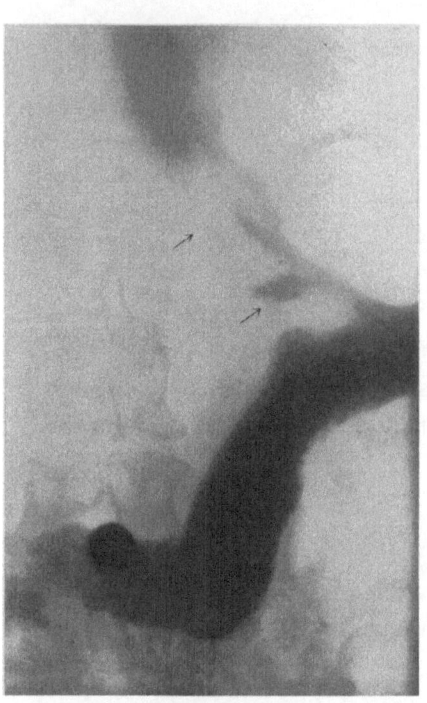

Abb. 156. Carcinom der Kardia und des Magenfundus.

spricht dann von „völligem Defekt des pylorischen Teiles“; wenn der Bulbus duodeni gut sichtbar ist, von einer „Pylorusdistanz“, ein ziemlich sicheres Carcinomzeichen. Geht von der erhaltenen Schattenmasse des Magens noch ein Fortsatz aus, meist an der Seite der kleinen Kurvatur, so bezeichnen wir diesen als „Pyloruszapfen“ (Abb. 155). Natürlich muß die Konstanz aller dieser Erscheinungen sichergestellt sein, eventuell durch mehrmalige Aufnahme, bevor wir unsere Diagnose, von der oft genug der Entschluß zu einem Eingriff abhängt, auf sie stützen.

Sitzt der Tumor ganz in der Nähe des Pylorusringes selbst, so kann seine Erkennung sehr schwierig werden. Es überwiegt dann die bald eintretende Stenose mit den Erscheinungen der Rückstauung so, daß es oft nicht gelingt, die Tumoraussparung sichtbar zu machen; meist ist sie auch noch sehr klein. Wir sehen nur eine Stauung, schließen auf eine Stenose, und es ist dann unsere Aufgabe, zu entscheiden: Ist diese Stenose bösartig oder gutartig, d. h. durch ein Carcinom oder durch Ulcus bzw. einen Spasmus, Narbenbildung od. dgl. bedingt?

Hierfür gibt es natürlich klinische Anhaltspunkte, die uns hier nicht weiter interessieren. Nur im Vorbeigehen sei auf die Wichtigkeit der anamnestischen Erwägungen hingewiesen. Eine Regel, die meist das Richtige treffen hilft, lautet: Kurze Dauer der Beschwerden bei älteren Leuten spricht für Carcinom, lange Dauer bei Jugendlichen für Ulcus. Ein Carcinom entwickelt sich eben relativ rasch gegenüber einer stenosierenden Ulcusnarbe, welche die häufigste Ursache der Ulcusstenose ist. Dem entspricht auch, daß bei letzterer die höchsten Grade von Überdehnung des Magens gefunden werden, denn der Verlauf eines Carcinoms ist im ganzen zu rasch, als daß die höchsten möglichen Grade noch zur Entwicklung kommen könnten.

Die Art der am Magenschatten sichtbaren Peristaltik kann unter Umständen zur Differentialdiagnose herangezogen werden. Bei dem länger dauernden Ulcusleiden hat die Muskelwand des Magens Zeit zur Hypertrophie, was sich durch steile, tief einschneidende Wellen kundgibt. Erst bei stärkster Überdehnung erlahmt die Muskulatur. Bei carcinomatöser Stenose finden wir meist eine träge flache Peristaltik. Antiperistaltik im pylorischen Teil kommt bei beiden Arten von Stenose gleichmäßig vor, kann also nicht zur Unterscheidung dienen.

Die Art der Begrenzung des in solchen Fällen einfach schalenförmigen Magenfüllungsbildes kann der genauen Beobachtung ebenfalls einen Fingerzeig geben. Beim Carcinom ist die Begrenzung gegen den Pylorus zu meist nicht völlig horizontal (HOLZKNECHT und JONAS [1]), manchmal mehr schräg oder unregelmäßig (s. Abb. 154); jedenfalls aber unscharf; beim Ulcus dagegen (s. oben Abb. 144) scharf und horizontal. Allerdings muß man sich vor Verwechslung mit einer horizontalen Niveaulinie des Kontrastmittels hüten, wie sie auftreten kann, wenn dünne Flüssigkeit, infolge von Hypersekretion, über dem Brei auch im aufsteigenden Magenschenkel steht und der Brei selbst zu sedimentieren anfängt. Irrtümer kann man durch kräftige Palpation und durch Lagewechsel in der Regel vermeiden. Beim Ulcus bleibt die scharfe Grenzlinie auch in rechter Seitenlage bestehen, während beim Carcinom hie und da noch eine kleine, sonst nicht erkennbare Aussparung dabei hervortritt. Der Grad der Entleerungsverzögerung ist zur Differentialdiagnose nicht verwendbar; sie ist je nach Lage des Falles bei beiden Affektionen verschieden stark.

Noch ein paar Worte zur Charakterisierung des Carcinoms an der Kardia und im Fundus, dem obersten Magenteil. Sein Nachweis ist sehr erschwert dadurch, daß es nicht gelingt, diesen Magenteil am stehenden Patienten genügend mit Brei zu füllen. Doch gelingt es oft, wenigstens soviel Brei hinaufzudrücken, daß in den Buchten und Rinnen der Tumoroberfläche sich etwas davon niederschlägt. Diese schwarzen Beschläge heben sich innerhalb der Magenblase ab und lassen sich in ihrer regellosen Anordnung von den mehr geradlinig von oben nach unten verlaufenden Schleimhautfalten des Magenkörpers sowie von den wenigen quer verlaufenden Fundusfalten unterscheiden. In Seitenlage treten dann unter Umständen deutliche Aussparungen heraus (s. auch Abb. 156). Ausgedehnte Tumoren rufen eine charakteristische Deformation der Magenblase hervor, z. B. eine Einschnürung des unteren Teiles. In seltenen Fällen sind sie als lichter Schatten ohne weiteres schon vor der Kontrastmittelgabe in der hellen Magenblase erkennbar, z. B. in Abb. 138. Hier liegt auch das heutzutage fast einzige Anwendungsgebiet der früher beliebten Luft- bzw. Kohlensäureaufblähung (HOLZKNECHT).

---

[1] Mitt. a. d. Laborat. f. radiol. Diagn. u. Therapie. Bd. 1, H. 1.

d) Andere Magenkrankheiten.

Gutartige Magentumoren, als Schleimhautpolypen, Fibromyome usw., werden selten als solche erkannt, obwohl sie einige Charakteristica aufweisen, die die Unterscheidung vom infiltrativ wachsenden, destruierenden Carcinom auch im Röntgenbilde ermöglichen. Sie sind gewöhnlich ziemlich klein, dünngestielt, machen also zentrale, und zwar glattrandige Defekte im Breischatten; ihre Form ist entweder kugelrund oder blumenkohlartig, ihr Sitz gewöhnlich der pylorische Magenanteil (SCHWARZ, ASSMANN, LOSSEN[1]). Abb. 164, S. 125, zeigt einen solchen Befund im Bulbus duodeni. Die Magenwand ist in solchen Fällen naturgemäß kaum beteiligt und zeigt infolgedessen keines der für Carcinom charakteristischen Symptome (Starre, Peristaltikdefekt usw.). Die seltenen Trichobezoare (Haar- oder Fadengeschwülste) ergeben ebenfalls runde, meist größere zentrale Aussparungen, die durch tiefes Eindrücken ihre Lage und gelegentlich auch, bei weicher Konsistenz, ihre Gestalt verändern. Manchmal sind sie, wie in einem von uns beobachteten Falle, innerhalb der hellen Magenluftblase als halbrunde Vorragungen oberhalb des vom Mageninhalt gebildeten Spiegels erkennbar.

Entzündliche Affektionen der Magenschleimhaut, die sog. „Katarrhe", ergeben begreiflicherweise keine oder nur undeutliche röntgenologische Symptome; man kann nur gelegentlich per exclusionem bei negativem Röntgenbefund auf sie schließen, besonders in Verbindung mit der Magensaftuntersuchung. Autoren, die sich in letzter Zeit mit dem Röntgenstudium des Magenschleimhautreliefs eingehend beschäftigten (FORSSELL, BERG[2]) kamen zu bestimmteren Ergebnissen. Nach ihnen sollen bei chronischem, mit Schleimabsonderung einhergehendem Katarrh die Längsfalten des Magenkörpers (dargestellt durch die hellen Streifen zwischen den bei geringer Breifüllung abwärts ziehenden Breistraßen) besonders breit, grob gerunzelt oder wurmartig hervortreten oder durch eine netzförmige Marmorierung ersetzt sein (chronisch hypertrophierende Gastritis). Ihren Wert erhalten diese Befunde durch die in letzter Zeit mehrfach erfolgte gastroskopische Bestätigung. GUTZEIT[3] verwendet zur Darstellung des feineren Schleimhautreliefs eine sehr geringe Menge wässeriger Bariumsuspension in Rückenlage mit „dosierter Kompression". Vielleicht lassen sich mit schleimigen Kontrastaufschwemmungen noch bessere Ergebnisse erzielen.

Die sehr verbreiteten funktionellen Magenleiden, sog. „Magenneurosen", spielen eine Rolle für die Röntgendiagnostik vor allem hinsichtlich der Differentialdiagnose gegenüber dem Ulcus. Fast jedes der „indirekten Ulcuszeichen" paßt auch auf das Bild des nervös erregten Magens; eine nochmalige Schilderung des vielseitigen Bildes kann füglich unterbleiben. Dagegen verdient eine besonders eigenartige Magenneurose mit bestimmtem Symptomenkomplex Besprechung; es ist die „Aerophagie", das Luftschlucken. Es handelt sich gewöhnlich um neuropathische Personen, die fortwährend laut aufstoßen, manche auch nur nach Nahrungsaufnahme, und die behaupten, sich dadurch zu erleichtern, weil sie von einem ständigen Völlegefühl geplagt werden, das zu allerlei weiteren Beschwerden, Herzpalpitationen, Angstgefühl, Atemnot führt. Tatsächlich ist bei solchen Leidenden das Abdomen, insbesondere das Epigastrium, aufgetrieben. Das Zwerchfell steht besonders links sehr hoch, wodurch eine gewisse Beengung des Herzens erklärt wird. Die Magenblase ist enorm groß, manchmal der ganze Magen luftgefüllt. Durch wiederholtes Aufstoßen verkleinert sich die Luftmenge nicht merklich, sondern es dringt, wie man sich

---

[1] 13. Röntgenkongreß 1922.
[2] 16. Röntgenkongreß 1925.
[3] 17. Röntgenkongreß 1926.

am Leuchtschirm überzeugen kann, zunächst immer mehr Luft ein, bis schließlich doch gelegentlich eines Ructus ein Teil der Luft entweicht, worauf das
Spiel von neuem beginnt. Vermutlich spielt eine Art spastischen Ventilver-
schlusses an der Kardia dabei mit. Bei der von RIEDER [1] als „Pneumatose
des Magens" bezeichneten Form des Leidens gelangt die Luft mit den verschluckten Speisen in den Magen und wird durch einen Kardiospasmus dort

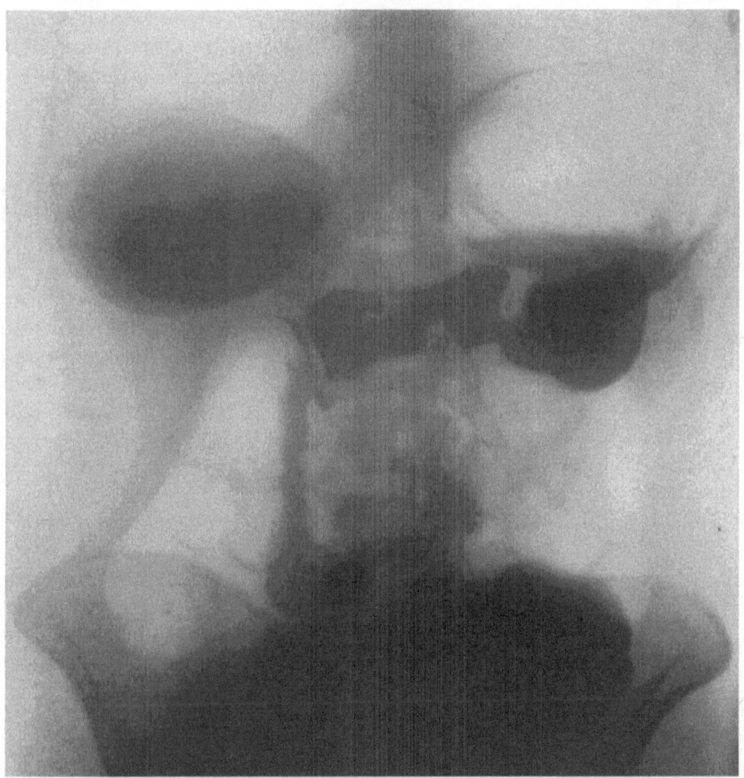

Abb. 157. Aerophagie (Pneumatosis ventriculi et intestini RIEDER). Stark vergrößerte Magenblase, Luftfüllung des gesamten Dünn- und Dickdarms. Der pylorische Magenteil ist nach
oben umgeschlagen und läßt den gesamten Verlauf des breigefüllten Duodenums erkennen
(Pylorusinsuffizienz). Der Schatten der Leber, Milz und linken Niere ist ähnlich wie bei
einem Pneumoperitoneum sichtbar.

festgehalten. Ein großer Teil der verschluckten Luft entweicht durch den
Pylorus in den Dünndarm und erzeugt einen hochgradigen Meteorismus, der
die gesamten Beschwerden natürlich verstärkt. Abb. 157 zeigt, wie die geblähten Darmschlingen den Magen ganz nach oben geklappt haben, so daß der
Verlauf des breigefüllten Duodenums in ganzer Ausdehnung sichtbar ist. Durch
die Luftblähung der Dünn- und Dickdarmschlingen ist fast wie bei einem Pneumoperitoneum der Leberrand, der Milzschatten und sogar die linke Niere sichtbar.

---

[1] Münch. med. Wochenschr. 1917. Nr. 42.

4. Röntgenuntersuchung des Darms.

a) Duodenum.

Bei jeder Magendurchleuchtung richtet man sein Augenmerk gleichzeitig auf den dem Magen zunächst liegenden Abschnitt des Darmkanals, das Duodenum, welches sich ja in der Norm schon sehr bald nach der Breiaufnahme darstellen läßt. Die normalen Verhältnisse am Röntgenbild des Duodenum wurden schon auf S. 99f. berührt. Die wichtigste krankhafte Veränderung an diesem Abschnitte ist die peptische Geschwürsbildung, das Ulcus duodeni chronicum. Es findet sich in der überwältigenden Mehrzahl aller Fälle in dem wichtigen ersten Abschnitt, der Pars superior oder dem Bulbus. Seine Häufigkeit gibt nach neueren Statistiken der des Ulcus ventriculi nicht viel nach (nach HART[1] ist das Verhältnis 1:2, nach NÖLKE[2] aus dem Bürgerhospital in Köln 1:1,8, nach FRANGENHEIM-Köln[3] sogar 2,3:1), während es früher für ein seltenes Leiden galt. Das Krankheitsbild war und ist noch umstritten; früher kaum gekannt, dann eine Zeitlang als Vermutungs- und Verlegenheitsdiagnose viel mißbraucht, hat es jetzt besonders durch die klassischen Studien der Amerikaner MOYNIHAN und MAYO auf klinischem Gebiete, wie besonders durch die Verfeinerung der speziellen Röntgendiagnostik auch im Röntgenbild feste Gestalt angenommen.

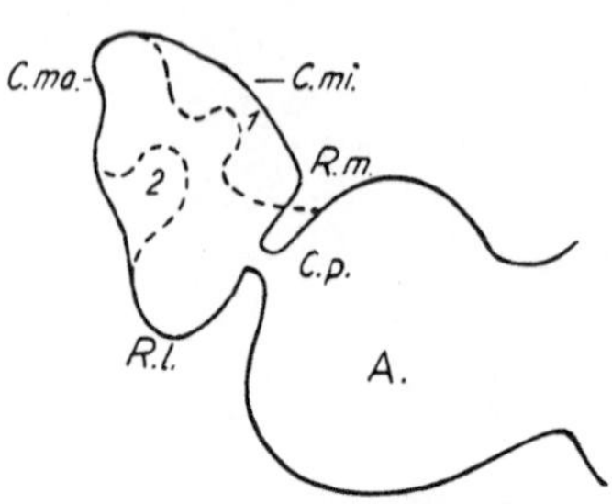

Abb. 158. Bulbus duodeni und Ulcus duodeni, schematisch. (Nach AKERLUND.) A Antrum pylori, C. p. Canalis pylori, R. m. medialer, R. l. lateraler Recessus, C. mi. kleine, C. ma. große Kurvatur, 1 Ulcusnische, 2 COLEscher Defekt.

Das klinische Symptomenbild zeigt in buntem Wechsel Züge einer Magenneurose neben typischen Ulcusbeschwerden. Fast stets ist ein Druckpunkt an typischer Stelle vorhanden, die etwa der Lage des Pylorus oder Bulbus entspricht.

Eigentliche unmittelbare Röntgensymptome, die etwa dem Nischensymptom beim Ulcus des Magenkörpers an diagnostischer Wertigkeit gleichzusetzen wären, existierten bis vor einigen Jahren nicht. Erst COLE[4], GEORGE und GERBER, HOLZKNECHT, HAUDEK, STIERLIN[5] und CHAOUL[6] brachten teils durch eine in bestimmter

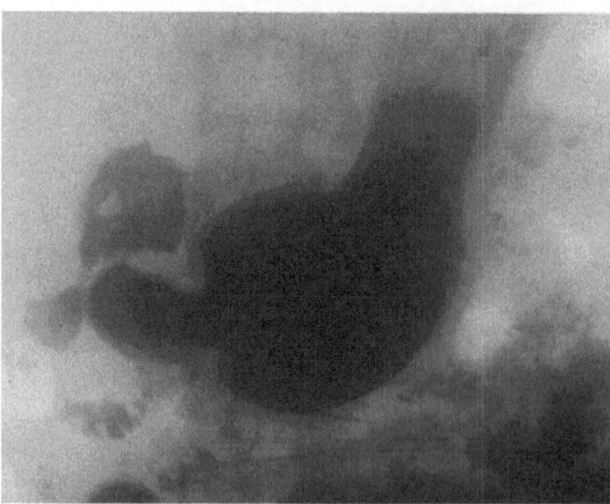

Abb. 159. Ulcus duodeni, typischer Bulbusdefekt.

[1] Zit. nach NÖLKE, s. u.
[2] Klin. Wochenschr. 1926. Nr. 41.
[3] Zit. nach NÖLKE.
[4] Zeitschr. f. klin. Med. 1914.
[5] Münch. med. Wochenschr. 1917.
[6] Münch. med. Wochenschr. 1918.

Weise modifizierte Durchleuchtungstechnik, teils durch Anwendung der Serienphotographie morphologische Kennzeichen in Fülle bei, die AKERLUND[1] zu einem jetzt allgemein anerkannten Gesamtbilde vereinigt hat. Man kann heutzutage sehr wohl von einer „Röntgendiagnose des Ulcus duodeni" in den nicht seltenen Fällen reden, wo die genannten Röntgenzeichen ausgeprägt, der klinische Symptomenkomplex aber verwirrend und die Ergebnisse der übrigen Untersuchung spärlich oder vieldeutig sind. Ja, man kann behaupten, daß nächst dem Nachweise der okkulten Blutung das Röntgenverfahren an Klarheit und Zuverlässigkeit der Befunde alle übrigen Methoden übertrifft. Allerdings kommt es hier mehr als anderswo auf die besondere Schulung und Erfahrung des Beobachters an.

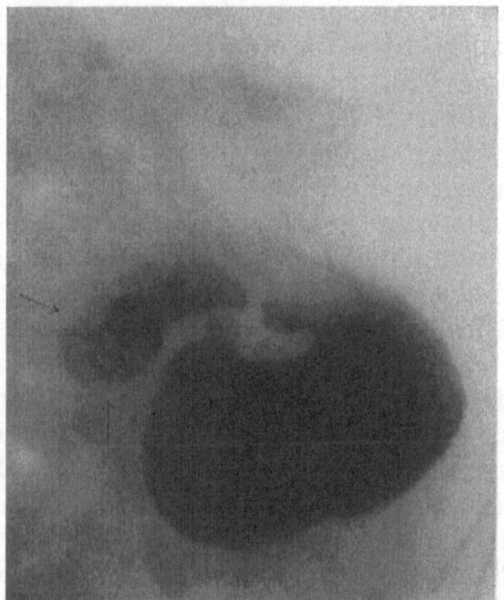

Abb. 160. Ulcus duodeni. Bildung eines großen Divertikels der Majorseite (→←). Gleichzeitig am Magenkörper ein Nischenulcus.

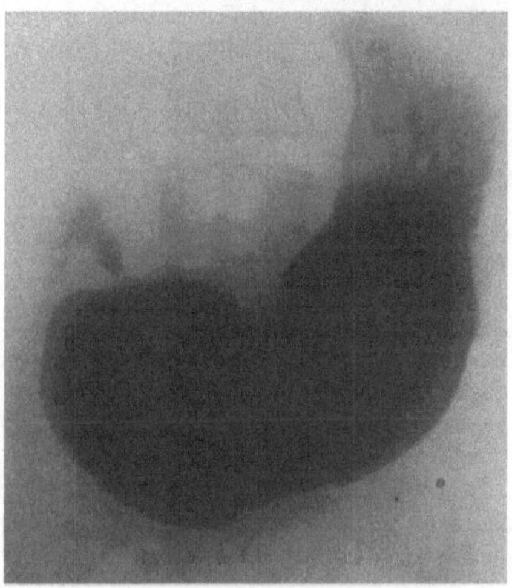

Abb. 161. Ulcus duodeni. Schrumpfung des Bulbus und Pylorusstenose. (Operation.)

Wir wollen uns zuerst, wie bei der Betrachtung des Magengeschwürs, mit den Hauptformen der sog. direkten Ulcuszeichen am Bulbus duodeni befassen. Vorher ist es gut, sich zu vergegenwärtigen, daß die (häufig — nach CLAIRMONT in 75 % — multiple) Geschwürsbildung, wie u. a. ASCHOFF an der Leiche und später CLAIRMONT[2] an einem ausgedehnten Operationsmaterial feststellten, am Bulbus wie am Magen vorwiegend die kleine Kurvatur und die Hinterwand betrifft. Beide sind am Bulbus schwer darstellbar. Ein eigentlicher „Nischen"-schatten wird denn auch, entgegen AKERLUNDs Angaben, nicht häufig beobachtet, eher eine narbige Retraktion (Verkürzung) der kleinen Kurvatur, welche sich auf den anschließenden Teil des dem Pylorus zunächst liegenden „Bulbusbodens" fortsetzt und dadurch den meist sichtbaren Canalis pylori aus seiner zentrischen Lage entfernt (s. Skizze Abb. 158). Viel häufiger sind dagegen Phänomene, welche eine Analogie bilden zu den spastischen oder narbigen Einziehungen des Magens an der großen Kurvatur gegenüber dem Sitz des Geschwürs. Es sind die sog. Defekt- (COLE) und Taschenbildungen (SCHWARZ) an der großen Kurvatur des Bulbus. Der typische COLEsche Defekt ist eine glattrandige, fingerförmige, vollkommen konstante (im Gegensatz zu peristaltischen

---

[1] Röntgenologische Studien über den Bulbus duodeni usw. Stockholm 1921.
[2] Würzburger Abhandl. a. d. Gesamtgeb. d. prakt. Med. Neue Folge. Bd. 1. H. 1.

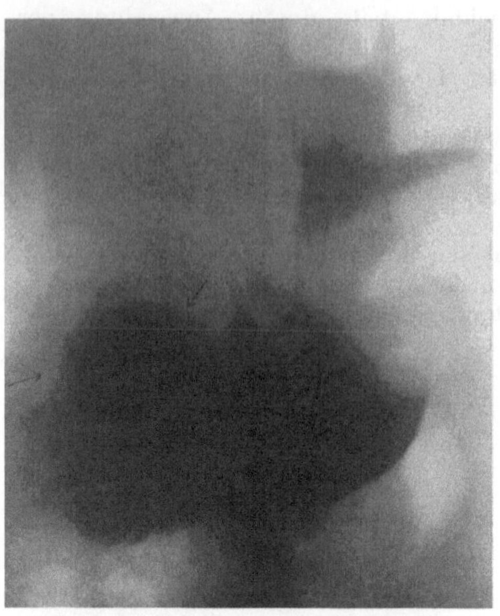

Abb. 162. Stenose der Pars superior duodeni. Bulbus (zwischen den beiden Pfeilen) kuglig aufgetrieben.

Phänomenen) Einziehung in der Mitte oder im proximalen Drittel der großen Kurvatur (Abb. 158,$_2$ und 159). Manchmal bildet sie mit einer korrespondierenden Einziehung der kleinen Kurvatur zusammen eine Sanduhreinschnürung oder eine Kleeblattform. In letzteren Fällen liegt wohl meist eine narbige Schrumpfung vor. Narbenstränge sind es auch (nach CLAIRMONT), die öfters eine divertikelähnliche Vorwölbung einzelner Abschnitte, besonders häufig der rechten unteren Bulbusecke (des sog. COLEschen Recessus) bewirken (Abb. 160). Durch ausgedehnte Schrumpfung wird der Bulbus in anderen Fällen starr, röhrenförmig und dann gewöhnlich, da das Kontrastmittel rasch durchpassiert, nicht mehr gut darstellbar (sog. „flüchtige Bulbusfüllung") im Gegensatz zu dem abnorm stark gefüllten übrigen Duodenum. In anderen Fällen führt die Schrumpfung frühzeitig zur Pylorusstenose mit allen ihren Folgeerscheinungen, wie in Abb. 161.

Manche dieser Deformationen am Bulbus können allerdings, wie FÖRSTER [1] u. a. gezeigt hat, durch den Zug von pericholecystischen bzw. periduodenitischen Adhäsionen zustandekommen (s. Abb. 169). Ein Ulcus oder aber auch solche Adhäsionen können fernerhin eine Stenose im oberen Teil des Duodenum bewirken, die sich durch eine Verschmälerung des Bulbusschattens an der Spitze, deutlicher noch durch die sekundäre Erweiterung des Bulbus erweist (Abb. 162). Hierher gehören manche Fälle von „Dauerbulbus". Wir verstehen darunter eine besonders lang anhaltende Füllung dieser Partie, die auch nach völliger Magenentleerung bestehen bleibt (Abb. 163). Das Symptom wurde früher als Ulcuszeichen überschätzt.

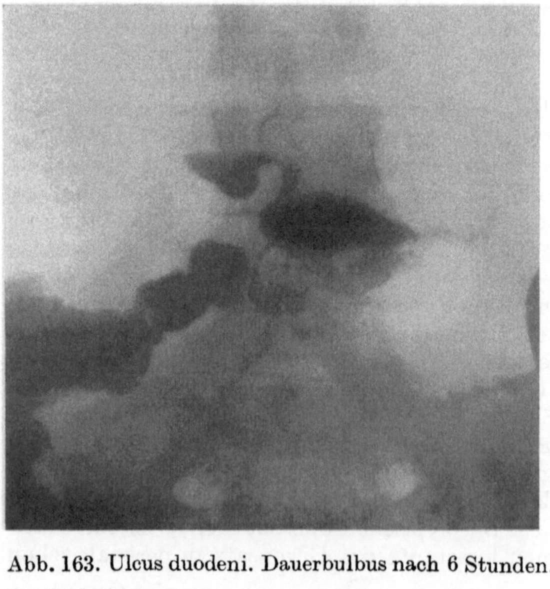

Wir sind damit schon bei den sog. „indirekten" funktionellen Zeichen des Ulcus duodeni angelangt. Ihr her-

Abb. 163. Ulcus duodeni. Dauerbulbus nach 6 Stunden.

---

[1] Mitt. a. d. Grenzgeb. d. Med. u. Chirurg. Bd. 32.

vorragendstes ist die sog. „duodenale Motilität“. Sie kennzeichnet sich durch eine abnorm hoch oben am Magen ansetzende, frequente und stark durchschneidende, wie Schlesinger sagt, „exzitierte“ Peristaltik bei offenstehendem Pylorus, letzteres wahrscheinlich als Folge eines Spasmus der Längsmuskulatur („Dilatator pylori“). Die Entleerung setzt infolgedessen alsbald nach der Breiaufnahme ein und bleibt zunächst beschleunigt. Nichtsdestoweniger bleibt oft noch nach 6 Stunden ein Magenrest zurück (paradoxe Retention), wobei allerdings daran gedacht werden muß, daß häufig starke Hypersekretion besteht, d. h. daß der Breirest durch das im Übermaß abgesonderte Magensekret verdünnt sein kann. Die in sehr vielen Fällen

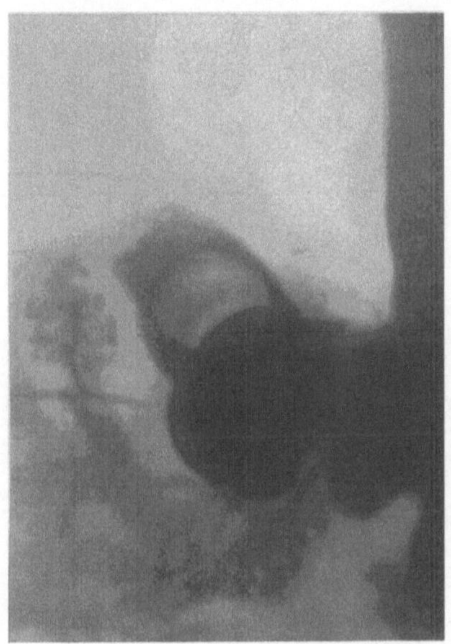

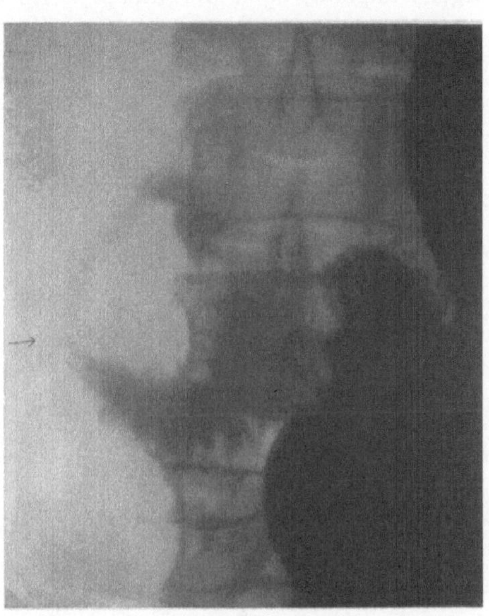

Abb. 164. Zentrale Aussparung (wahrscheinlich Schleimhautpolyp) im Bulbus duodeni.

Abb. 165. Winklige Abknickung der Pars inferior duodeni (→). (Adhäsion infolge von Pericholecystitis.)

bestehende Hyperacidität des Magensaftes macht die Erscheinung der raschen Magenentleerung und der Hyperperistaltik, die an diejenige bei Achylia gastrica erinnert, doppelt merkwürdig. Ein solcher Gegensatz ruft stets den Verdacht auf Ulcus duodeni wach, kann aber auch bei einer einfachen Magenneurose vorkommen.

Eine andere Rückwirkung auf den Magen besteht in Fernspasmen der schon S. 107 beschriebenen Art, z. B. Bildung eines spastischen „Kaskadenmagens“, oder in einer besonders auffälligen Zähnelung der großen Magenkurvatur als Zeichen einer Tonussteigerung.

Einen nicht zu unterschätzenden diagnostischen Anhaltspunkt bietet endlich ein umschriebener, auf den Bulbus duodeni beschränkter, beim Baucheinziehen und Lagewechsel mit ihm wandernder Druckpunkt, weniger die gelegentlich vorhandene, durch Adhäsionen od. dgl. bewirkte „hohe Rechtslage“ desselben.

Alle diese „indirekten“ Ulcuszeichen haben in der Regel nur unterstützenden Wert; ohne den Nachweis von Veränderungen des Schattenbildes müssen wir uns häufig bei Abgabe des Röntgenbefundes mit einer Vermutungsdiagnose begnügen.

Außer dem peptischen Geschwür und seinen Folgen finden sich am Zwölf-fingerdarm in größerer Häufigkeit nur noch die Zeichen einer adhäsiven Ent-zündung der Gallenblase und ihrer nächsten Umgebung, zu der die Pars descendens und manchmal die Pars superior duodeni gehört. Sie ist es, die meistens dem als „hohe Rechtslage" des Bulbus bzw. des Pylorus bezeichneten Zustande zugrunde liegt. Häufig wird dabei der absteigende Duodenalschenkel nach dem Leberrande zu winklig abgeknickt (Abb. 165), was aber selten zu einer erheblichen Behinderung der Duodenalpassage führt. Geringe Grade von Fixation des Duodenums erkennt man am leichtesten in linker Seitenlage, in der normalerweise der Bulbus und die Pars descendens, dem Zuge des gefüllten Magens folgend, nach der linken Seite herübersinken.

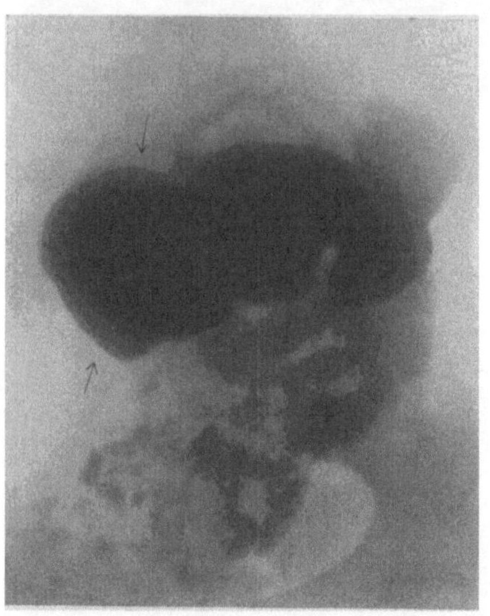

Abb. 166. Duodenalstenose (zwischen den beiden Pfeilen). Stenosenperistaltik des Magens. Aufnahme 3 Stunden p. c.

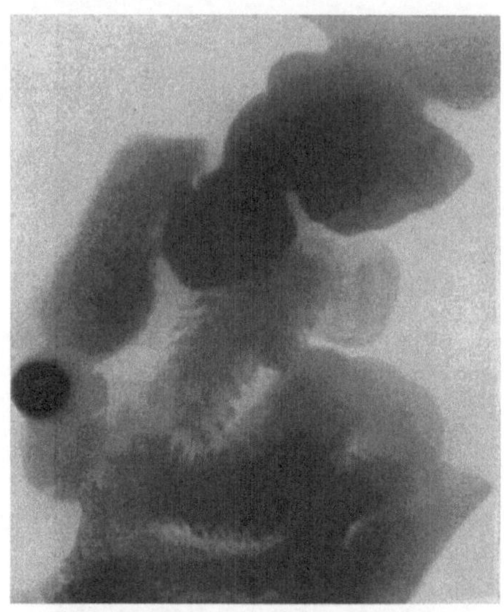

Abb. 167. Achylia gastrica. Rasche Ent-leerung ins Duodenum und Jejunum. Man beachte die tiefgehende Peristaltik des Magens und die „Sinus duodeni" genannte Erweite-rung der Pars inferior duodeni.

Stenosen des Duodenums, am Bulbus durch Ulcusnarben, tiefer unten meist durch peritonitische Verwachsungen hervorgerufen, führen je nachdem zu einer konischen „Zapfenbildung" (BIERS „Pyloruszapfen") an der Spitze des Bulbus oder zu einer ballonartigen Auftreibung desselben, der dabei Fünf-markstückgröße erreichen kann, mit Rückstauung durch den erweiterten Canalis pylori, oder bei tieferem Sitz zu einer wurstförmigen persistierenden Anfüllung des absteigenden Teiles (Abb. 166). Eine Prädilektionsstelle für solche Stenosen scheint am Übergange zur Flexura duodenojejunalis zu sitzen. Eine physio-logisch stärker angefüllte Partie ist auch der Übergang vom absteigenden in den unteren horizontalen Schenkel, der sog. „Sinus" (BAUERMEISTER [1]). Bevor man an die Möglichkeit einer vorliegenden Stenose denkt, muß man sich daran erinnern, daß eine vorübergehend pralle Füllung des Duodenums (und der ersten Jejunumschlingen) schon durch eine beschleunigte Magen-ausschüttung zustande kommt, mit der der Abtransport nicht Schritt hält;

---

[1] Fortschr. a. d. Geb. d. Röntgenstr. Bd. 34, H. 1/2.

sie kann also als Lokalsymptom nicht in Betracht kommen (s. Abb. 167).
Bei Darmtuberkulose bzw. tuberkulöser Peritonitis soll sie als Folge
einer verlangsamten Dünndarmperistaltik ebenfalls auftreten; bei zwei Fällen
von Botulismus fanden wir Ähnliches. Retroperistaltik ist am Duodenum
nicht selten, aber nicht als Zeichen einer Stenose zu werten, sondern
durchaus physiologisch; sie scheint hier zur Vermischung des Darminhaltes
zu dienen (Pendelperistaltik nach WEISS und KREUZFUCHS [1]).

Am absteigenden Duodenalschenkel beobachtet man gelegentlich Divertikel, die in seltenen Fällen kongenital und dann an typischer Stelle in Höhe
der Papilla Vateri (AKERLUND [2], CLAIRMONT und SCHINZ [3]) zu finden sind, oder
aber Säckchenbildungen infolge von periduodenitischer und pericholecystitischer
Strangbildung darstellen. Sie sitzen im letzteren Falle meist im oberen Teil
der Pars descendens.

Tumorbildung am Duodenum ist äußerst selten; eher führt einmal ein
Carcinom der Gallenwege zu einer passiven Verlagerung und schließlich
zur Stenose.

b) Gallenblase.

Wegen ihrer engen Lagebeziehungen zum Magen und Duodenum sei die
Gallenblase schon hier abgehandelt. Auf dem gewöhnlichen Röntgenbilde
dieser Organe erscheint sie nicht, da sie ganz unter dem Leberrande verborgen
liegt und selbst im Falle einer mäßigen Vergrößerung im Winkel zwischen dem
absteigenden Duodenalast und dem Querkolon Platz findet. Eine stark (etwa
durch Hydrops) vergrößerte Gallenblase ruft wohl gelegentlich eine Verlagerung des ersteren hervor, die aber als solche nicht charakteristisch ist;
eher kann eine glattrandige Eindellung des pylorischen Magenteiles auf die
Gallenblase hinweisen. Sonst macht sich die Nachbarschaft einer erkrankten
Gallenblase häufig durch die mehrfach erwähnten Adhäsionen am Magen,
am Duodenum oder auch an der rechten Kolonflexur geltend Die Gallenblase
selbst sichtbar zu machen, war das Bestreben einzelner Untersucher, die durch
Einführung von Luft ins Duodenum mittels der Duodenalsonde einen genügenden Kontrast in ihrer unmittelbaren Nähe zu schaffen suchten. Einen
wesentlichen Fortschritt brachten diese Versuche nicht. Dagegen ist es in
neuester Zeit den Amerikanern GRAHAM, COLE und COPHER [4] gelungen, die
Gallenblase als Schatten von einer gewissen Dichte in der lichteren Umgebung
darzustellen, indem ihr Inhalt schattengebend gemacht wird (s. Abb. 168 und 169).
Es gelingt dies durch Medikamente, welche, vorzugsweise durch die Leber ausgeschieden, schon von jeher als Testmittel zur Prüfung der Gallenabsonderung
dienen, das Phenolphthalein und neuerdings Atophan, jedes von beiden gekuppelt mit den Röntgenstrahlen absorbierenden Halogenen Brom oder Jod
zu Tetrabrom(jod-)phenolphthalein und ähnlichen Verbindungen bzw. Dijod-
atophan. Alle diese Mittel sind nun allerdings nicht frei von unangenehmen
Nebenwirkungen (Vagusreiz, Blutdrucksenkung), so daß man die „Cholecystographie", wie die neue Methode genannt wird, nicht ohne besondere
Indikation vornehmen wird. Die besten Bilder liefert bislang noch die intra-
venöse Injektion von 30—40 ccm einer 10—12 $^0/_0$igen Lösung von Tetrajod-
phenolphthalein, wobei gewisse Vorsichtsmaßregeln bezüglich der Diät usw. am
Vortage zu beachten sind. Die orale Zuführung des Kontrastmittels in Form

---

[1] Dtsch. med. Wochenschr. 1922. Nr. 32.
[2] Fortschr. a. d. Geb. d. Röntgenstr. Bd. 25 u. 26.
[3] Dtsch. Zeitschr. f. Chirurg. Bd. 159.
[4] Journ. of the Americ. med. assoc. Vol. 82. 23. Febr. 1924 u. 31. Mai 1924 und Vol. 84
Jan. 1925. Ref. von GEIGER, Fortschr. a. d. Geb. d. Röntgenstr. Bd. 33, H. 4.

von Dragées oder Pillen ergibt bisher wegen nicht genügender Anreicherung
infolge langsamerer Resorption noch nicht ganz gleichgute Resultate. Zugleich
mit der Zuführung des Kontrastmittels wird (nach PRIBRAM [1]) Hypophysin
oder Pituglandol injiziert, wodurch die Gallenblase kontrahiert und die alte,
nicht kontrastgebende Galle ausgetrieben wird. Die Aufnahme erfolgt nach
16—20 Stunden in dorsoventraler Richtung und Bauchlage, eventuell mit etwas
erhöhtem Oberkörper, am besten mit der für alle Aufnahmen der soliden Bauchorgane hervorragend geeigneten BUCKY-POTTER-Blende (s. oben S. 20). Auf
den erhaltenen Bildern zeigt die normale Gallenblase längliche Birnform, die
bei Verwachsungen u. dgl. aber beträchtlich deformiert, sanduhrförmig oder

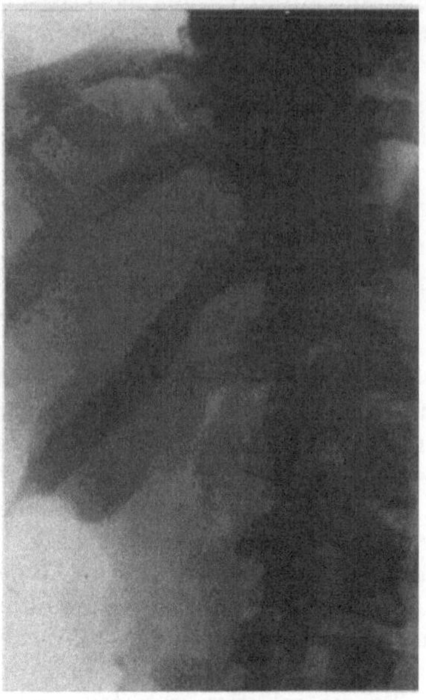

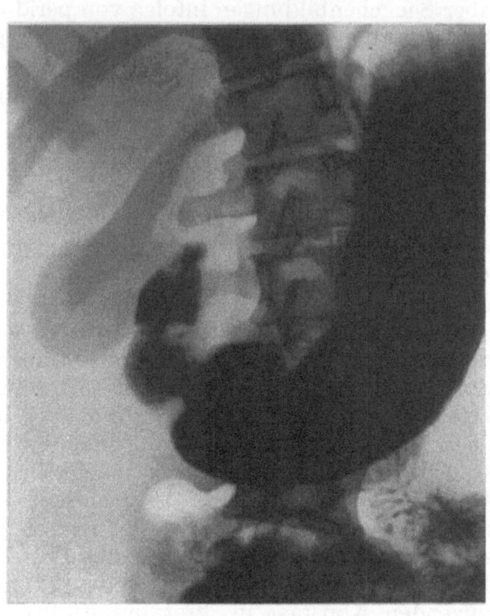

Abb. 168. Normale Gallenblase durch
Cholecystographie sichtbar gemacht.

Abb. 169. Gallenblase (Cholecystographie) und
Magen gleichzeitig dargestellt. Defekt am
Bulbus duodeni (Pericholecystitis).

unregelmäßig länglich erscheint. Ist sie bei einer lege artis durchgeführten
Untersuchung dauernd unsichtbar, so muß die Diagnose auf einen Verschluß
des Ductus cysticus oder auf eine pathologische Verminderung der Gallen-
sekretion gestellt werden.

Eine Frage, die hier selbstverständlich gestellt werden muß, nämlich, ob
durch dieses neueste Verfahren die Möglichkeit der Darstellung von Gallen-
konkrementen wächst, kann vorläufig noch nicht beantwortet werden. Bisher
waren infolge des äußerst geringen Absorptionsunterschiedes zwischen der
flüssigen Galle und dem den Hauptbestandteil der Konkremente bildenden
Cholesterin der Darstellung der letzteren fast unüberwindliche Schranken gesetzt.
Gallensteine mit einer stärker kalkhaltigen Schale heben sich allerdings als
schwache ringförmige Schatten ab; selten sind sie so stark verkalkt, daß sie
bereits auf gewöhnlichen Röntgenaufnahmen deutlich hervortreten. Ein solches
Bild zeigt Abb. 170. Es zeigt drei Steine, die schon 14 Jahre vorher von FAUL-
HABER röntgenologisch diagnostiziert worden waren. In diesem Falle traten

---

[1] Fortschr. a. d. Geb. d. Röntgenstr. Bd. 34, H. 3.

zwei von den drei rundlichen Schatten bereits am Leuchtschirm deutlich in Erscheinung. Doch handelt es sich, wie gesagt, hier um seltene Ausnahmen. Reine Cholesterinsteine erscheinen nach HAENISCH [1] ab und zu als helle Aussparungen im Schatten der gefüllten Gallenblase (auch ohne Kontrastmittelzufuhr), da die eingedickte Galle die Röntgenstrahlen zuweilen stärker als die Konkremente absorbiert. Eine, wie das nicht selten vorkommt, ganz von kleinen facettierten Steinen erfüllte Gallenblase nimmt ein charakteristisches „marmoriertes" Aussehen an. Im allgemeinen war bisher die röntgenographische Darstellung der Gallenkonkremente mehr oder minder vom Zufall bzw. von der Körperbeschaffenheit der oft sehr fettleibigen Patienten abhängig. Ein so

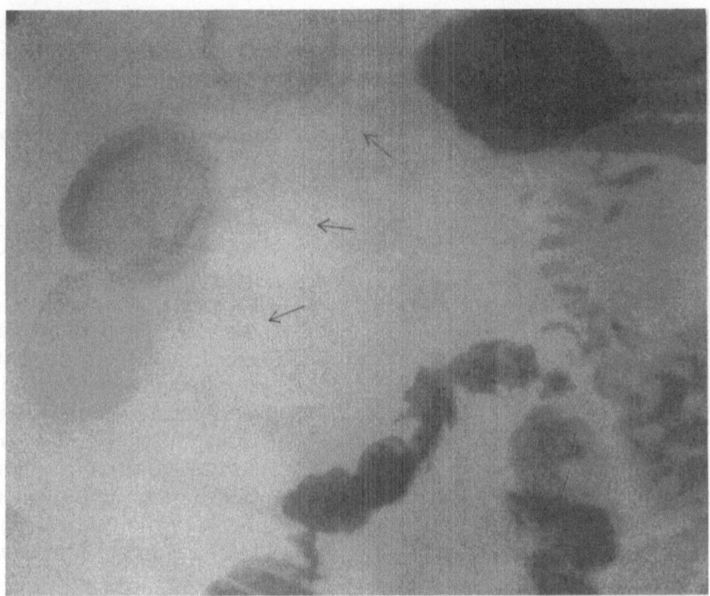

Abb. 170. Drei Gallensteine mit kalkhaltiger Schale (Ringschatten).

hervorragender Kenner, wie KEHR sprach daher noch vor wenigen Jahren der Röntgenuntersuchung auf diesem Gebiet jede praktische Bedeutung ab. Amerikanische Autoren dagegen, wie CASE [2], berichten von einem relativ hohen Prozentsatz ($14\,^0/_0$) positiver röntgenologischer Gallensteindiagnosen, so daß eine Zeitlang die Meinung verbreitet war, daß „drüben" der Kalkgehalt der Gallenkonkremente allgemein ein höherer sei als bei uns. Doch scheint eine besonders subtile Technik, die von BECK und PFAHLER stammt und in letzter Zeit auch in Deutschland mehr geübt wird, neben der Verwendung der BUCKY-Blende der wahre Grund der besseren Erfolge zu sein.

Die Gallensteinaufnahme ähnelt, was die Wahl der Röhrenhärte, Vorbereitung des Patienten und Kompression anbetrifft, der später zu betrachtenden Nierenaufnahme, nur mit dem Unterschied, daß bei der ersteren die Platte der Bauchseite des in Bauchlage mit erhöhtem Oberkörper befindlichen Patienten anliegt. Leichte Darmblähung bringt den unteren Leberrand besser zur Darstellung und erleichtert dadurch die Orientierung. Weiche Strahlenqualität und

---

[1] Röntgenuntersuchung der Leber usw. in RIEDER-ROSENTHAL, Lehrbuch der Röntgenkunde. 2. Aufl. 1924.

[2] Zit. nach SCHITTENHELM und WELS, SCHITTENHELMs Lehrbuch. 1924.

hohe Röhrenbelastung (da die Aufnahme kurzzeitig in Atemstillstand erfolgen muß) sind notwendige Vorbedingungen. Fast stets sind Wiederholungsaufnahmen mit etwas geänderter Strahlenhärte, eventuell auch anderer Projektionsrichtung notwendig, bevor man sich mit einem negativen Resultat zufrieden geben kann. Bis zu acht Aufnahmen werden auf diese Weise von amerikanischen Autoren für notwendig gehalten! Endlich müssen bei der Betrachtung der fertigen Negative (wie ganz allgemein beim Konkrementnachweis, z. B. im Nierenschatten) besonders günstige Bedingungen aufgesucht werden: Diffuses weißes oder leicht grünliches Licht, Abdeckung des Seitenlichtes, eventuell schräge Draufsicht verbessern die Erkennung winziger Helligkeitsdifferenzen.

c) Dünndarm.

Die zur Untersuchung des gesamten Dünndarmes nötige Kontrastfüllung pflegt $1^{1}/_{2}$—3 Stunden nach dem Einnehmen der Breimahlzeit erreicht zu sein. Der Hauptteil der Kontrastmasse befindet sich dann bereits im Ileum in Form einer mehr oder weniger kompakten Schattenmasse am Eingang des kleinen Beckens, in der gewöhnlich nur in Rückenlage unter starkem Palpationsdruck die einzelnen Schlingen differenzierbar sind; dagegen ist das Jejunum, das von den Ingesten in der Norm sehr rasch passiert wird, in Form weniger schmaler, in der Hauptrichtung von links oben nach rechts unten verlaufender Schlingen oberhalb der linken Beckenschaufel sichtbar; eine feine Fiederzeichnung an diesen Schlingen ist den KERKRINGschen Falten zu verdanken (Abb. 171). Infolge der zarteren Füllung der Jejunumschlingen konnten O. FRITZ[1] u. a. dort gelegentlich die Anwesenheit von Würmern (Ascariden) als helle bewegliche Aussparungen nachweisen. Der Verlauf der einzelnen Schlingen und die Lage des ganzen Konvoluts wechselt je nach dem Körperbau sowohl im Jejunum

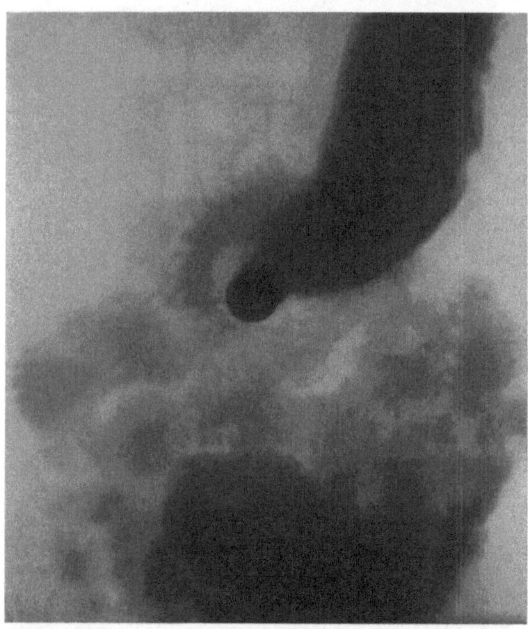

Abb. 171. Jejunum und Ileum, im Zusammenhang kontrastgefüllt (Magenresektion). Die Jejunumschlingen heben sich durch ihre deutliche Fiederung von den prallgefüllten Ileumschlingen (unten) ab.

wie im Ileum infolge der Länge des Mesenteriums so sehr, daß es kaum möglich ist, auch nur bestimmte Typen festzulegen. Nur die letzte Ileumschlinge, welche mit der Valvula Bauhini in das Coecum einmündet, hat eine konstante Lage und eine bestimmte, etwa fragezeichenartig gekrümmte Form. Durch Druck mit der flachen Hand auf das Coecum oder Anheben desselben ist sie auch im Stehen fast stets zu isolieren.

Die Stenosen des Jejunum und Ileum verraten sich bei der Kontrastfüllung per os schon bei geringgradiger Verlangsamung der Passage durch die

---

[1] Fortschr. a. d. Geb. d. Röntgenstr. Bd. 29, H. 5 und Bd. 31, H. 5/6.

pralle Füllung des vorangehenden Darmteiles (Wurstform mit Verstreichen der Fiederung), ein Befund, der bis zur nächsten Durchleuchtung verschwunden sein kann, aber bei Wiederholung der Breipassage aufs neue hervortritt. Wenn einzelne Jejunumschlingen bis zur Breite eines Kolonteiles erweitert sind, ist es schwer, sie von einem solchen zu unterscheiden, da auch gelegentliche Einschnürungen durch die verbreiterten KERKRINGschen Falten, welche die Kolonhaustren vortäuschen, nicht fehlen. Noch höhere Grade von Erweiterung bei vollkommener oder fast vollkommener Stenose gehen mit den klinischen Erscheinungen des Ileus einher; es sondern sich in solchen Fällen bald größere Flüssigkeitsmengen ab, die im Verein (Abb. 172) mit der einsetzenden Gasblähung das überaus charakteristische Bild multipler Flüssigkeitsspiegel mit darüber befindlichen großen Gaskuppen im mittleren Bauchraum (letzteres im Gegensatz zur Stenose des Dickdarms) ergeben. STIERLIN [1] und WEIL [2] haben als erste darauf aufmerksam gemacht, daß in solchen Ileusfällen, bei denen eine regelrechte Röntgenuntersuchung mit Kontrastbrei mit Rücksicht auf

die gebotene Eile nicht durchführbar und außerdem kontraindiziert ist, die Diagnose durch einfache Durchleuchtung im Sitzen oder in Seitenlage gestellt werden kann, da sich die vorhandene Flüssigkeit mit den darüber befindlichen Gasblasen auch ohne Schaffung künstlicher Kontraste genügend abhebt; ja, daß aus der Lage und Anordnung der Niveaus Schlüsse auf den mutmaßlichen Ort des Passagehindernisses erlaubt sind.

d) Dickdarm.

Die Valvula Bauhini markiert sich im Röntgenschatten nicht, häufig dagegen die Appendix. Ihr Anblick im Röntgenbilde gehört

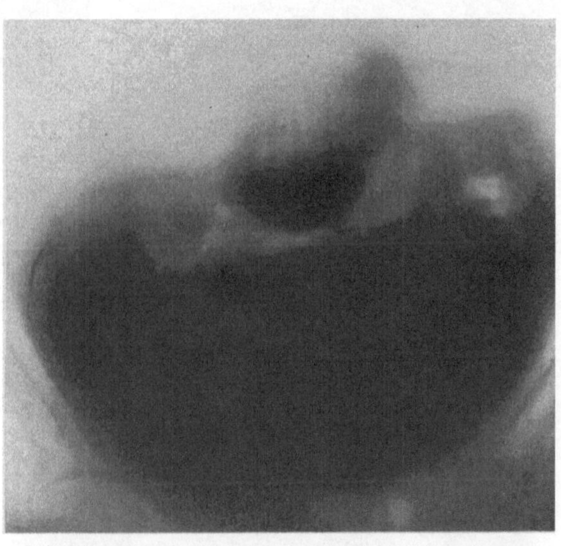

Abb. 172. Ileus des Dünndarms infolge postoperativer Adhäsionen. Multiple Flüssigkeitsspiegel und Gasblasen.

durchaus nicht, wie man noch vor wenigen Jahren glaubte, zu den Seltenheiten. Bei systematischem Fahnden und regelmäßiger Durchleuchtung in Rückenlage nach CASE [3], wobei Coecum und Ileum sich leicht nach oben verdrängen lassen, glauben wir, ebenso wie dieser Autor, in fast einem Drittel aller untersuchten Fälle die kontrastgefüllte Appendix gesehen zu haben; die vermutlich auf eine Mitteilung von GROEDEL [4] zurückzuführende, häufig geäußerte Annahme einer krankhaften Veränderung (chronischer Entzündungsprozeß) in solchen Fällen scheint uns demnach unbegründet, soweit sie sich auf die bloße Tatsache der Kontrastfüllung des, wie bekannt, ja individuell sehr verschieden weiten und langen Fortsatzes stützt. Am Schattenbild der Appendix ist aber gelegentlich allerhand Interessantes zu beobachten: Länge, Lage, Einschnürungen oder

---

[1] Med. Klinik 1913. Nr. 25.
[2] Ergebn. d. inn. Med. u. Kinderheilk. Bd. 15.
[3] Americ. journ. of roentgenol. August 1914.
[4] Münch. med. Wochenschr. 1913. S. 744.

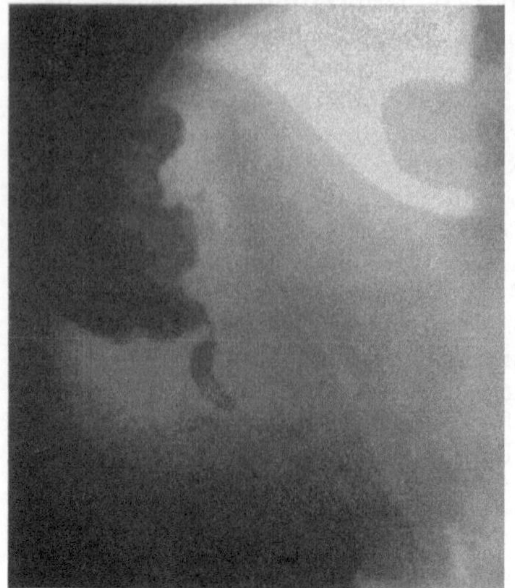

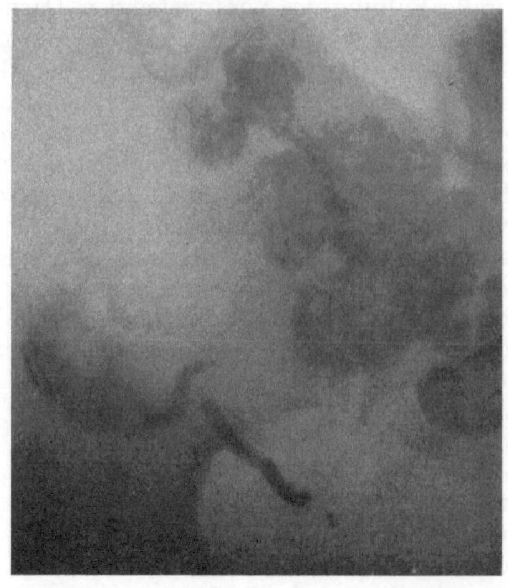

Abb. 173. Kontrastgefüllte Appendix.   Abb. 174. Kontrastgefüllte Appendix, 30 h. p. c.

Lückenbildung (Kotsteine?) im Kontrastschatten, besonders aber eine Fixation der Spitze, eine Abknickung oder ein ganz umschriebener Druckpunkt. Besonders die drei letztgenannten Symptome sind wichtige Hinweise auf eine bestehende chronische oder abgelaufene Entzündung. Ist die Appendix einmal gefüllt, so bleibt sie es meist für die nächsten beiden oder auch noch mehr Tage, auch nach völliger Entleerung des übrigen Darmes (Abb. 173 und 174).

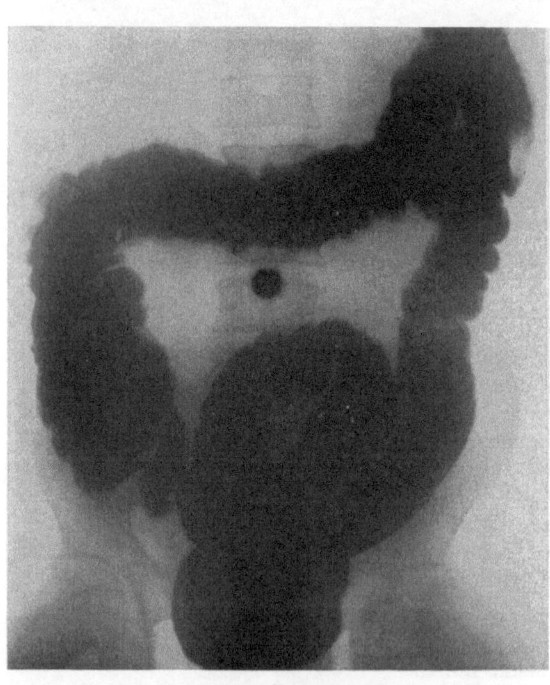

Der Verlauf des Dickdarms im ganzen ist, im Gegensatz zu der scheinbar regellosen Anordnung der Dünndarmschlingen, infolge der viel kürzeren mesenterialen Anheftung an der hinteren Bauchwand ein konstanter, zumindest in den drei ersten Partien, dem aufsteigenden, queren und absteigenden Teil, während dem freier beweglichen Sigmoideum mit seinem längeren Mesenterium auch eine größere Variabilität hinsichtlich Lage und Länge zukommt. Das Kolon umgibt die übrigen Darmteile, wie aus den anatomischen Bauchsiten bekannt, im großen ganzen in Form eines dreiseitigen Rahmens; nur wird das bekannte Bild am lebenden kontrast-

Abb. 175. Normale Dickdarmfüllung (Kontrasteinlauf).

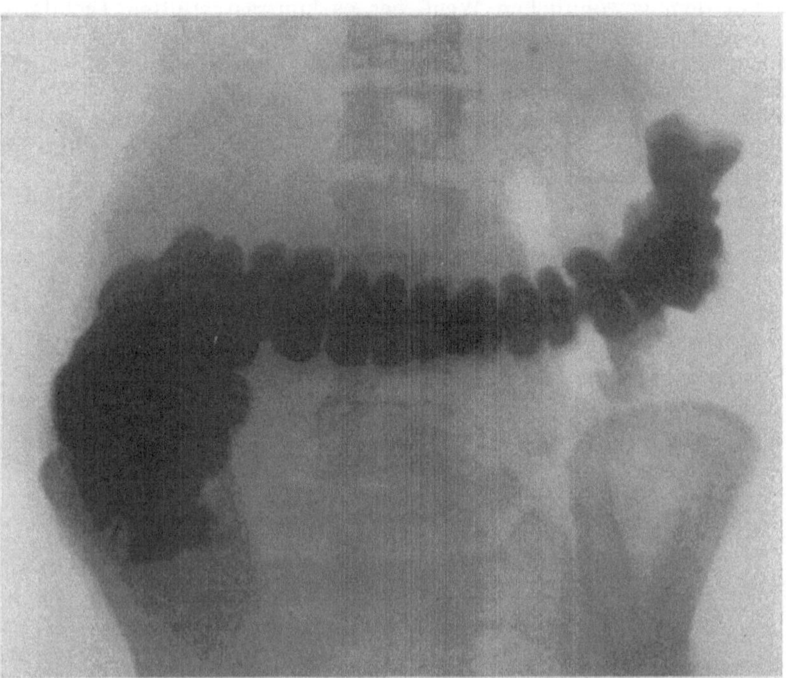

Abb. 176. Normale Dickdarmfüllung per os, 8 h. p. c.

gefüllten Dickdarm, besonders in aufrechter Haltung, durch die beträchtliche Einbuchtung des Querkolons nach unten („Girlandenform") modifiziert (s. Abb. 175 und 176). Letztere kann sich bei allgemeiner Enteroptose bis zur winkligen Abknickung vertiefen. Der tiefste Punkt der Querkolons liegt dann etwa hinter der Symphyse (Abb. 177).

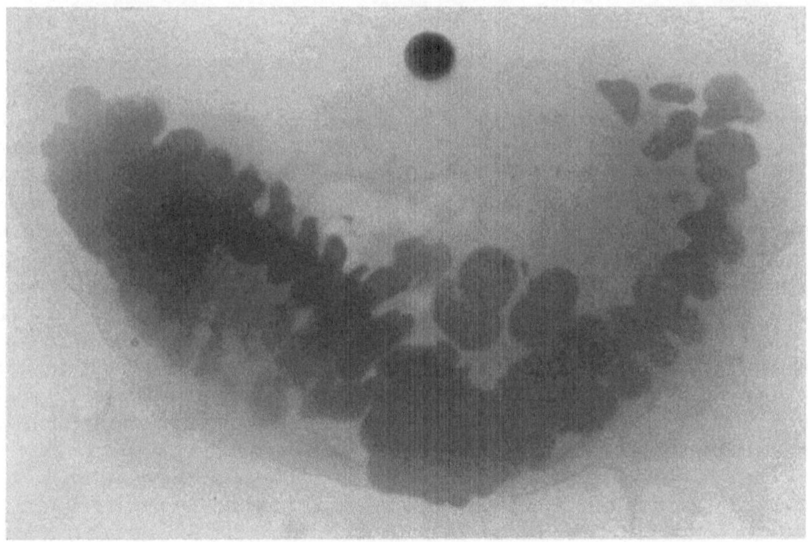

Abb. 177. Koloptose, 24 h. p. c.

Beim auf dem gewöhnlichen Wege per os kontrastgefüllten Dickdarm erscheint die erste, Coecum und Ascendens umfassende Partie gewöhnlich am breitesten. Die Haustren sind dort nur als flache spitzwinkelige Einbuchtungen angedeutet. Hinter der rechten Flexur, am Querkolon, schneiden sie in der Regel tiefer ein, sind schmäler und enger zusammengerückt, während im Descendens und Sigmoideum die bandförmige, im Descendens nicht stets kontinuierliche Füllung vorherrscht. (Bei der Füllung durch Klysma verschwinden diese Unterschiede ebenso wie diejenigen der Lumenweite, beide bedingt durch den örtlich verschiedenen Tonuszustand der Muskulatur. Die Füllung durch Einlauf stellt in dieser Beziehung also eine „unphysiologische" Untersuchungsweise dar.)

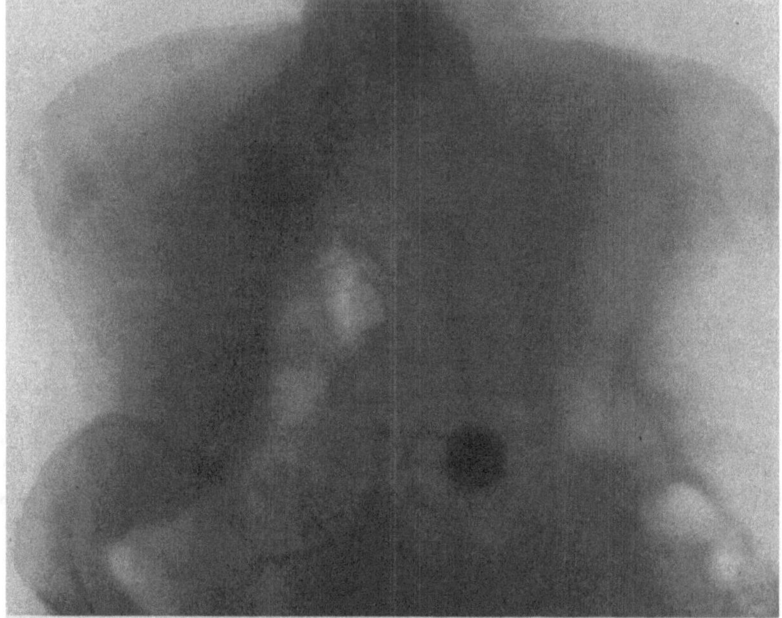

Abb. 178. Normale Leber, durch Luftblähung des Kolons dargestellt.

Die beiden Kolonflexuren zeigen ebenfalls Verschiedenheiten hinsichtlich ihrer Lage und Form. Die rechte Flexur steht infolge der Raumbeengung durch die Leber stets wesentlich tiefer als die linke, die in Zwerchfellnähe fixiert ist und seitlich der medialen Fläche der Milz, medial dem Magenkörper anliegt. Die linke Flexur zeigt meist eine einfache spitzwinklige bzw. haarnadelförmige Krümmung, welche bald mehr frontal, bald sagittal gerichtet ist. Dem äußersten Anteil des Querkolons liegt der untere Milzpol gewöhnlich dicht an; bei vergrößerter Milz rückt die linke Flexur meist etwas tiefer, folgt aber bei weitem nicht dem Tiefertreten des unteren Pols (ASSMANN), sondern weicht nach der Hinterfläche der Milz aus. Die Form der rechten Flexur wechselt mehr; sie ist oftmals (bei langem Querkolon) schlingenförmig oder in Form eines sagittal liegenden S angeordnet, bei Lebervergrößerung u. dgl. steht sie erheblich tiefer als normal. Die linke Flexur enthält meist, die rechte nicht selten eine Gaskuppe. Daß eine mäßige Gasansammlung im Dickdarm, die man auch künstlich leicht durch ein mit Gebläse versehenes Darmrohr herstellen kann, sehr gute röntgenologische Aufschlüsse über die Konturen der anliegenden massiven Bauchorgane, Leber und Milz gibt, wurde schon von älteren Röntgenologen des öfteren betont; systematisch hat sich Meyer-Betz [1] vor allem mit der Methode beschäftigt. Er kombinierte sie gelegentlich mit der Lufteinblasung in den Magen und konnte dadurch Totalröntgenogramme der Leber erzielen. Sicher ist, daß man auch mit der Darmblähung allein hie und da eine sehr gute Übersicht über den unteren Leberrand mit seinen Einkerbungen, einen Riedelschen Lappen, seltener eine vergrößerte Gallenblase erhält, desgleichen über den unteren Milzpol, über Lage und Größe der Milz und ganz besonders über die eventuelle Zugehörigkeit eines Abdominaltumors zu einem der beiden Organe. Notwendig ist allerdings, um ein deutbares Bild zu erhalten, eine möglichst gleichmäßige Verteilung der eingeblasenen Luft, welche, wie Meyer-Betz zutreffend bemerkte, häufiger beim natürlich entstandenen Meteorismus angetroffen wird, als sie künstlich, etwa durch Knieellenbogenlage, Massage, bewirkt werden kann. Eine Überblähung macht nicht nur dem Untersuchten erhebliche Beschwerden (Kollapsgefahr!), sondern verschlechtert auch das Bild, wie wir uns häufig überzeugen konnten, durch Überlagerung der zarten Organkonturen mit sekundärstrahlenbildenden Luftmengen. Für die Sichtbarmachung des unteren Leberrandes (Abb. 178) empfiehlt sich, da die Unterfläche der Leber zur Horizontalen geneigt liegt, eine mäßige Verschiebung der Röhre cephalwärts (bei dorsoventraler Strahlenrichtung etwa in Höhe des 6. Brustwirbels) und außerdem eine leichte Halbrechtsdrehung im Sinne des zweiten schrägen Durchmessers. Für den unteren Milzpol ist eine Drehung im umgekehrten Sinne manchmal vorteilhaft; hier auch oft die ventrodorsale Strahlenrichtung, also Betrachtung vom Rücken her (Abb. 179).

Zur Darstellung von Lage, Form und Wand des Dickdarms selbst ist die Luftblähung allein nicht verwendbar; dagegen wurde sie in letzter Zeit als unterstützendes Hilfsmittel in Verbindung mit dem Kontrasteinlauf (nach der Entleerung eines solchen) in Vorschlag gebracht, da die restierenden

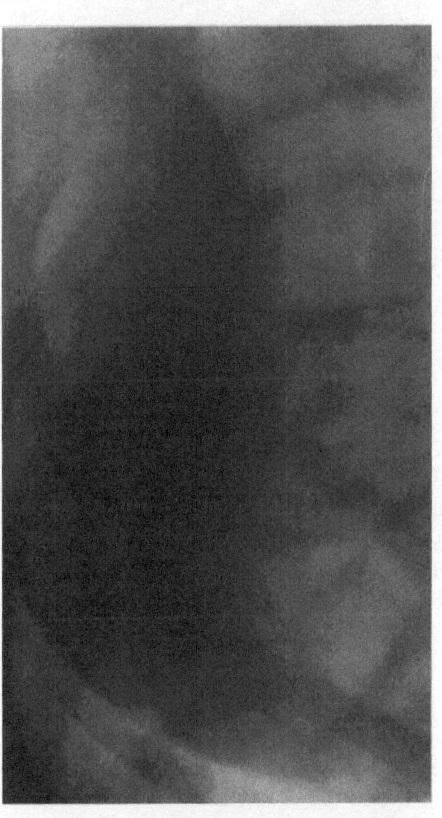

Abb. 179. Normale Milz, durch Luftblähung des Kolons dargestellt. Ventrodorsale Aufnahme.

Kontrastmittelniederschläge die Wand dann um so deutlicher markieren. Es gelingt dadurch, geringe Einziehungen oder andere Wandveränderungen, die die Masse des Einlaufs entweder verdeckt oder durch ihren Druck zeitweilig ausgeglichen hatte, sichtbar zu machen. Im großen ganzen genügt jedoch zur Untersuchung morphologischer Abweichungen am Dickdarm die Methode des Kontrasteinlaufs. Früher wurde sie stets zweizeitig vorgenommen, d. h. so, daß der Untersuchte, nachdem er in Seiten- oder Knieellenbogenlage den Kontrasteinlauf

---

[1] Münch. med. Wochenschr. 1914. Nr. 15 und Schittenhelms Lehrbuch. Bd. 2. Berlin 1924.

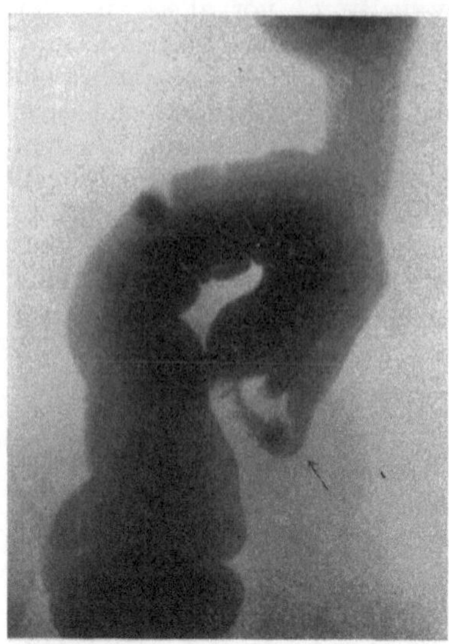

Abb. 180. Carcinom der Flexura sigmoidea. Bei ← Aussparung.

(nach KAESTLE etwa 100 g Barium sulf., 250 g Bolus alba, 1 Liter Wasser) erhalten hatte, stehend oder auf dem Trochoskop liegend durchleuchtet und nach Bedarf röntgenographiert wurde. HAENISCH[1] erkannte die Wichtigkeit der unmittelbaren Beobachtung des Einfließens der Kontrastmischung ganz besonders für den untersten Bereich des Kolons, Rectum und Sigmoid, wo durch die Übereinanderlagerung der gefüllten Schlingen sonst eine feinere Differenzierung unmöglich ist. Außerdem ist es, ganz in Analogie zu den oben entwickelten Prinzipien der Magendurchleuchtung, von großem Wert, vom Beginn der Füllung an die Reaktion des Hohlorgans, die Art seiner Entfaltung usw. festzustellen. Dabei kommt es oft zu einer vorübergehenden Passagestörung, die im späteren Verlaufe scheinbar ausgeglichen wird, aber doch einen wichtigen Hinweis auf eine lokale Affektion, einen segmentären Spasmus o. dgl. gibt.

Die Einlaufuntersuchung nach HAENISCH (Irrigoskopie) geschieht in Rückenlage auf dem Trochoskop, am besten unter leichter Erhöhung des Beckenteiles. Der Untersucher bedient selbst den Quetschhahn des Irrigatorschlauches, dessen Mundstück vorher zwischen den Schenkeln des Patienten von vorn her durchgeführt und in Seitenlage eingeführt wurde. Dicke Watteumwicklung des dem After vorliegenden Schlauchteiles schützt gegen die beim tiefsitzenden Carcinom des Rectums gewöhnliche Inkontinenz. Der Irrigator wird von einer Hilfsperson etwa einen Meter oberhalb des Patienten gehalten. Die Einlaufflüssigkeit, welche etwa die Konsistenz dicker Milch haben soll, bedarf ständigen Umrührens, um Klumpenbildung und Verlegung des Schlauches zu verhüten. Beim Auftreten von Stuhldrang muß der Irrigator rasch gesenkt werden, um die zurückgetriebene Flüssigkeit wieder aufzunehmen. Der Darm muß vor der Untersuchung leer, am besten durch 1—2 Einläufe gereinigt sein.

Meist füllen sich Rectum und Sigmoid im Anfang rasch, dann tritt eine kleine Stockung ein, während der sich der letztere Darmteil konzentrisch ausdehnt; erst von einer gewissen Druckhöhe an erfolgt ein Übertritt ins Colon descendens, das

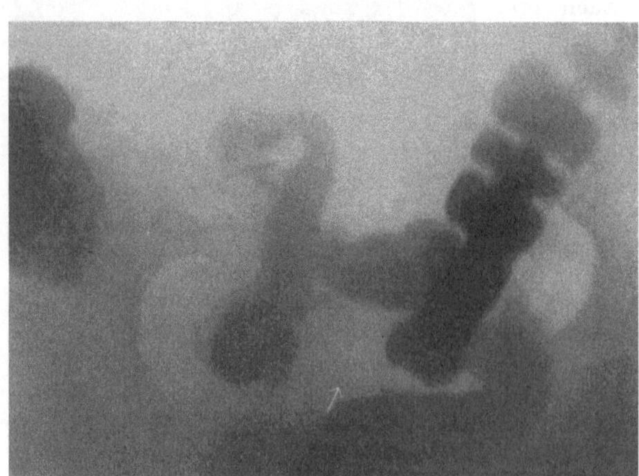

Abb. 181. Carcinom der Flexura sigmoidea. Bei ↖ Füllungslücke.

<hr>

[1] Münch. med. Wochenschr. 1911. S. 2375 und 7. Röntgenkongreß 1911.

sich gewöhnlich rasch bis zur linken Flexur füllt. Hier entsteht wiederum
ein kurzer Aufenthalt, darauf langsames Fortschreiten ins Transversum,
das man durch Lagerung auf die rechte Seite und leichte von unten nach
oben bzw. von rechts nach links gerichtete Streichbewegungen unterstützen
kann. Noch langsamer wird die rechte Flexur überwunden; von da ab
pflegt das Colon ascendens sich ohne besondere Maßnahmen im Verlaufe
einiger Minuten bis zur Valvula Bauhini zu füllen (s. Abb. 175). Nicht selten,
nach CASE [1] in 16% aller Fälle, tritt die Einlaufflüssigkeit teilweise durch die
Klappe hindurch ins Ileum, ein Ereignis, das als „Insuffizienz der BAUHINschen
Klappe" ohne größere diagnostische Bedeutung und sehr häufig nur durch

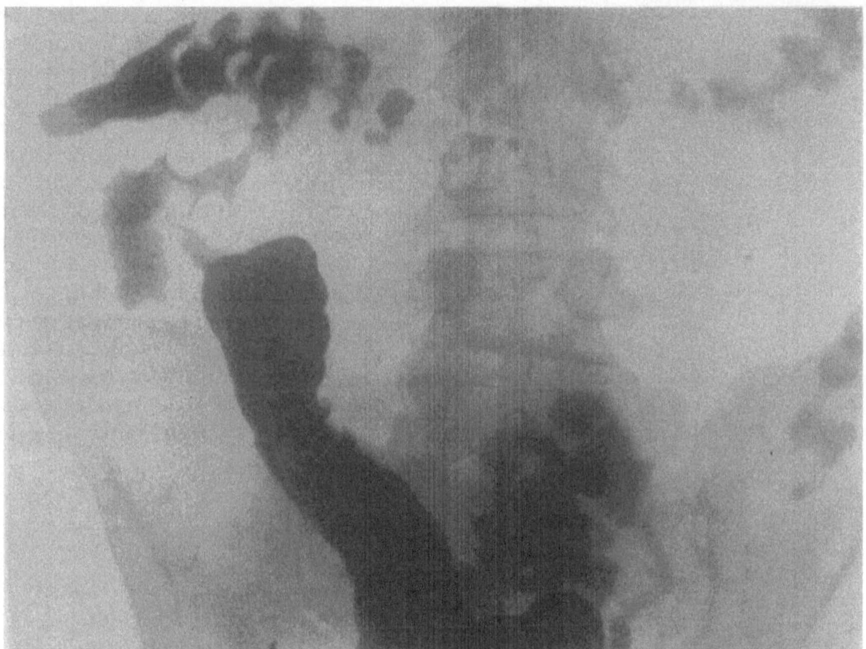

Abb. 182. Carcinom im Colon ascendens bzw. re. Flexur.

den allzu hohen Druck der Einlaufflüssigkeit veranlaßt ist. Wahre, eine diagnostische Bedeutung besitzende Insuffizienz bewirkt nach LORENZ [2] ein Zurück-
treten von Gasinhalt aus dem Kolon ins Ileum bei stärkerer Blähung des ersteren,
z. B. bei tiefsitzender Stenose.

Der Kontrasteinlauf ist die bevorzugte Methode bei der Untersuchung auf
einen Tumor des Dickdarms, sei es mit oder ohne Vorliegen einer Stenose.
Letzteres Ereignis tritt naturgemäß bei der engeren Lichtung am Darm weit
eher und häufiger als Folge eines Tumors ein, so daß das Vorhandensein eines
charakteristischen Schattendefektes an der kontinuierlichen Breifüllung, wie
z. B. in Abb. 180 am Sigmoid, hier weniger im Vordergrund steht als die
völlige Unterbrechung der Passage, wenigstens im Beginne eines Einlaufes.
Sie ist offenbar nicht selten durch einen vom Tumor ausgelösten Spasmus der
Ringmuskulatur bedingt, da man sie auch schon bei kleinen, wenig entwickelten
Neubildungen findet. Die Abschlußlinie des breigefüllten distalen Darmteiles

---

[1] a. a. O.

[2] Irrtümer der Röntgendiagnostik usw. von GRASHEY. Leipzig 1924.

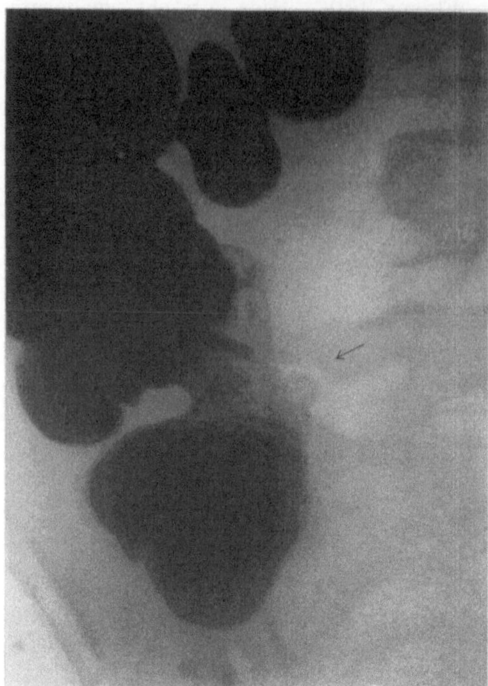

Abb. 183. Tuberkulose des Coecums.

ist dann glatt und rundlich; bei einem stärker entwickelten, das Lumen obturierenden Tumor ist sie, wie am Magen, gezackt, unregelmäßig und unscharf (s. Abb. 181 und 182); meist tritt daneben noch eine enge gewundene Breistraße auf, welche die Verbindung zu dem oralen, normal konturierten Darmteil herstellt. Bei der Breizuführung per os stellen sich alle diese Verhältnisse nicht so rein dar, weil gerade die krankhaft veränderten Partien oft rascher passiert werden, also keine deutliche Füllung zeigen, oder weil die Stenose durch den Durchgang der Ingesten trichterförmig gestaltet ist und den Durchtritt nur in einer Richtung, der caudal-cephalen, sperrt (Ventilstenose). Oft überlagern auch stärker gefüllte Darmschlingen die stenosierte Stelle, wie das gerade an den häufig befallenen Übergängen vom Rectum ins Sigmoid und von letzterem ins Descendens der Fall ist. Man muß in jedem

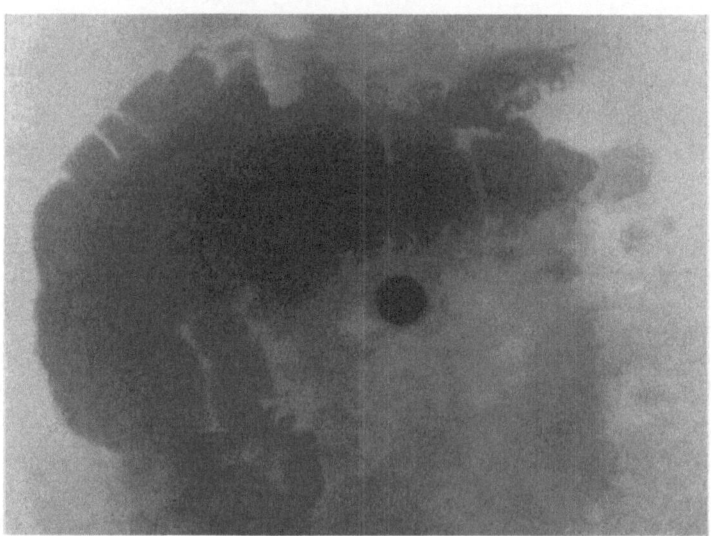

Abb. 184. Dickdarmileus bei tuberkulöser Peritonitis. Derselbe Fall wie Abb. 72.¶ Aufnahme 24 h. p. c. Im Magen und in den letzten Ileumschlingen finden sich noch Reste von Kontrastbrei. Die Hauptmasse desselben stagniert im erweiterten Coecum und Ascendens. Im distalen Drittel des Querkolons besteht eine Striktur, die nur äußerst langsam überwunden wird.

Falle unter den verschiedensten Drehungswinkeln und Röhrenstellungen durchleuchten. Im Falle der Abb. 181 war der am Abgang des Sigmoids gelegene Tumor im Stehen überhaupt nicht, auf dem Trochoskop während des Einlaufs nur bei halblinker Seitenlage erkennbar gewesen und nach vollendeter Füllung infolge Überlagerung durch das Sigmoid nur noch undeutlich sichtbar. Sehr hochgradige Darmstenosen rufen im Dickdarm wie im Dünndarm eine prästenotische oralwärts gelegene Erweiterung und Gasfüllung hervor, die bereits ohne Kontrastmittel als pathologisch erkannt werden kann. Der oft infolge Resorptionsstörung flüssige Darminhalt bildet dann, ähnlich wie beim Dünndarmileus, einen wagerechten, wellenschlagenden Spiegel.

Stenosen nichtmaligner Natur, z. B. tuberkulöse, luetische Narbenstrikturen, sind nur schwer und auf Grund großer Erfahrung von einer Tumorstenose zu unterscheiden (s. Abb. 183 und 184).

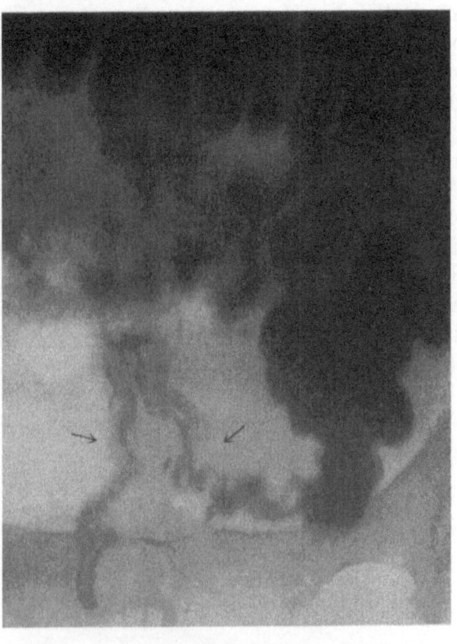

Abb. 185. Spasmus im Sigmoideum an der Stelle eines dysenterischen Geschwürs (Kontrasteinlauf).

Die nicht stenosierende Tuberkulose im Coecum und Colon ascendens ist nach der klassischen Schilderung STIERLINS [1] von einem charakteristischen Symptomenkomplex gefolgt, welcher zwar nicht in allen Fällen angetroffen wird, aber

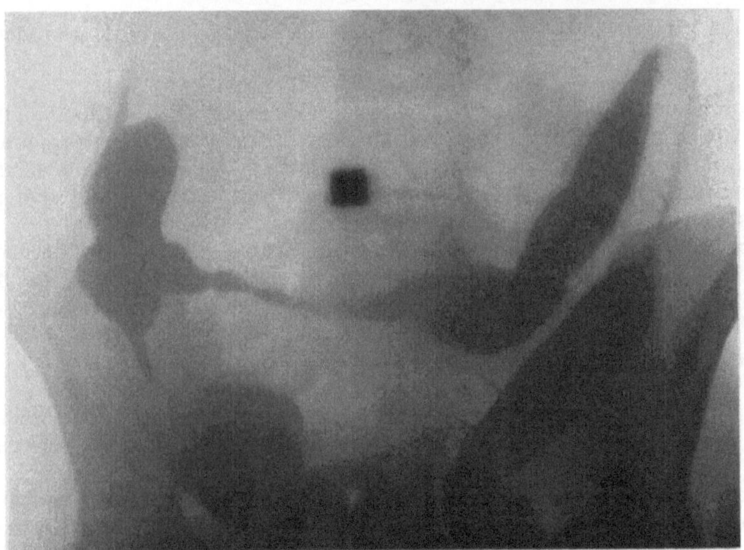

Abb. 186. Kolonspasmen. Füllung per os, Aufnahme 24 h. p. c.

---

[1] Münch. med. Wochenschr. 1911. Nr. 23.

im Falle des Vorhandenseins eine einwandfreie Diagnosenstellung erlaubt. Er besteht darin, daß etwa 5—6 Stunden nach oraler Zuführung des Kontrastmittels zwischen dem Restschatten im unteren Ileum und der zu dieser Zeit gewöhnlich anzutreffenden Füllung des Colon transversum eine Füllungslücke besteht, welche sich über das erkrankte Coecum und Ascendens erstreckt, so daß dort entweder gar keine oder nur eine unregelmäßig netzförmige, durch Wandbeschläge bewirkte Zeichnung erkennbar ist. Der Kontrastbrei durcheilt offenbar den kranken Kolonabschnitt so rasch, daß es zu einer röntgenologisch sichtbaren Ansammlung nicht kommt. Es ist, als ob die entzündete bzw. ulcerierte Schleimhaut sich gegen eine Berührung mit dem Darminhalt durch den raschen Abtransport wehrte. So ist auch bei der chronisch-ulcerösen Kolitis tiefer liegender Abschnitte die Kontrastfüllung oft in ähnlicher Weise ausgespart oder mangelhaft, schleierartig, „flechtbandförmig" (SCHWARZ) oder marmoriert,

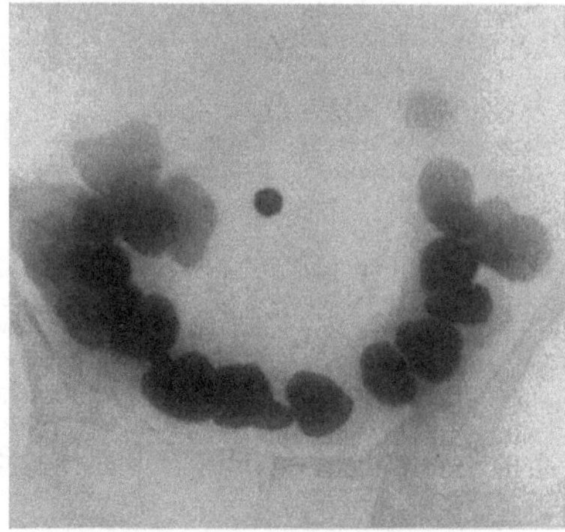

Abb. 187. Spastische Obstipation; 48 h. p. c. Perlschnurähnliche Abschnürung des Querkolons.

teils durch Breibeschläge auf der grobhöckerigen Schleimhautfläche, teils durch Anwesenheit zahlreicher das Kontrastmittel bindender Schleimflocken. In vielen Fällen kommt dazu eine Verschmälerung des Schattenausgusses als Ausdruck einer hypertonischen Contractur (SCHLESINGER) der Ringmuskulatur (s. Abb. 185). Schmale Bandform des Kolonschattens auf größere Strecken hin fanden wir ziemlich häufig im Transversum und Descendens als rein funktionelles Verhalten, das eines raschen Wechsels fähig war. Oft ist es möglich, den kontrahierten Darmabschnitt als bandförmige Resistenz zu tasten (s. Abb. 186). Besonders eigenartig ist das Bild der sog. „Doppelflinte" (PAYR), d. i. der schmalen, bandartig kontrahierten, auf eine gewisse Strecke parallel verlaufenden Schenkel der linken Flexur, bestehend aus dem distalen Transversum- und dem oberen Descendensabschnitt, wobei die Flexur einen sehr spitzen Winkel bildet. In einem Falle, der den eben erwähnten charakteristischen Befund aufwies, erwies sich bei der Operation das Kolon als völlig intakt und nirgends verwachsen; es handelte sich um eine schon mehrfach laparotomierte Hysterica. Das gleiche röntgenologische Verhalten wird allerdings auch bei schweren, entzündlich entstandenen Verwachsungen im Bereich der linken Flexur beobachtet, so daß sich eine Regel darüber nicht aufstellen läßt. Bei Colitis mucomembranacea hatte STIERLIN ähnliche Befunde.

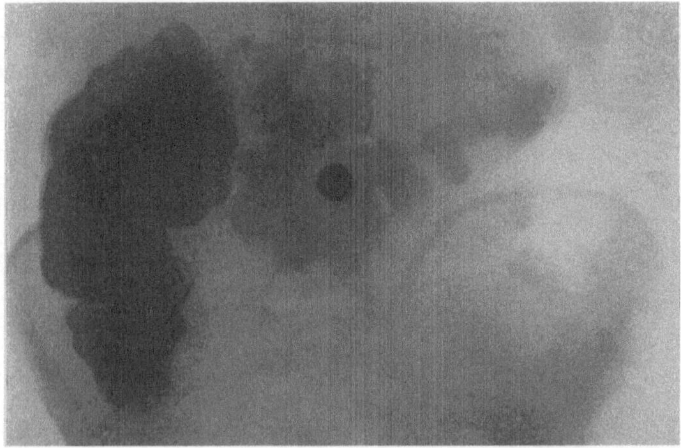

Abb. 188. Obstipation vom Ascendenstypus (STIERLIN). Die Hauptmasse des Kontrastbreis befindet sich im Coecum und aufsteigenden Kolon; nur wenige schattengebende Ballen sind ins Querkolon vorgeschoben. Aufnahme 30 h. p. c.

Lokale segmentierte Spasmen verursachen bei der Einlaufuntersuchung hier und da an besonders druckempfindlichen Stellen schmale ringförmige Einziehungen; sie unterscheiden sich nur durch die Flüchtigkeit ihres Bestandes von anderen Einlaufhindernissen.

Bei der nach FLEINER sog. spastischen Form der Obstipation finden sich teils bandartige Contracturen der Ringmuskulatur, teils eine abnorm stark ausgeprägte Haustrierung mit kleinballiger Abschnürung des hochgradig eingedickten Inhaltes, der einer losen Perlenkette gleicht, und zwar hauptsächlich in der distalen Hälfte des Transversum und im normalerweise mehr bandförmig gefüllten Descendens (Abb. 187). Ein ähnliches Bild kann experimentell durch das parasympathisch wirksame Pilocarpin erzeugt werden. Im Gegensatz dazu sieht man bei der atonischen (habituellen) Obstipation eine weniger deutliche Haustrenzeichnung, das Schattenbild des erschlafften Kolons erscheint breit, wie unter der Einwirkung des Atropins. Neuere Anschauungen scheiden diese beiden Typen nicht mehr so streng. SCHWARZ[1] spricht

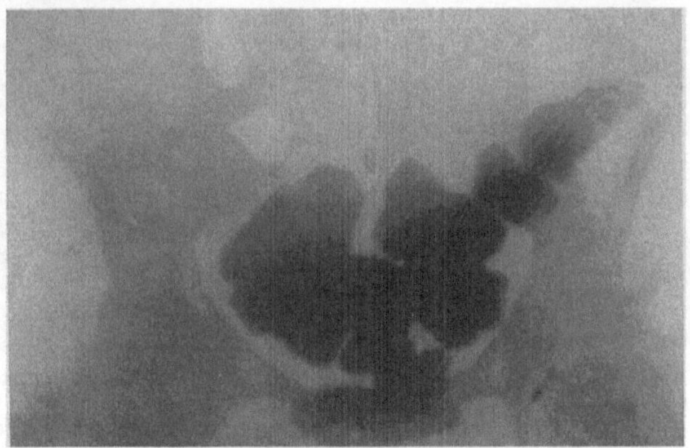

Abb. 189. Dyschezie. 4 Tage p. c.

---

[1] SCHITTENHELMs Lehrbuch 1924. S. 927.

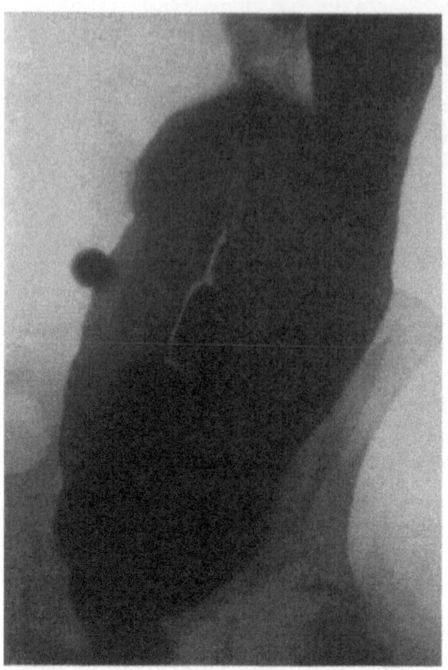

Abb. 190. Makrosigma (Kontrasteinlauf).

von „dyskinetischer" Obstipation, womit eine Störung im Zusammenwirken der Motilität verschiedener Darmabschnitte bezeichnet werden soll, die z. B. dazu führt, daß derselbe Untersuchte an verschiedenen Partien des Dickdarms „atonische" und „spastische" Kontraktionsformen zeigt. So soll ein Teil der weiter unten als „Ascendenstyp" bezeichneten Formen seine Entstehung einer spastischen Disposition des distalen Kolons bei vielleicht gleichzeitiger Atonie des proximalen verdanken.

STIERLIN [1] unterscheidet je nach dem Bezirk, in dem die Verlangsamung der Dickdarmpassage ihren Sitz hat, einen sog. „Ascendens-Typus", bei dem das Coecum und Ascendens weiter als gewöhnlich sind, lange gefüllt bleiben und nur nach und nach kleine Portionen des Kontrastmittels an die distalen Abschnitte weitergeben (Abb. 188), von der sog. „Transversostase" und endlich von derjenigen Form, bei der der Transport bis in den Enddarm mit normaler Schnelligkeit erfolgt, dort aber unter Erweiterung des Sigmoids oder der Ampulla recti ein mehrtägiger Aufenthalt eintritt, der sog. „Dyschezie" (Abb. 189). Die letztere ist nicht immer rein funktioneller Natur, sondern

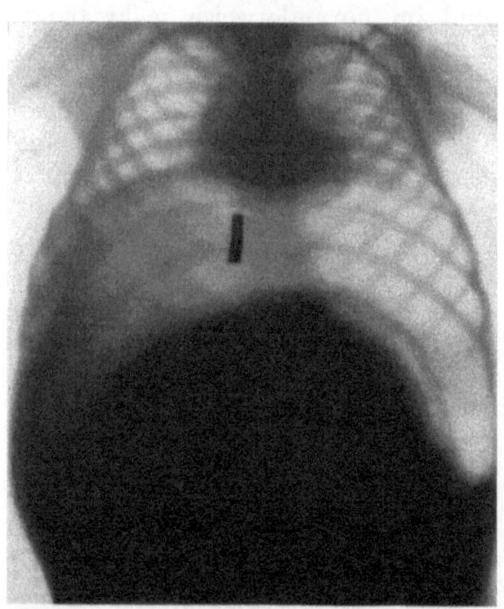

Abb. 191. HIRSCHSPRUNGsche Krankheit (Megasigma congenitum). Der ganze Unterbauch wird von dem mächtigen, mit Kotmassen gefüllten Sigmoideum eingenommen. Darüber geblähte Darmschlingen.

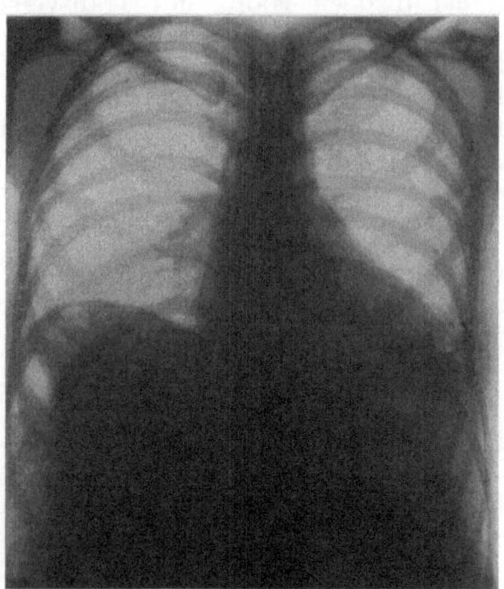

Abb. 192. Interpositio coli. Zwischen Zwerchfell- und Leberschatten Lufthelligkeit mit Haustren. Lebercirrhose, Ascites.

[1] Münch. med. Wochenschr. 1911. Nr. 36.

zumindest begünstigt durch eine angeborene zu große Anlage des Sigmoids (Makro- bzw. Megasigma) (Abb. 190), deren stärkster Grad bei Kindern als „Hirschsprungsche Krankheit" (Abb. 191) bekannt ist. In weniger ausgeprägten Fällen von Vergrößerung dieses Darmteiles bei hartnäckiger Obstipation mag man allerdings im Zweifel sein, was hier Ursache, was Wirkung ist.

Verlagerungen einzelner Kolonabschnitte werden am häufigsten durch eine Vergrößerung der Leber oder durch von ihr bzw. den Gallenwegen ausgehende Tumoren bewirkt. Die rechte Flexur rückt dann beträchtlich tiefer und etwas medianwärts. Das umgekehrte Verhalten, ein Hochstand der rechten Flexur und der proximalen Transversumhälfte, bewirkt in nicht ganz seltenen Fällen eine eigenartige Zwischenlagerung des gasgefüllten Kolons zwischen Leberkonvexität und rechte Zwerchfellkuppel, die sog.

„Interpositio coli", welche von Weinberger[1], Chilaiditi[2] u. a. auf ein Absinken der Leber bei hochgradiger Abmagerung und allgemeiner Enteroptose zurückgeführt wird. Ebenso wie Assmann beobachteten wir das Chilaiditische Phänomen aber auch ohne Vorliegen einer solchen Disposition, sogar bei hochgradiger Raumbeengung im Abdomen infolge eines Ovarialcystoms mit Ascites (Abb. 192).

Assmann gibt an, daß eine Verwechslung des Phänomens mit einer subphrenischen freien Gasansammlung dadurch vermieden werden könne, daß das gasgefüllte Kolon im Gegensatz zur freien Luftblase auch in Rückenlage an seinem abnormen Platze bleibt; in

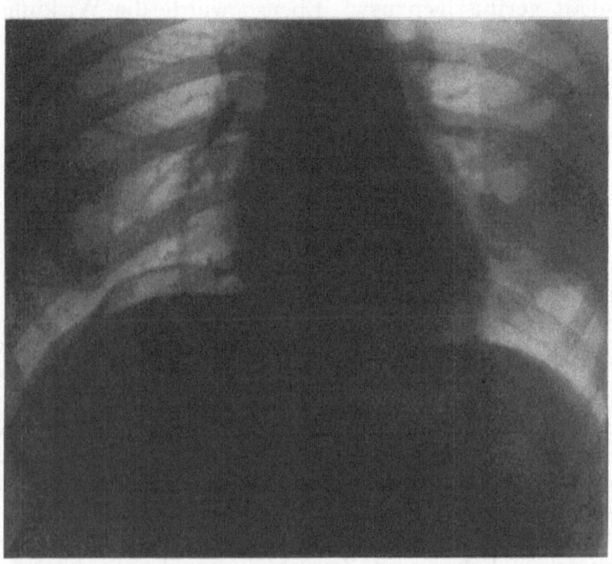

Abb. 193. Partielles Pneumoperitoneum bei einer Frau nach pertubarer Lufteinblasung (Prüfung der Durchgängigkeit der Eileiter). Teilweise Abhebung des Zwerchfells von der Leberkonvexität.

dem eben erwähnten Falle war jedoch in Rückenlage die Koloninterposition völlig verschwunden, um nach dem Aufrichten alsbald wieder zu erscheinen. Vermutlich hat das Vorhandensein eines Ascites im Verein mit einem abnorm langen Mesokolon den Lagewechsel verursacht; es ist ja bekannt, daß der geblähte Darm gewissermaßen auf dem Ascites schwimmt.

Eine Eindellung der rechten oder linken Kolonflexur bzw. eine Verlagerung nach der Medianlinie ist manchmal die Folge einer Verdrängung durch einen großen, von der Niere ausgehenden Tumor (s. Stierlin[3]). Hochgradige Verlagerungen einzelner Kolonteile, meist der linken Flexur und des Transversum, aber auch z. B. des Magens, verursacht die seltene Zwerchfellhernie. Bei der Eventratio (Relaxatio) diaphragmatis steht die Flexur ebenfalls abnorm hoch im Bereich des Brustraumes und ist regelmäßig stark

---

[1] Med. Klinik 1908. S. 584.
[2] Fortschr. a. d. Geb. d. Röntgenstr. Bd. 16.
[3] Dtsch. med. Wochenschr. 1912. Nr. 33.

gebläht. Eine Verlagerung des Coecum nach oben, verbunden mit einer abnormen Beweglichkeit infolge eines langen Mesenteriums, das sog. „Coecum mobile", soll nach HAUSMANN [1], WILMS [2] u. a. ein besonderes Krankheitsbild ergeben. Sie ist nur temporär in linker Seitenlage zu erkennen; ein Gegenstück dazu bildet ein abnormer Hochstand und Kürze des Coecum (oberhalb der Beckenschaufel). Nach STIERLIN können Coecum und Ascendens durch einen rechtsseitigen Psoasabsceß dauernd medianwärts verlagert werden.

Damit wären die praktisch wichtigen röntgenologischen Erscheinungen am Dickdarm erschöpft. Die theoretische Forschung hat sich der Röntgenstrahlen noch weiter bedient zur experimentellen Klärung der Frage nach der Wirkungsweise der verschiedenen Abführmittel. Erst durch solche Versuche wurde Klarheit darüber gewonnen, daß z. B. Kalomel und Senna als reine Dickdarmmittel wirken, daß die salinischen Abführmittel im wesentlichen den Darminhalt verflüssigen usw. Ebenso wurde die Wirkung des Opiums und anderer Alkaloide auf den menschlichen Darm genauer studiert und die tierexperimentellen Ergebnisse bestätigt (z. B. am Atropin- und Pilocarpindarm, s. oben).

C. Röntgenuntersuchung der Bauchhöhle mittels Gasfüllung (Pneumoperitoneum).

Das Verdienst der methodischen Herstellung eines „negativen" Kontrastes in der Bauchhöhle zwecks röntgenographischer Wiedergabe der dadurch voneinander abgehobenen Organkonturen gebührt WEBER und LOREY. MEYER-BETZ, RAUTENBERG, GOETZE, v. TEUBERN u. a. förderten die Methode bis zur klinischen Anwendbarkeit, so daß sie heute zum ständigen Rüstzeug einer inneren Klinik gezählt werden kann. Ihre Domäne liegt teilweise auf dem Gebiete der schon beschriebenen einfacheren Magen- und Darmblähung, mit dem Unterschied allerdings, daß die Resultate bei Gasfüllung der freien Bauchhöhle wesentlich klarer und durch die Möglichkeit besserer Abstufung der Füllung und ihrer Verlagerung durch Wechsel der Körperlage ausgiebiger und vielseitiger sind. Es gelingt so, die Leber in ihrer Totalität frei im Bauchraum zu überblicken; schon bei geringer Füllung in aufrechter Körperhaltung sammelt sich die nach dem höchsten Punkt strebende Luft als helle Sichel zwischen Leber und Zwerchfellkuppel; ein höchst auffallender Befund, der auch sonst die Ansammlung einer freien Gasansammlung in der Bauchhöhle kundgibt (Abb. 193). (Beim gashaltigen subphrenischen Absceß, der ja stets durch Verwachsungen von der freien Bauchhöhle getrennt ist, zeigt sich die Luftansammlung mehr als eine lokale, halbkugelförmige, mit einem horizontalen Flüssigkeitsniveau an der Basis, ähnlich der Magenluftblase.) Durch die allseitig guten Kontrast ergebende Umspülung mit Luft sind die Größenverhältnisse der einzelnen Leberlappen gut abschätzbar, ihre Schrumpfung bei Cirrhose und akuter Atrophie, ihre Vergrößerung durch Stauung, die Beschaffenheit des unteren Randes usw. An der Konvexität treten besonders deutlich Tumoren, luetische Gummen, Abscesse, Adhäsionen hervor. Eine vergrößerte Gallenblase überragt als halbkugelige Vorwölbung den unteren, ab und zu auch den seitlichen (SCHITTENHELM und WELS [3]) Leberrand. Deutlich erkennbar ist fast stets die Milz nach Form, Lage und Größe, ferner beide Nieren und in günstigen Fällen sogar die Nebennieren. Intraabdominelle Tumoren können hinsichtlich ihrer Zugehörigkeit zu einem der Bauchorgane differenziert werden. Leber und Milz, wie überhaupt die Organe des oberen Bauchraumes, werden

---

[1] Berlin. klin. Wochenschr. 1904 und Dtsch. med. Wochenschr. 1910.
[2] Dtsch. med. Wochenschr. 1908.
[3] Lehrbuch der Röntgendiagnostik von SCHITTENHELM. 1924.

am besten im Stehen oder in geeigneter Seitenlage untersucht, die Nieren ebenfalls in Seitenlage, das Mesenterium (Tumoren, Drüsenschwellungen), die Bauchaorta (Aneurysmen derselben) in Knieellenbogenlage bei seitlicher Durchleuchtung, wobei das Mesenterium durch den Zug der Dünndärme ausgespannt wird. Für die Beckenorgane eignet sich Rückenlage mit erhöhtem Becken und Untertischdurchleuchtung oder ventrodorsale Aufnahme. Ein Hauptanwendungsgebiet der pneumoperitonealen Röntgendiagnostik ist die Feststellung von intraabdominellen Verwachsungen, sei es der Darmschlingen untereinander oder mit anderen Bauchorganen oder der Bauchwand. Sie treten als dunkle, mehr oder weniger zarte Linien in der intensiven Aufhellung der eingeblasenen Luft hervor, wenn das Darmkonvolut durch eine zweckmäßige Lagerung zum Absinken von dem betreffenden Organ gebracht wird, oder sie verraten sich bei flächenhafter Anheftung durch eine abnorme Fixation des betreffenden Darmteiles, während die übrigen Eingeweide absinken. Kombination mit Kontrastbreifüllung oder Darmblähung ergibt in Einzelfällen weitere Aufschlüsse. Bei Carcinose des Bauchfelles sieht man die Tumorknoten, bei Tuberkulose Schwielenbildung an den beiden Blättern des Bauchfelles. Zur Differentialdiagnose der Zwerchfellhernie, genauer gesagt, der Defektbildung am Zwerchfell und diaphragmalen Peritoneum wurde von SCHLECHT und WELS[1] das Verfahren mit Erfolg verwendet; es bildet sich alsbald nach der Insufflation in die Bauchhöhle ein Pneumothorax, der bei der sog. „Eventratio" bzw. Relaxatio diaphragmatica und ebenso bei Hernien ohne Defekt im Bauchfellüberzug naturgemäß ausbleibt.

Die Technik der Anlegung eines künstlichen Pneumoperitoneums ist einfach; sie wird im folgenden nach der Darstellung von SCHITTENHELM und WELS geschildert.

In der Mitte zwischen Nabel und Spina iliaca anterior superior wird mit einer kurz abgeschliffenen, 1 mm dicken Kanüle (GOETZE verwendet Kanülen mit federnder stumpfer Innenkanüle) senkrecht eingestochen. Die an sich geringe Gefahr des Anstechens der Därme kann, wenn nicht ohnedies Ascites vorliegt, ausgeschaltet werden, indem man die Kanüle mit einer Rekordspritze mit steriler Kochsalzlösung armiert und, sobald die Spitze das Bauchfell durchdrungen hat, deren Inhalt entleert, wodurch die zunächstliegenden Darmschlingen von der Nadelspitze abgedrängt werden. Die Luft wird, wenn man nicht den besser resorbierbaren Sauerstoff vorzieht, mittels eines beliebigen Pneumothoraxapparates unter Einschaltung eines Quecksilbermanometers langsam injiziert, und zwar zunächst nur in einer Menge von 200—500 ccm, worauf die Lage der Kanüle im Röntgenlicht kontrolliert werden kann. Im ganzen dürfen je nach der Geräumigkeit der Bauchhöhle 1 bis etwa 4 Liter Gas eingeblasen werden; der Höchstdruck soll dabei nicht mehr als etwa 15 mm Quecksilber betragen. Rascher und bleibender Druckanstieg zeigt an, daß die Injektion nicht in die Bauchhöhle, sondern in die Bauchwand oder ins präperitoneale Gewebe erfolgte, wodurch ein nicht unbedenkliches Haut- und Weichteilemphysem entsteht. Im übrigen richtet man sich hinsichtlich der Dosierung nach den vom Untersuchten angegebenen Beschwerden. Solche fehlen nie; sie treten in Form von Bauchschmerz, Atemnot und vor allem Schulterschmerz (Dehnung des Zwerchfellperitoneums) auf, am stärksten in aufrechter Haltung und bei Bewegungen. In 4—10 Tagen pflegt die gesamte Gasmenge resorbiert zu sein; durch erneute Bauchpunktion kann man den größten Teil schon vorher entfernen.

---

[1] Fortschr. a. d. Geb. d. Röntgenstr. Bd. 27, S. 544.

Bezüglich der Röntgenuntersuchung selbst legen SCHITTENHELM und WELS den größten Wert auf die Möglichkeit eines fein abgestuften Lagewechsels. Sie geben ein eigenes „Drehbett" an, welches gestattet, den festgeschnallten Patienten in jede erdenkliche Stellung zu bringen.

Durch die unvermeidlichen Beschwerden, die die Lufteinblasung mit sich bringt, durch die notwendige fortlaufende Beobachtung und mehrtägige Bettruhe nach dem Eingriff und durch die nicht von der Hand zu weisende Gefahr einer Luftembolie oder einer Propagation frisch entzündlicher Prozesse in der Bauchhöhle charakterisiert sich das Verfahren als ein solches, das

1. einer besonders strengen Indikationsstellung bedarf,

2. bei Verdacht auf noch bestehende frischere Entzündung in der Bauchhöhle unterbleiben muß und

3. nur in stationärer, nicht ambulanter Behandlung vorgenommen werden kann.

Zu 1. ist zu fordern, daß, wenn nach Erschöpfung aller klinischen und der gewöhnlichen röntgenologischen Untersuchungsmethoden ein klares Bild nicht erhalten werden konnte, sich von der Gasfüllung nach Lage des Falles eine wesentliche, die Gefahren und Beschwerden aufwiegende Bereicherung unserer Kenntnis bzw. eine Entscheidung über die einzuschlagende Therapie erwarten läßt. In vielen Fällen wird sich die Indikationsstellung kaum von der bei einer Probelaparotomie erforderlichen unterscheiden, wobei der Entscheid denn doch nicht selten zugunsten der letzteren fällt.

D. Röntgenuntersuchung der Harnorgane.

1. Niere.

Wie ASSMANN in seinem Lehrbuch bemerkt, gibt es auf dem weiten Felde der Röntgenologie kaum ein Gebiet, auf dem die vollkommene Beherrschung der Technik so ausschlaggebend für den Erfolg ist, wie bei der Röntgendiagnostik von Affektionen der Harnorgane. Die schwierigen Darstellungsverhältnisse der weichen, an versteckter Stelle im Bauchraume gelegenen Organe erfordern die alleinige Verwendung der röntgenographischen Aufnahme, während die Schirmdurchleuchtung ohne Bedeutung ist. Die Aufnahmetechnik wurde ihrerseits erst durch die Einführung der Kompressionsblende von ALBERS-SCHÖNBERG befähigt, die ihr zunächst gestellte und dringendste Aufgabe, die Darstellung von Nierenkonkrementen mit Aussicht auf Erfolg anzugreifen.

Zur systematischen Untersuchung bei Steinbeschwerden gehört seit ALBERS-SCHÖNBERG die ventrodorsale Kompressionsblendenaufnahme nicht nur der beiden Nierengegenden (auch bei nur einseitig geklagten Beschwerden), sondern auch des Ureterenverlaufs beiderseits sowie der Blasengegend mit den Uretermündungen, also mindestens fünf Aufnahmen. Davon soll man auch, wie insbesondere HAENISCH [1] betont, nicht abgehen, wenn bereits die erste oder zweite Aufnahme einwandfreie Steinschatten zeigt, denn bei vorhandener Neigung zur Steinbildung sind auch multiple Konkremente nicht selten, von denen viele gar keine klinischen Symptome machen; und gerade die röntgenologisch zuerst nachgewiesenen können klinisch bedeutungslos sein. Auch soll man sich nicht lediglich durch die Lokalisation der geklagten Beschwerden leiten lassen, indem man nur eine Seite röntgenologisch untersucht, noch weniger darf man sich mit einem negativen Befunde daselbst begnügen; denn es kommen sog. „gekreuzte Koliken" vor, d. h. die Schmerzen werden an der der kranken entgegengesetzten

---

[1] Irrtümer der Röntgendiagnostik usw. von GRASHEY. Leipzig 1924.

Seite empfunden. In dem Falle der Abb. 198, S. 151 lag ein solches Verhalten vor. Seit dem Aufkommen der Bucky-Gitterblende ist es möglich geworden, größere Übersichtsaufnahmen beider Nierengegenden mit ausreichenden Kontrasten, die den gesamten Nierenschatten deutlich zeigen, herzustellen; doch wird in diesem Falle ein negativer Steinbefund eine geringere Sicherheit gewähren als klein ausgeblendete Einzelaufnahmen. Sehr wichtig ist eine möglichst vollkommene Entleerung des Darmes durch Abführmittel und Einläufe. L. Pokorny [1] empfiehlt außerdem, zur Beseitigung der häufig störenden Darmgase mehrere reichliche Gaben von Tierkohle zu verabfolgen. Der Untersuchte wird in Rückenlage mit erhöhtem Kopf und angezogenen unterstützten Knien gebracht, letzteres um die physiologische Lordose der Lendenwirbelsäule auszugleichen und die Nierengegend der untergelegten Platte möglichst anzunähern. Der Zylinder der Kompressionsblende wird entweder so aufgesetzt, daß er den Rippenbogen einer Seite kreuzt, oder (bei weitem epigastrischem Winkel) unter demselben eingeschoben und etwas kaudalwärts geneigt, so daß der Zentralstrahl die 12. Rippe trifft. Dann erfolgt schonende Kompression, die man nach Sträter durch eine untergelegte Luffah-Pelotte noch verstärken kann. Die Aufnahme erfolgt mit möglichst weicher Röhre, am besten kurzzeitig im Atemstillstand, um scharfe Konturen des Nierenschattens zu erhalten. Eine gut gelungene Aufnahme soll wenig Struktur an den Lendenwirbeln und Rippen zeigen, dafür aber einen großen Reichtum an Weichteilschatten, denn die Dichte der gesuchten Konkremente übertrifft in den meisten Fällen die der Weichteile kaum. Die Beurteilung des fertigen Negativs soll erst nach völligem Trocknen erfolgen. Sehr häufig sind Wiederholungen einer Aufnahme mit geänderter Strahlenhärte, Belichtung oder Projektionsrichtung nötig.

Der Wert der Steindarstellung beschränkt sich für die Klinik keineswegs nur auf den Nachweis eines oder mehrerer Konkremente; auch ihre Lokalisation, ihre Größe und Form ist wichtig, z. B. für die Frage, ob ein spontaner Abgang zu erwarten ist bzw. welcher Eingriff gemacht werden soll; Aufschlüsse, die mit keiner anderen Untersuchungsmethode zu erhalten sind. Leider gelingt selbst bei vollkommenster Aufnahmetechnik nicht die Erfassung aller vorhandenen Konkremente. Eine von Schlecht [2] zusammengestellte Statistik der von 12 der bedeutendsten Autoritäten auf diesem Gebiet angegebenen Prozentsätze an Fehldiagnosen schwankt zwischen 1,8 und $10\,^0/_0$, wobei die durch Vortäuschung von nicht vorhandenen Steinen erzeugten Fehlschlüsse allerdings einbezogen sind. Jedenfalls entgeht ein bestimmter Prozentsatz von Steinen dem Röntgennachweis von vornherein; es sind die reinen Uratsteine und ein Teil der Cystinsteine, welche infolge mangelnden Absorptionsunterschiedes sich von ihrer Umgebung nicht genügend abheben, um differenziert zu werden. Andere, an sich besser darstellbare Steine können durch Überlagerung mit dichteren Massen, z. B. der Lendenmuskulatur oder dem Inhalt eines eitergefüllten Nierenbeckens, der Beobachtung entgehen. Die relativ besten Aussichten auf Darstellbarkeit bieten diejenigen Steine, die ganz oder teilweise aus oxalsaurem und phosphorsaurem Kalk bestehen. In der Praxis trifft man keine chemisch reinen Konkremente, sondern Mischformen an. Die Erscheinungsform der Nierensteine ist recht verschiedenartig; doch wiederholen sich einige typische Formen, aus denen man mit einiger Vorsicht Schlüsse auf ihre Entstehungsweise ziehen kann (s. Abb. 194). Frei im Nierenbecken entstandene Konkremente sind in der Regel rundlich oder bohnenförmig, von sehr verschiedener Größe; größere korallenförmige Gebilde stellen Ausgüsse

---

[1] Fortschr. a. d. Geb. d. Röntgenstr. Bd. 31, H. 2/3 und Bd. 32, H. 1/2.
[2] In Schittenhelms Lehrbuch. 1924.

eines oder mehrerer Nierenkelche dar; manche zeigen einen Fortsatz nach unten
in den Ureter hinein (sog. „Pfeifensteine"); tiefer in der Nierensubstanz gelegene
zeigen unregelmäßig rundliche Formen; manchmal erscheinen sie infolge respira-
torischer Verschiebung am unteren Pol verwaschen und nehmen dadurch eine
„Kammform" (ALBERS-SCHÖNBERG, eine schöne Abbildung findet sich bei
SCHLECHT) an. Wichtig ist die auf einwandfreien Bildern stets erkennbare
Lagebeziehung zum Nierenschatten. Dieser letztere, etwa vom 11. Brust-

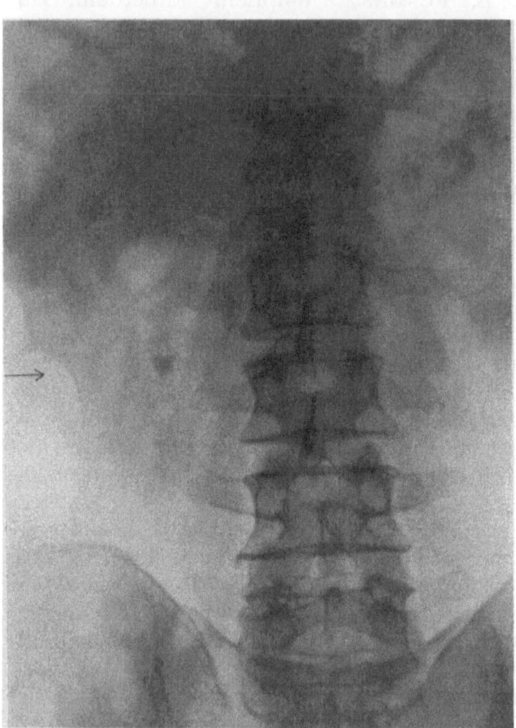

bis zum 3. Lendenwirbel reichend,
mit der Längsachse schräg von
oben innen nach unten außen
gerichtet, ist gewöhnlich nur mit
seinem unteren Pol bzw. den
unteren zwei Dritteln abgrenzbar. Eine Nierensenkung liegt
vor, wenn (nach SCHLECHT) der
untere Pol den 4. Lendenwirbel
überschreitet. Zur Orientierung
dient der Schatten der 11. und
12. Rippe, welch letztere den
Schatten der normal liegenden,
nicht ptotischen Niere etwa in
der Mitte überquert. Der untere
Nierenpol nähert sich dem dreieckigen, von der Lendenwirbelsäule abwärts ziehenden, auf
guten Röntgenbildern stets erkennbaren Schatten des M. psoas
und wird lateral überkreuzt von
dem lichteren, dem M. qua-
dratus lumborum entsprechenden Schatten. Der Nierenhilus
ist gelegentlich an der der Wirbelsäule zugekehrten Konkavität
als leichter Einschnitt kenntlich.
Doch kann die Niere auch durch
Drehung um ihre Längsachse
unter dem Einflusse der Kompression einen schmäleren

Abb. 194. Linksseitiger Nierenstein. Aufnahme mit
Buckyblende.

länglichen Schatten mit ganz glatten Umrissen bilden. Aus den Dimensionen
des Nierenschattens auf die wirkliche Größe des Organs oder auf eine
krankhafte Größenänderung desselben zu schließen, ist wegen der erwähnten
Möglichkeit der Drehung oder Verlagerung sowie wegen des wechselnden Ab-
standes bei verschiedenen Aufnahmen ein unsicheres Unternehmen, deshalb
höchstens bei ausgesprochener Größendifferenz der beiden Nierenschatten desselben Individuums statthaft. Die rechte Niere liegt meist etwas tiefer und
näher an der Wirbelsäule als die linke. Sie wird in ihrem oberen Teile gewöhnlich vom dichten Leberschatten bedeckt. Steinschatten, welche innerhalb des
Nierenschattens auftreten, können unter Umständen durch eine Aufnahme in
frontaler Richtung, die allerdings nicht stets gelingt, als vor oder hinter demselben liegend erkannt werden; solche in größerer Entfernung vom Nierenhilus
oder unteren Pol deuten auf ein erweitertes Nierenbecken. Durch Einführung
eines schattengebenden Katheters und Sauerstoffinjektion ins Nierenbecken
(nach STRAUSS) kann ihre Lage genauer festgestellt werden. Solche Maßnahmen

können auch da notwendig werden, wo ein scheinbar an typischer Stelle liegender Stein durch seine abnorme Form oder Schattendichte den Verdacht erweckt, daß es sich um ein täuschendes Gebilde anderer Genese handelt, wie sie gerade auf dem für die Nierensteindiagnostik in Frage kommenden Raum in großer Anzahl vorkommen. ALBERS-SCHÖNBERG führt 26 verschiedene Arten von Fehlerquellen auf, die auf Röntgenogrammen Nierensteine oder noch häufiger Uretersteine vortäuschen können (s. auch A. KÖHLER [1]). Außer Plattenfehlern, die wir dadurch ausschalten, daß wir grundsätzlich beim geringsten Anschein eines positiven Steinbefundes die Aufnahme wiederholen, handelt es sich vor allem um Kotkonkremente, tuberkulös verkalkte mesenteriale oder retroperitoneale Drüsen (diese durch die Inhomogenität und Maulbeerform ihres Schattens gewöhnlich genügend gekennzeichnet (Abb. 195), und Phlebolithen in den Beckenvenen (s. Abb. 199) oder um fleckweise Verkalkungen benachbarter Organe, z. B. des Knorpels der 12. Rippe. Auf der rechten Körperseite kommen in seltenen Fällen auch Gallensteine in Frage.

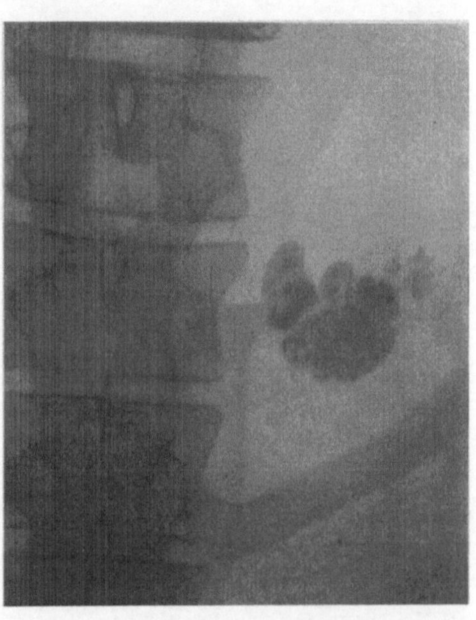

Abb. 195.
Verkalkte tuberkulöse Mesenterialdrüsen.

Außer dem Nachweis von Konkrementen ist auch auf anderen Gebieten der Nierenpathologie das Röntgenverfahren wertvoll geworden. Wenn es auch für die Diagnose der Wanderniere nicht stets notwendig ist, so erlaubt es doch in vielen Fällen Folgezustände derselben klarzustellen, insbesondere die hydronephrotische Erweiterung des Nierenbeckens. Für die Sichtbarmachung des Nierenbeckens haben VÖLCKER und v. LICHTENBERG [2] ein Verfahren der Darstellung in die Praxis eingeführt, das zwar erhebliche Anforderungen an die Geschicklichkeit der Ausübenden stellt (meist erfordert es die Zusammenarbeit von Urologen und Röntgenologen) und auch nicht ganz harmlos in seiner Wirkung auf den Patienten ist, aber allerdings hervorragend gute, geradezu plastisch wirkende Ausgußbilder des Nierenbeckens ergibt (s. Abb. 196 und 197); es ist die Verbindung des Ureterenkatheterismus mit einer vorsichtigen Anfüllung des Nierenbeckens mit 2—5%iger Kollargollösung, an deren Stelle jetzt das weniger differente Jodkalium oder Jodlithium (Umbrenal) in 10%iger bzw. Bromkalium in 20%iger Lösung bevorzugt wird. Die sog. „Pyelographie" zeigt nicht nur sicher die Lage des Nierenbeckens und damit der ganzen Niere bei Verlagerungen oder bei der sonst kaum erkennbaren Hufeisenniere, sondern auch die oft enorme Erweiterung des Nierenbeckens bei Hydronephrose, ferner auch in Form eines eigentümlich zerfressenen, unregelmäßige Ausläufer entsendenden Ausgußbildes Zerstörungen des Nierenparenchyms,

---

[1] Grenzen des Normalen usw. im Röntgenbilde. 3. Aufl. Hamburg 1920.
[2] Münch. med. Wochenschr. 1905. Nr. 33 und 1906. Nr. 1.

Eiterhöhlen usw. bei Tuberkulose (v. LICHTENBERG und DIETLEN [1])[2]. Schon die
gewöhnliche Röntgenaufnahme zeigt bei Tuberkulose der Niere manchmal eine
eigentümliche wolkige Fleckung des Nierenschattens durch Käseherde bzw. Verkalkungen im Parenchym, die zu Verwechslungen mit Steinen führen können.
Vergrößerung des Nierenschattens findet sich regelmäßig einige Zeit nach

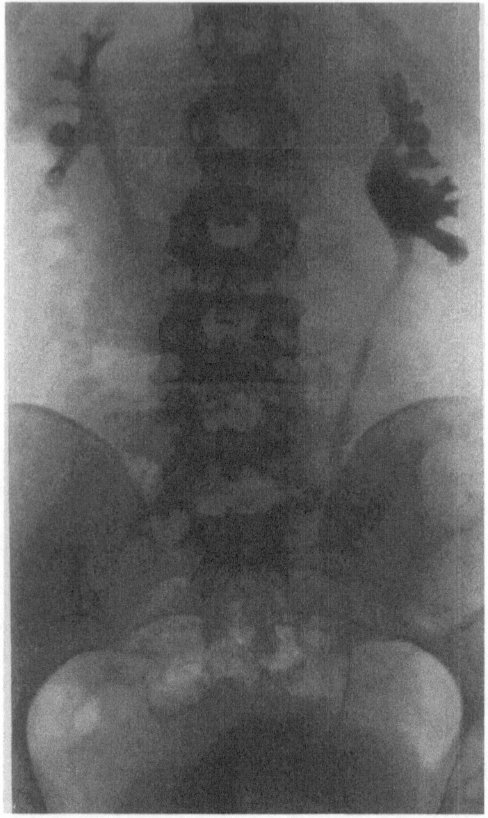

Abb. 196. Pyelographie. Ventrodorsale Aufnahme. Das rechte Nierenbecken ist etwas erweitert. Man erkennt sehr deutlich die einzelnen Calices; die in Richtung des einfallenden Strahles ver- laufenden erscheinen als runde Scheiben.	Abb. 197. Rechte Niere. Pneumoradio- graphie nach ROSENSTEIN, kombiniert mit Pyelographie. Die Niere ist in ganzer Ausdehnung unterhalb des Leberrandes sichtbar. Am Ureter erkennt man peri- staltische Abschnürungen.

der Exstirpation einer Niere an der zurückbleibenden; auch eine Schrumpfung
des Organs kann erkannt werden; beides mit der oben (S. 148) bezeichneten
Beschränkung. Cysten und Tumoren werden gewöhnlich nur an der unteren
Hälfte deutlich dargestellt. In ganzer Ausdehnung kann der Nierenschatten
sehr schön durch Lufteinblasung in die perirenale Fettkapsel dargestellt werden,
die sog. „Pneumoradiographie des Nierenlagers" nach CARELLI und

---

[1] Mitt. a. d. Grenzgeb. d. Med. u. Chirurg. Bd. 23.
[2] Nach JOSEPH u. a. kann die Pyelographie auch zum Nachweis sonst verborgener
Steine dienen, indem sie auf ihnen einen Niederschlag von Kollargol erzeugt, der nach dem
Ablassen der Flüssigkeit als dunkle Randkontur erscheint.

Rosenstein (Abb. 197), eine wegen der Gefahr der Luftembolie nicht unbedenkliche Methode, die durch die allgemeine Verwendung der Bucky-Blende in den Hintergrund getreten ist, ebenso wie die Anwendung des Pneumoperitoneums für den gedachten Zweck.

2. Harnleiter und Harnblase.

Uretersteine sind oft noch schwerer darstellbar als Nieren- bzw. Nierenbecksteine. Sie kommen an jeder Stelle des Harnleiters vor, am häufigsten aber entschieden an der Ausmündungsstelle des Nierenbeckens (s. Abb. 198) und ferner kurz vor der Einmündung in die Blase. Über die besonders häufige Täuschungsmöglichkeit bei ihrer Darstellung wurde schon gesprochen. Besonders bei Schatten in Höhe der unteren Hälfte des Ureterenverlaufes ist Vorsicht geboten. Es handelt sich gerade hier sehr oft um verkalkte Phlebolithen der Beckenvenen. Sie sind meist kreisrund,

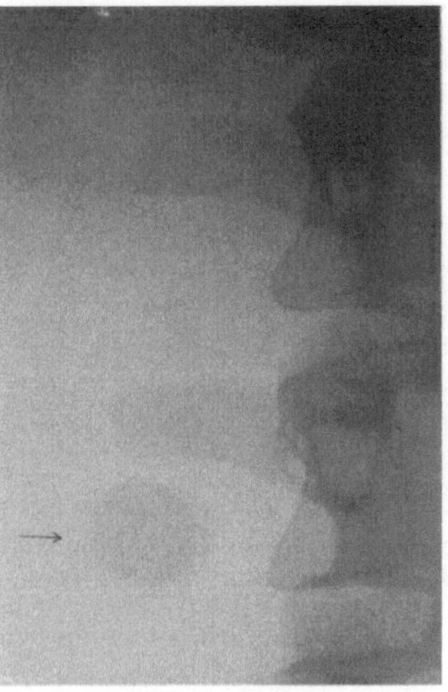

Abb. 198. Ureterstein.

selten über linsengroß und lassen nach Haenisch (l. c.) entsprechend ihrem geschichteten Bau öfter ein helles Zentrum erkennen. Häufig sind sie in der Mehrzahl vorhanden (s. Abb. 199), dann ist meist das eine oder andere dieser Gebilde so weit außerhalb des Ureterenverlaufes gelegen, daß es auch ohne Einführung eines schattengebenden Ureterenkatheters richtig erkannt wird und somit die Natur der anderen gleichartigen Schatten ebenfalls klarstellt. — Bei einem positiven Befunde kann es vorkommen, daß der Stein beim nachfolgenden Eingriff nicht an der vermuteten Stelle gefunden wird, weil er inzwischen „gewandert". ist.

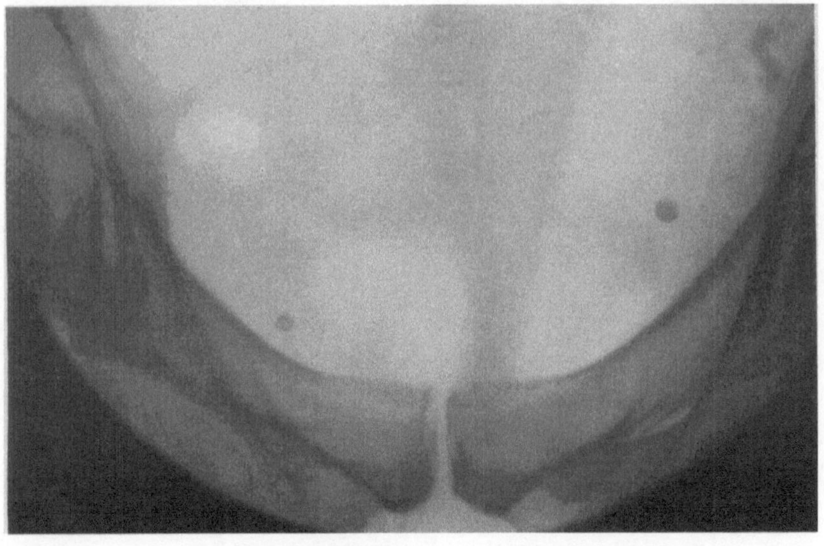

Abb. 199. Phlebolithen in den Beckenvenen.

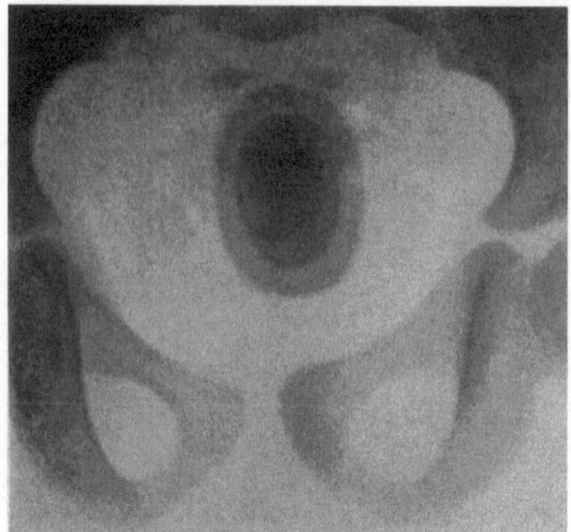

Abb. 200. Blasenstein bei einem kleinen Kinde. Man kann deutlich einen dunklen (stärker kalkhaltigen) Kern und eine hellere Außenschicht unterscheiden.

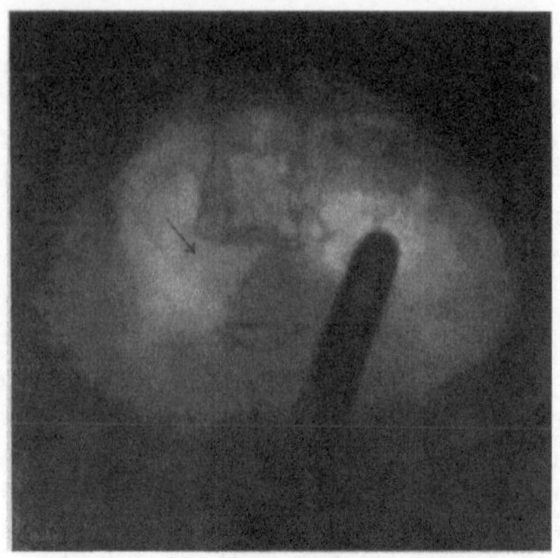

Abb. 201.
Sauerstoffüllung der Blase.
Prostatahypertrophie.

Für die Röntgenuntersuchung der Harnblase kommt außer der gewöhnlichen Aufnahme zum Steinnachweis (s. Abb. 200) entweder die Auffüllung mit Sauerstoff (s. Abb. 201) oder einem der verschiedenen zur Pyelographie angegebenen Kontrastmittel (Abb. 202) in Frage, womit sich Deformationen (Verziehung oder Eindellung) des Organs, z. B. die Schattenaussparung durch ein Carcinom oder Hypertrophie des Mittellappens der Prostata (s. Abb. 201), Divertikelbildung u. dgl. in manchen Fällen aufdecken lassen, die der sonst überlegenen cystoskopischen Untersuchung entgehen. Dasselbe gilt von dem gelegentlichen Befund eines Blasensteines innerhalb eines Divertikels. HAENISCH

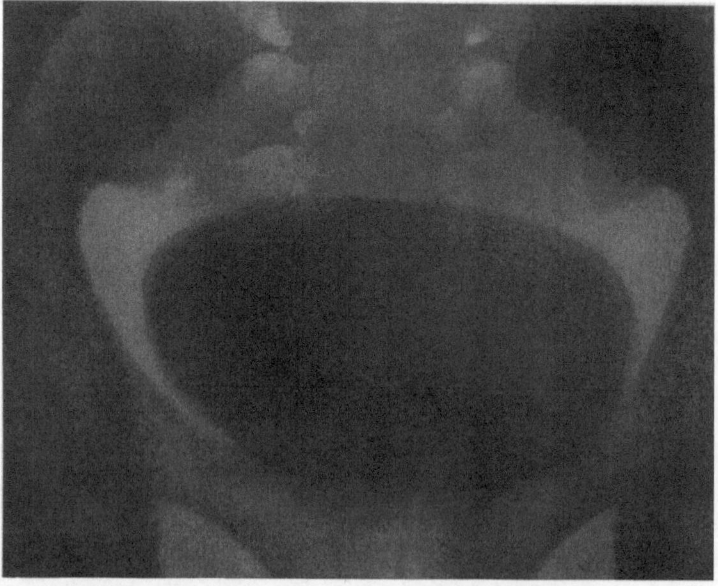

Abb. 202. Mit Kollargol gefüllte Harnblase.

empfiehlt, die seitliche Aufnahme der kontrastgefüllten Blase nicht zu unterlassen.

Endlich wurde von HAUDEK, KURTZAHN [1] u. a. die Kontrastfüllung zur Untersuchung der männlichen Harnröhre angegeben, um die Ausdehnung von Strikturen, Fisteln u. dgl. schonender und in vielen Fällen besser darzustellen als durch die endoskopische Besichtigung, die überdies bei enger Strikturierung nicht anwendbar ist.

E. Röntgenuntersuchung des Kopfes.

Schon in den ersten Jahren der diagnostischen Anwendung der Röntgenstrahlen wurde in verfrühter Weise über positive Befunde bei Tumoren des Gehirns resp. der Hirnhäute berichtet; man weiß jetzt, daß es sich um Trugbilder gehandelt hat. Die physikalischen Durchstrahlungsverhältnisse lassen am Schädel eine Differenzierung nur im Bereiche des Gesichtsschädels mit den lufthaltigen Nebenhöhlen der Nase ohne weiteres zu; im Bereiche des Hirnschädels ergibt das Profilbild der Schädelbasis gewisse, in manchen Fällen hochbedeutsame Aufschlüsse über Veränderungen des Schädelinneren.

Solche seitliche Bilder der Schädelbasis fertigt man zweckmäßig im Liegen an, wobei die Ruhigstellung des Kopfes am ehesten gewährleistet ist; vermittels spezieller Vorrichtungen an sog. „Aufnahmestühlen" gelingen auch Aufnahmen in aufrechter Haltung. Sie sind manchmal notwendig, wenn, wie es bei Gehirnkranken vorkommt, die flache Körperlage nicht vertragen wird. Wichtig ist in jedem

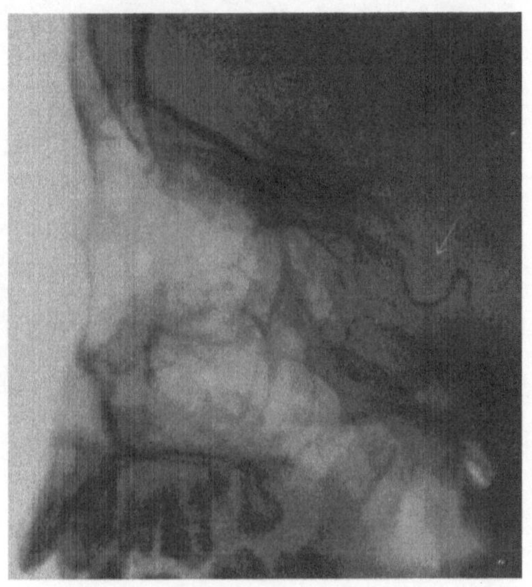

Abb. 203. Normale Sella turcica.

Falle die richtige Einstellung des zentralen Strahlenbündels auf die Mitte der sog. „Frankfurter Horizontale", der Verbindungslinie zwischen äußerem Augenwinkel und Gehörgang; ferner muß die Sagittalebene des Kopfes der Platte genau parallel liegen. Sonst ist, besonders für den weniger Geübten, die Orientierung in dem sich überschneidenden Liniengewirr der Schädelbasis allzu schwer.

Man kann am Profilbild der Schädelbasis deutlich die drei Schädelgruben, das Dach der Orbita, das Planum sphenoidale und den Clivus differenzieren, ferner noch die lufthaltigen Räume der (plattennahen) Stirnhöhle, der Keilbeinhöhle und einiger Siebbeinzellen, sowie die pneumatischen Räume des Warzenfortsatzes hinter dem Schattenmassiv des Felsenbeines, in dem der knöcherne Gehörgang eine scharf begrenzte Aussparung bildet.

Die für uns wichtigste Stelle an der Schädelbasis ist aber der am Profilbild stets deutlich hervortretende Türkensattel; eine etwa kirschkerngroße Ausbuchtung der Dorsalfläche des Keilbeinkörpers, deren feine Knochenzeichnung

---

[1] Fortschr. a. d. Geb. d. Röntgenstr. Bd. 28, H. 4.

Deformationen durch krankhafte Prozesse in der Nachbarschaft schon frühzeitig anzeigt (Abb. 203). Leider ist die Variationsbreite der Gestalt und Größe
des normalen Türkensattels groß. In ihn eingelagert ist die Hypophyse; ihre
Vergrößerung bzw. ihre Zerstörung durch einen den Raum ausfüllenden Tumor
übt eine Druckwirkung mit anschließender Resorption der Knochensubstanz
der nächsten Umgebung aus, der in erster Linie der rückwärtige Fortsatz, das
Dorsum sellae und das nach unten benachbarte Dach der Keilbeinhöhle unterworfen sind, daher sich denn auch die ersten Veränderungen gewöhnlich in einer
Ausbuchtung und Kalkarmut dieser Teile ausprägen. Besonders bei der, wie
man jetzt annimmt, durch ein Adenom des Hypophysenvorderlappens verursachten Akromegalie findet sich in vielen Fällen eine beträchtliche Ausweitung der Sella nach unten, mit einer Ausbuchtung in die Keilbeinhöhle
hinein (Abb. 204). Daneben findet man am Stirnbein und anderen Gesichts-

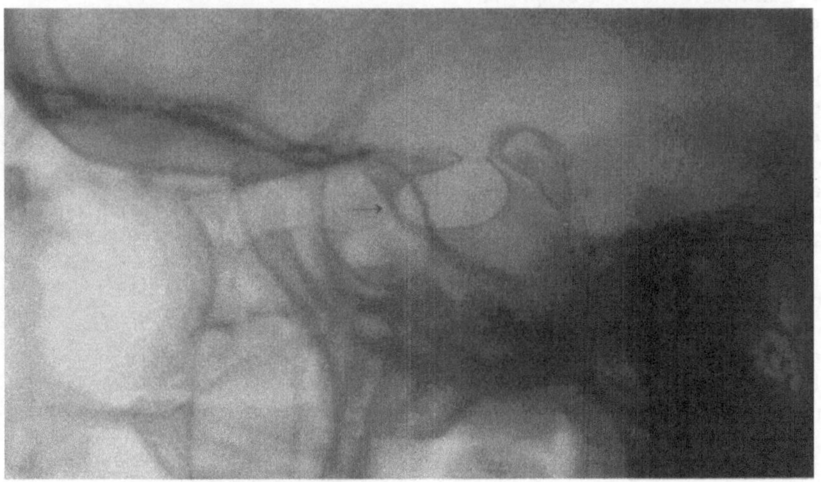

Abb. 204. Ausweitung der Sella turcica bei Akromegalie. Bei → ragt die Hypophysengrube
in die (gleichfalls erweiterte) Keilbeinhöhle hinein.

knochen charakteristische Verdickungen, wie auch an den Extremitäten; die
lufthaltigen Hohlräume der Stirnknochen sind erweitert. Weniger nach unten
als nach der Seite erweitert findet sich die Hypophysengrube bei einer Entwicklung des Tumors im Zwischenlappen oder Hypophysenstiel (extrasellare
Tumoren nach ERDHEIM und SCHÜLLER), welche klinisch von dem eigentümlichen Habitus der Dystrophia adiposogenitalis bzw. der hypophysären
Fettsucht gefolgt sind. Das Dorsum sellae ist in solchen Fällen nach hinten
ausgebogen und infolge von Kalkschwund gewöhnlich nur schwach sichtbar
oder überhaupt zerstört (Abb. 205). Nicht selten findet man über der Sella
gleichsam freischwebend wolkige oder bröckelige Schatten von intratumoralen
Verkalkungen oder aber solchen der Carotis interna, welche im transversalen
Röntgenogramm in die Hypophysengrube hineinprojiziert werden (SCHÜLLER [1]).
Hie und da wird auch beim Diabetes insipidus, der nach neuerer Ansicht
(LESCHKE) mit der Funktion der Hypophyse unmittelbar nichts zu tun hat,
eine ähnlich erweiterte und abgeflachte Sella gefunden. Ähnliche Deformationen
kommen aber auch bei jeder stärkeren Erhöhung des Hirndruckes, z. B. durch
Tumoren beliebiger Lokalisation vor. Es empfiehlt sich deshalb, stets auch

---

[1] Klin. Wochenschr. 1922, Nr. 9.

auf die Zeichen vermehrten Hirndruckes an den übrigen Schädelknochen zu achten. Jedenfalls muß vor einer Überbewertung scheinbar pathologischer Sellabefunde, denen keine entsprechenden klinischen Erscheinungen gegenüberstehen, angesichts solcher Erfahrungen und der auch normalerweise sehr mannigfaltigen Form des Sellabildes gewarnt werden. Unterhalb des Türkensattels bildet die Vorderwand der mittleren Schädelgrube eine ebenfalls nach oben konkave Schattenlinie (A. KÖHLER [1]); bei Hydrocephalus erscheint dieselbe abgeflacht, gleichzeitig ist am Schädeldach die Knochenverdünnung und die Erweiterung der Nähte und Gefäßfurchen deutlich. In ausgeprägten Fällen ist auch die Sella und das Orbitaldach betroffen.

Tumoren können, je nach ihrem Sitze, am Schädeldach lokale Einschmelzungen hervorbringen, mit denen man jedoch keinesfalls die normalen, manchmal stark ausgeprägten Abdrücke der PACCHIONIschen Granulationen verwechseln darf. Der Tumor selbst ist niemals als dichterer Schatten in toto nachzuweisen, wie man anfangs glaubte; lediglich durch Verkalkung einzelner Partien ergibt sich manchmal eine dunkle Fleckung. Eine Verkalkung ohne pathologische Bedeutung ist die der Zirbeldrüse; ein linsengroßer Schatten genau in der Medianebene. Auch andere normale Gebilde des Schädelinneren (Plexus chorioidei, basale Hirnarterien) können gelegentlich zarte Kalkschatten geben. Pathologische intrakranielle Verkalkungen fand SCHÜLLER

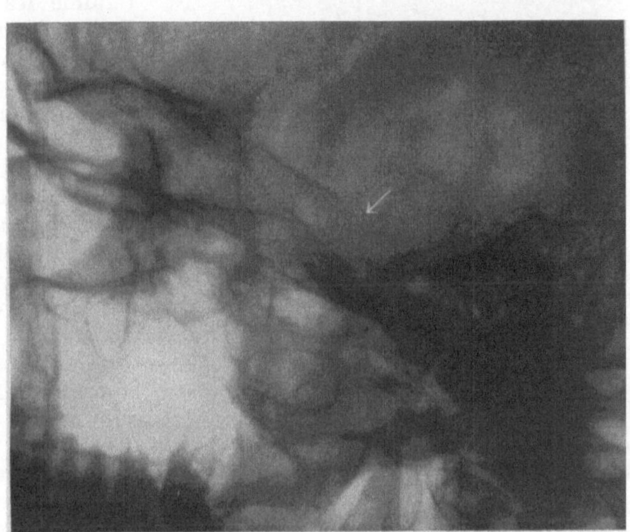

Abb. 205. Zerstörung der Sella turcica bei Dystrophia adiposogenitalis.

außer bei Tumoren noch in größerer Zahl bei genuiner Epilepsie, ferner auch bei cerebraler Kinderlähmung in der Gegend der nach den klinischen Ausfallsymptomen vermuteten Läsion.

Die gummöse Syphilis des Schädeldaches erzeugt im Gegensatz zu den malignen Neubildungen scharfe kreisrunde oder nierenförmige Defekte, daneben kommen hyperostotische Neubildungen oder Zonen diffuser Kalkarmut vor.

In der Tiefe der Hirnsubstanz gelegene Tumoren bzw. Abscesse, Gummen usw. waren der Röntgenuntersuchung, wie bereits erwähnt, bisher unzugänglich; sie vermag erst seit kurzem zu ihrer Lokalisation beizutragen, nachdem DANDY [2] und BINGEL [3] den Versuch wagten, die natürlichen Hohlräume des Gehirns, die Ventrikel und den Subarachnoidalraum mit Luft anzufüllen, analog dem bereits geschilderten Verfahren an anderen Körperhöhlen. Die sog. „Encephalographie" wird durch Anbohren des Schädels über einem Ventrikel,

---

[1] Grenzen des Normalen usw. im Röntgenbilde. 4. Aufl. Leipzig 1924.
[2] Ann. of surg. Juli 1918.
[3] Fortschr. a. d. Geb. d. Röntgenstr. Bd. 28.

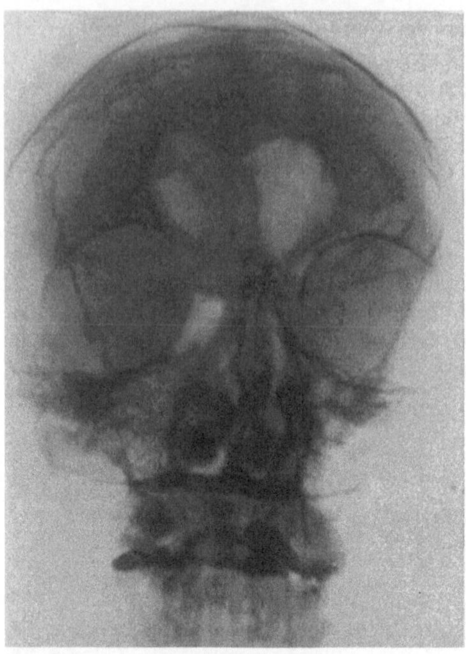

Abb. 206. Sagittales (frontooccipitales) Encephalogramm. Außer der „Schmetterlingsfigur" rechts und links vom Septum pellucidum sind noch einige Gyri und Sulci der Hirnoberfläche erkennbar (Luftfüllung des Subarachnoidealraums).

Entnahme von etwa 10—20 ccm Liquor (nach JÜNGLING 25—50 ccm) und Ersatz desselben durch eingeblasene Luft, noch einfacher durch Lumbalpunktion ermöglicht. Die Luft sammelt sich in den Seitenventrikeln und macht diese auf im Sitzen (da die Luft nach oben steigt) angefertigten antero-posterioren Sagittalaufnahmen in Form einer „Schmetterlingsfigur" (BINGEL) sehr deutlich, allerdings nicht in jeder Lage vollständig sichtbar (Abb. 206). Zentral erscheint die schmale Schattenlinie des Septum pellucidum. Die breiten Aufhellungen zu beiden Seiten entsprechen den Hinterhörnern; sie sind oben vom Balken, lateral von den Streifenhügeln begrenzt. Auch der dritte Ventrikel erscheint auf dem Sagittalbild als birnförmiger heller Fleck. Auf transversalen Bildern, die am besten in Seitenlage mit Untertischröhre und oben liegender Platte gelingen, erscheinen die Seitenventrikel in ihrer charakteristischen Gestalt mit einem kolbigen, dem Vorderhorn, und zwei spornförmigen, dem Hinterhorn und Unterhorn entsprechenden Fortsätzen, zwischen denen die Basalganglien als dunkler zungenförmiger Schatten hervortreten (Abb. 207). Oft sieht man außerdem an der Konvexität des Gehirns die Luftfüllung der Subarachnoidealspalten in Form baumartig verästelter Aufhellungen. Das Bild ist so deutlich, daß man es auch auf dem Fluorescenzschirm erkennt und von orientierenden Durchleuchtungen in den verschiedensten Positionen Gebrauch machen kann. Bei Hydrocephalus erkennt man leicht die starke Auftreibung eines Seitenventrikels mit einem wellenschlagendenFlüssigkeitsspiegel; eine doppelseitige Erweiterung kann auch durch Hirnschrumpfung bedingt sein. Ausbleiben der Luftfüllung auf einer Seite beweist einen Verschluß des Foramen Monroi; Tumoren,

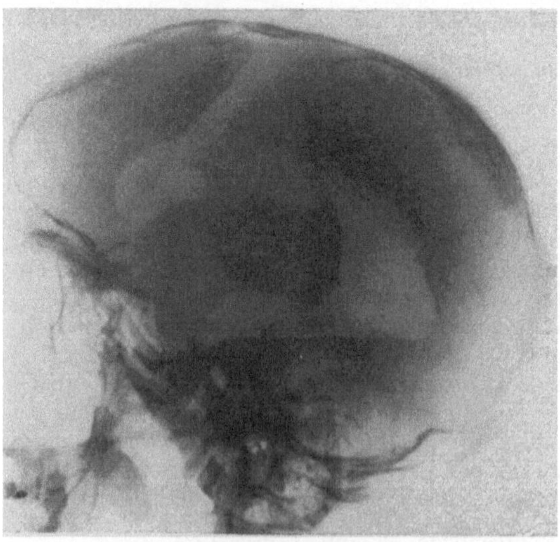

Abb. 207. Frontales Encephalogramm.

die von der Seitenwand eines Ventrikels oder den Basalganglien ausgehen, deformieren die „Schmetterlingsfigur" in charakteristischer Weise usw. Besonders wichtig ist die hierdurch ermöglichte Unterscheidung von cerebralen und cerebellaren bzw. pontinen Tumoren. In bezug auf Einzelheiten sei auf die zusammenfassenden Darstellungen von Schüller [1] und Jüngling [2] verwiesen.

Die Beurteilung von Luftfüllungsbildern des Gehirns erfordert eine besonders ausgedehnte neurologisch-klinische wie röntgenologische Erfahrung; aber selbst unter dieser Voraussetzung steht die diagnostische Ausbeute des Eingriffes nicht immer im Verhältnis zu seiner Gefährlichkeit. In jedem Falle empfiehlt sich eine strenge Auslese der dieser Untersuchung zu unterwerfenden Fälle. Im allgemeinen hat sich die intracerebrale Lufteinblasung nach Dandy mehr Freunde erworben als die an sich einfachere intraspinale Injektion von Luft nach Bingel, deren Resultate als weniger eindeutig und deren Folgeerscheinungen zum Teil als bedenklich geschildert werden. Zur Höhenlokalisation intraspinaler Tumoren usw. hat sich die letztere Methode übrigens in manchen Fällen bewährt, wird aber wohl verdrängt werden durch eine neuere, von den französischen Autoren Sicard und Forestier [3] propagierte Methode der Injektion von Jodöl (Lipiodol) in den Lumbalsack, welche nicht nur eine topische Diagnose, sondern bis zu einem gewissen Grade auch die Feststellung der Form und Ausdehnung einer Verengerung des Liquorraumes ermöglicht (Abb. 208). Eine Schilderung der Technik und der erreichbaren Resultate hat kürzlich Peiper [4] gegeben. Bei den Erkrankungen des Kopfes muß auch kurz derjenigen der nasalen Nebenhöhlen gedacht werden; sie fallen zwar weniger der internen Behandlung zu, sind aber häufig Gegenstand der Differentialdiagnose gegenüber inneren Erkrankungen. In jedem Falle von unklarem, besonders einseitigem Stirnkopfschmerz, bei der so häufigen Supraorbitalneuralgie usw.

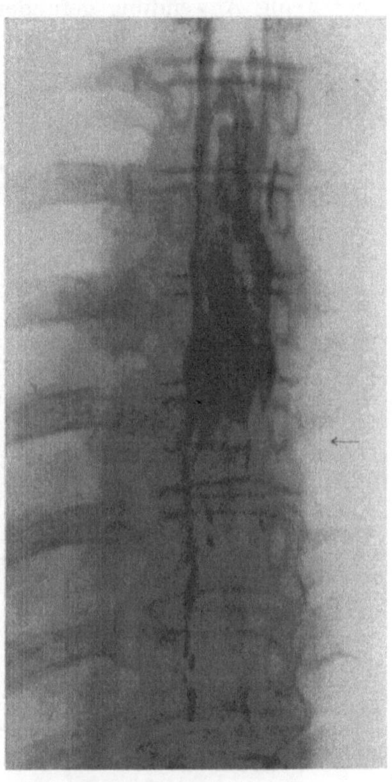

Abb. 208. Myelographie nach Sicard und Forestier. Rückenmarkstumor, kenntlich an der Aussparung bei ←.

muß man an eine Nebenhöhlenaffektion denken oder wenigstens trachten, eine solche sicher auszuschließen. Das Röntgenbild, besonders das in sagittaler, occipitofrontaler Richtung (s. Abb. 209) aufgenommene, bietet eine schätzenswerte Hilfe hierzu, denn es erlaubt auf einer einzigen, richtig eingestellten Aufnahme den Überblick und den Vergleich beider Stirnhöhlen, beider Oberkieferhöhlen und der Siebbeinzellen; nur für die seltener affizierte Keilbeinhöhle eignet sich die schon besprochene Profilaufnahme besser. Was an den Nebenhöhlen erkannt werden kann, ist einmal ihre Größe und Form bzw. verschiedenartige Ausbildung, dann die Schärfe der Umrandung und ein größerer oder

---

[1] In Schittenhelms Lehrbuch. 1924.
[2] Ergebn. d. med. Strahlenforschung. Bd. 2. Leipzig 1926.
[3] Journ. de radiol. et d'electrol. 1922 und Presse méd. 1923. Nr. 13.
[4] Ergebn. d. med. Strahlenforsch. Bd. 2. Leipzig 1926.

geringerer Luftgehalt; in einigen Fällen gelingt auch der Nachweis eines Sekretspiegels oder einer Cyste. Die häufig vorhandene Trübung einer Stirn- bzw.
Kieferhöhle beweist nun allerdings nicht stets einen geringeren Luftgehalt bzw.
eine Anfüllung durch Sekret oder eine Schleimhautschwellung, sondern sie ist,
wie vor allem Thost [1] hervorhebt, sehr häufig der Ausdruck einer Verdickung
der Knochenwand infolge älterer Erkrankung. Selten ist sie durch eine maligne
Neubildung verursacht; in diesem Falle erscheinen auch die Konturen der
Höhlenwand unscharf, arrodiert. Eine Kontrastfüllung der Nebenhöhlen mittels
Punktion ist auch bereits versucht worden (Weil und Kienböck), hat aber
bisher wenig Anwendung gefunden.

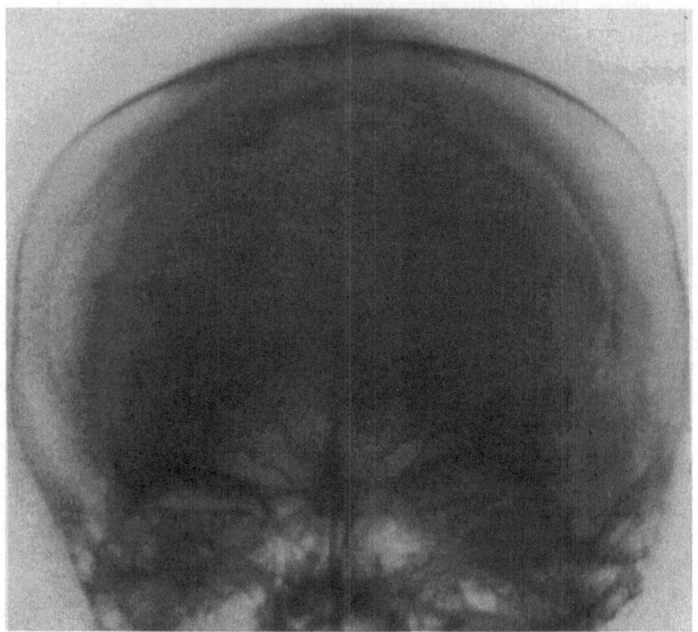

Abb. 209. Aufnahme der Nasennebenhöhlen.

F. Röntgenuntersuchung von Erkrankungen des Bewegungsapparates.

1. Knochen.

Im Rahmen dieses Büchleins sollen nur die wichtigsten Knochenerkrankungen
kurz besprochen werden und nur soweit sie interner Begutachtung gelegentlich
zugeführt werden oder interner Behandlung zugänglich sind. Ein großer Teil
von ihnen hängt mit Störungen der Blutdrüsen zusammen, welche ohnedies
eine Domäne der inneren Medizin bilden.

Eine mangelhafte Funktion der Schilddrüse z. B. ist zweifellos für die
Störung des Knochenwachstums wie für das verlangsamte Auftreten der Knochenkerne beim Myxödem maßgebend. A. Köhler [2] fand beim infantilen Myxödem

---

[1] Schittenhelms Lehrbuch. 1924.
[2] Knochenerkrankungen im Röntgenbilde. J. F. Bergmann, Wiesbaden 1901.

eine Verzögerung des Auftretens der Knochenkerne in den Handwurzeln um durchschnittlich fünf Jahre. Auch finden sich an den Mittelhandknochen zuweilen abnorme proximale Epiphysen, deren Auftreten am Normalen nicht in Erscheinung tritt, weil es durch das Wachstum der Diaphyse und die vorzeitige Verschmelzung mit ihr überholt wird. An der meist gerade abschneidenden Diaphyse ist ein dunklerer querer Abschlußstreifen, die stärker kalkhaltige „Querlamelle" (DIETERLE) sichtbar, an welcher das weitere Längenwachstum des Schaftes sistiert. Die Verlangsamung des Knochenwachstums, sowohl des enchondralen wie des periostalen, führt zum Zwergwuchs, obwohl die Epiphysenfugen bis ins späte Alter offen bleiben; auf Schilddrüsendarreichung kann man dann sehr schön den Schluß derselben ebenso wie das Auftreten neuer Knochenkerne beobachten. Ähnliche Verhältnisse finden sich beim endemischen Kretinismus, während beim Mongolismus die Wachstumsstörung schwieriger zu beurteilen ist. Es findet sich teils geringe Verspätung, teils vorzeitiges Auftreten einzelner Knochenkerne. Die Mittelphalanx des kleinen Fingers ist eigenartig verkürzt (SIEGERT [1]), ebenso häufig der Daumen. Alle diese Abweichungen sind naturgemäß allein durch die Röntgenuntersuchung (meist genügt bereits Schirmdurchleuchtung) am Lebenden erkennbar. Ihre Anwendung verlohnt sich aber außer zur Kontrolle der Therapie eigentlich nur in klinischen Verdachtsbzw. Grenzfällen. Das Offenbleiben der Epiphysenfugen bis ins späte Alter ist zudem kein eindeutiges Symptom für eine Störung lediglich der Schilddrüsenentwicklung. Es findet sich ebenso oft beim proportionierten

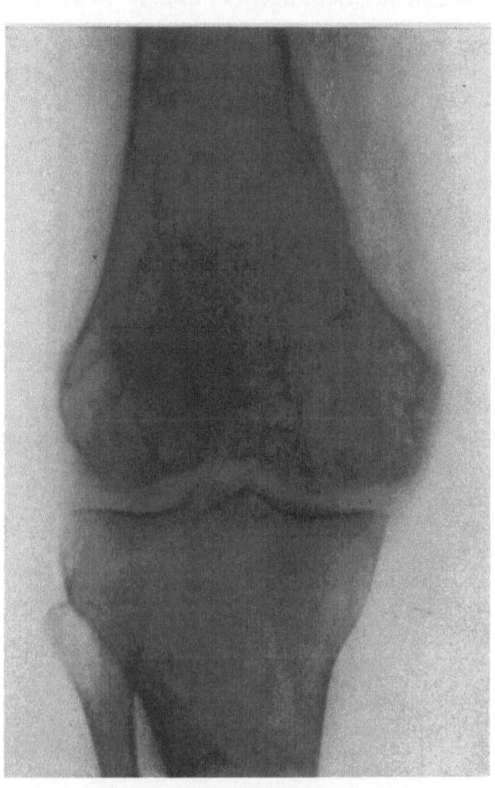

Abb. 210. Kniegelenk bei Osteomalacie.
Man beachte die Kalkarmut (geringer Kontrast zwischen Weichteil- und Knochenschatten) und die grobmaschige Spongiosa.

Zwergwuchs des Infantilismus und dem auf einer Störung der Keimdrüsenentwicklung basierenden „eunuchoiden" Hochwuchs.

Störungen der Hypophysenfunktion, wahrscheinlich im Sinne einer Steigerung derselben, führen zur Akromegalie der Extremitätenknochen und einzelner Knochen des Gesichtsskelets. Besonders der Unterkiefer fällt durch sein unproportioniertes Wachstum auf. Im ganzen zeichnen sich die vergrößerten Knochen, z. B. die Metacarpalknochen und die Phalangen, durch eine verstärkte Corticalis und starkes Hervortreten der normalen Vorsprünge aus; an den langen Röhrenknochen kommen Osteophyten vor. Eine ähnliche, auf die Endphalangen allein beschränkte Veränderung ganz anderer Genese findet sich

[1] Ergebn. d. inn. Med. u. Kinderheilk. Bd. 6. 1910.

bei der „Osteoarthropathie hypertrophiante" (PIERRE MARIE), den „Trommelschlägelfingern" bei Herzfehlern mit chronischer Stauung, Bronchektasieen usw. Hier ist vermutlich die Verdickung einer erhöhten Tätigkeit des knochenbildenden Periosts zu verdanken. Umgekehrt sind bei der Sklerodermie wie bei der RAYNAUDschen Erkrankung die Endphalangen atrophisch.

Eine andere Erkrankung, bei welcher eine Störung der inneren Sekretion, und zwar der Ovarien bzw. ihrer Korrelation mit den übrigen Blutdrüsen zum mindesten sehr wahrscheinlich ist, ist die Osteomalacie der Schwangeren. Eines ihrer frühesten Zeichen ist eine eigenartige Beckendeformität (seitliche Zusammenschiebung, Schnabel- bzw. Kartenherzform des Beckeneinganges).

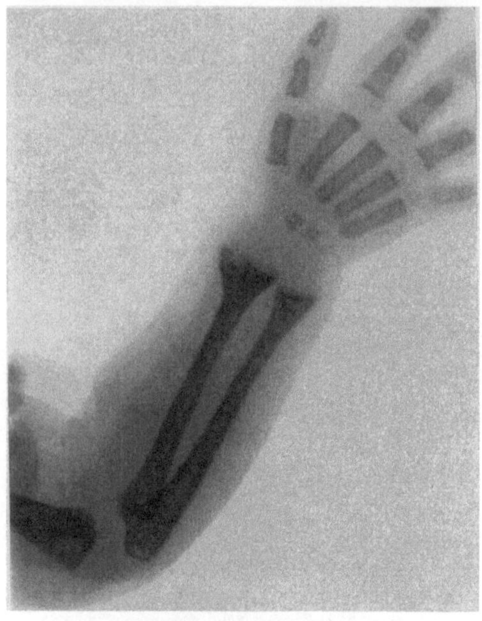

Abb. 211. Rachitis. Becherförmige Auftreibung der Unterarmepiphysen. Dunkle Querlinie.

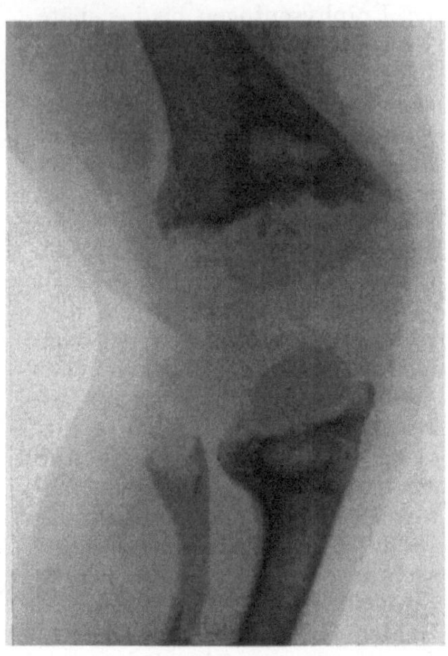

Abb. 212. Kniegelenk eines rachitischen Kindes. Becherförmige Auftreibung der Epiphysen. Unregelmäßige dunkle Querlinie.

Später kommen Verbiegungen der Schenkelknochen, der Wirbelsäule und der Rippen zur Beobachtung. Das Röntgenbild vermag außer der übersichtlichen Darstellung der Beckendeformität an den einzelnen Knochen den Prozeß der Entkalkung aufzudecken, welcher sich in einer verwaschenen flauen Zeichnung der Knochenstruktur kundgibt (Abb. 210); manchmal entdeckt man Infraktionen, die bei der Weichheit des Knochens der klinischen Untersuchung entgangen sein können. Bis auf die Beckendeformität finden sich die genannten Veränderungen auch häufig bei der senilen und Hungerosteomalacie.

Die der Osteomalacie verwandte rachitische Wachstumsstörung ruft grobanatomisch und röntgenologisch wesentlich andere Bilder des Knochengefüges hervor. Es ist richtig, daß auch bei ihr das Bild des Knochens meist wenig kontrastreich infolge der Halisterese erscheint. Doch sind die Veränderungen an den Epiphysenlinien stets deutlich genug ausgebildet, um eine Diagnose der interessanten Störung zu ermöglichen (Abb. 211 und 212). Die Diaphysengrenze ist verbreitert, unscharf und wie ausgefranst, oftmals becherförmig konkav

(HOCHSINGER), während die Randzone wulstig aufgetrieben ist. Aber auch am Knochenschaft erscheint die gesteigerte Knochenresorption in Form einer Verdünnung der Corticalis und Rarefikation der Spongiosa. Heilungsvorgänge machen sich durch das Auftreten eines queren Schattens an der Epiphysenlinie bemerkbar, hervorgerufen durch nachträgliche Verkalkung der osteoiden Substanz. Dieser erscheint anfangs ebenfalls ausgefranst, später glattrandig. Rezidive und ihre spätere Ausheilung hinterlassen ihre im Röntgenbild sichtbaren Spuren in Form doppelter, eventuell mehrfacher Schattenbänder. Am besten und bequemsten lassen sich alle diese Verhältnisse nach A. KÖHLER [1] an den distalen Epiphysen der Vorderarmknochen beobachten.

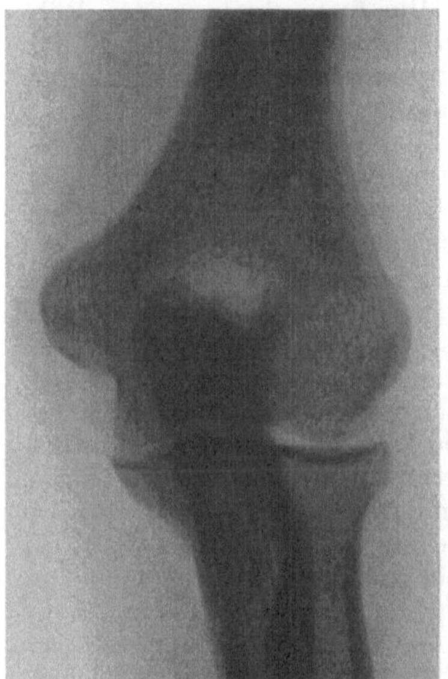

Abb. 213. Tuberkulöse Caries des Olecranons.

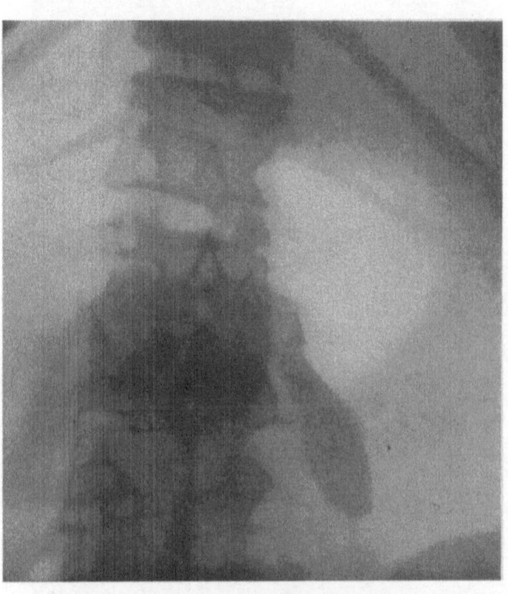

Abb. 214. Tuberkulöser Senkungsabsceß, ausgehend von einer Caries des 2. Lendenwirbels; in Ausheilung begriffen.

Auch bei der MÖLLER-BARLOWSCHEN Krankheit, dem kindlichen Skorbut, spielen sich die Veränderungen am Knochensystem in der Hauptsache an den Knorpelknochengrenzen ab. Durch die Ausbildung eines gefäßarmen Fasermarkes leidet besonders die enchondrale Knochenneubildung, während der Abbau in normaler Weise weitergeht. Es entsteht eine sog. „Trümmerfeldzone" aus noch erhaltenen Knochenbälkchen, untermischt mit Knorpelverkalkung und Blutaustritten, welche sich im Röntgenbild als breiter, etwas unregelmäßig gestalteter Querschatten darstellt (FRÄNKEL [2]). Hinzu kommen manchmal an den Diaphysen gut erkennbare subperiostale Hämatome (s. das Bild bei ASSMANN, 3. Aufl., S. 839).

Ein ganz ähnliches Bild ergibt nun am kindlichen Knochen die Osteochondritis syphilitica, welche bekanntlich nicht selten zu Kontinuitätstrennungen führt (PARROTSCHE Pseudoparalyse). Sonst tritt die Syphilis am Knochensystem in vielgestaltigen Bildern auf, von denen hier nur die Periostitis syphilitica erwähnt sei, die sich im Röntgenbild durch wenig auffallende,

---

[1] GROEDELS Grundriß. 2. Aufl. 1914.
[2] Archiv und Atlas, Hamburg 1908.

den Knochenschatten begleitende Randstreifen kennzeichnet, ferner die gummöse Zerstörung des Knochenmarkes oder der Corticalis. Letztere ergibt rundliche Aufhellungen, die nicht ganz scharf abgegrenzt sind. Im Gegensatz dazu haben Tumoren im Knochen stets ein mehr cystenähnliches Aussehen. Reaktive Knochenwucherung verschafft dem Gumma in späteren Stadien eine dunkle Umrandung. Die sog. SUDECKsche Atrophie des umgebenden Knochens fehlt, — im Gegensatz zur tuberkulösen Erkrankung. Manchmal tritt eine ausgesprochene Sklerose (sog. Eburneation) und unförmige Verdickung der betreffenden Knochen

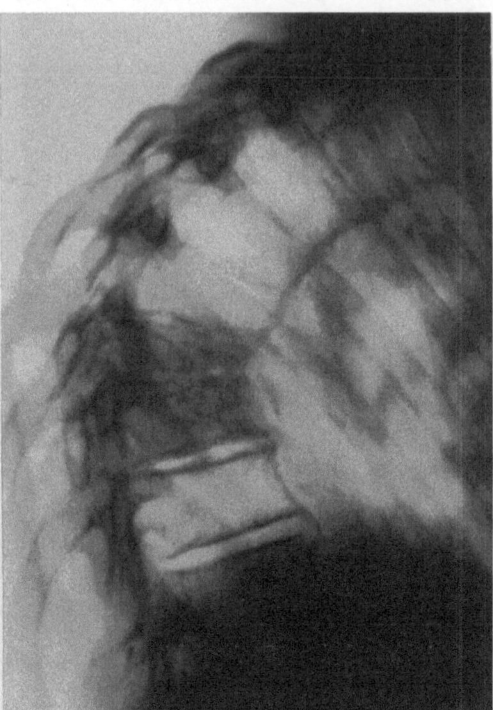

Abb. 215. Spondylitis tuberculosa der Brustwirbelsäule. Ausheilungsstadium; keilförmige Verschmelzung zweier Wirbelkörper (Gibbusbildung).

auf, die dann im Röntgenbild tiefe Schatten und keinerlei Struktur aufweisen.

Die Tuberkulose der Röhrenknochen, meist in den Enden der Diaphysen lokalisiert, ergibt charakteristische Röntgenbilder in Form unscharf begrenzter Aufhellungen, sobald durch das granulierende tuberkulöse Gewebe eine deutliche Einschmelzung von Knochen stattgefunden hat (Abb. 213). Wichtig ist das Auftreten einer ausgedehnten Atrophie des umgebenden Knochengewebes, die nach SUDECK, KÖHLER und KIEN-BÖCK nicht allein durch die Inaktivität erklärt werden kann, sondern reflektorisch bzw. toxisch bedingt ist. Sie geht mit oft hochgradigem Kalkschwund einher und bewirkt dementsprechend ein blasses strukturarmes Aussehen der betreffenden Knochenteile im Röntgenbilde. Kommt es zur Ausbildung eines mit käsigem Eiter gefüllten Abscesses, so ist derselbe als Schatten von mäßiger Dichte (entsprechend dem Kalkgehalt tuberkulösen Käses) meist deutlich in den umgebenden Weichteilen erkennbar. Ein besonders charakteristisches Bild ergeben die Senkungsabscesse bei tuberkulöser Caries der Brustwirbelsäule. Es erscheint ein gewöhnlich birnförmiger Schatten von ziemlicher Intensität beiderseits der Wirbelsäule bis zum Zwerchfell herab, der gewöhnlich durch den Herzschatten hindurchschimmert (s. auch Abb. 214). Seine obere Grenze entspricht gewöhnlich (nicht immer) dem zerstörten Wirbel, der bei weiterem Fortschreiten der Erkrankung keilförmig zusammengedrückt, oft verdichtet mit zerstörter Bälkchenstruktur erscheint (Abb. 215). Zerstörung einzelner Wirbelkörper kommt auch als Folge einer nichttuberkulösen Spondylitis, z. B. nach Typhus vor; gelegentlich handelt es sich um eine Tumormetastase. Von der Arrosion der Vorderfläche eines oder mehrerer Wirbelkörper seitens eines Aneurysmas der absteigenden Aorta war schon oben (S. 52) die Rede.

Eine angeborene Spaltbildung der Wirbelbögen, besonders an dem in phylogenetischer Rückbildung begriffenen sakrococcygealen Abschnitt bezeichnet man als Spina bifida. In den weitaus häufigeren Fällen, wo dieselbe an der Körperoberfläche nicht sicht- oder fühlbar in Erscheinung tritt (Spina bifida occulta) verhilft die Röntgenaufnahme zu ihrer Erkennung (Abb. 216). Sie spielt für die Beurteilung der Enuresis und anderer psychischer Minderwertigkeitserscheinungen eine gewisse, nach neueren Untersuchungen aber gewiß früher zu hoch eingeschätzte Rolle (A. Köhler, Hintze [1]).

Auf eine andere Form knöcherner Mißbildungen sei nur im Vorübergehen aufmerksam gemacht, weil sie gelegentlich zu Mißdeutungen auf einem rein

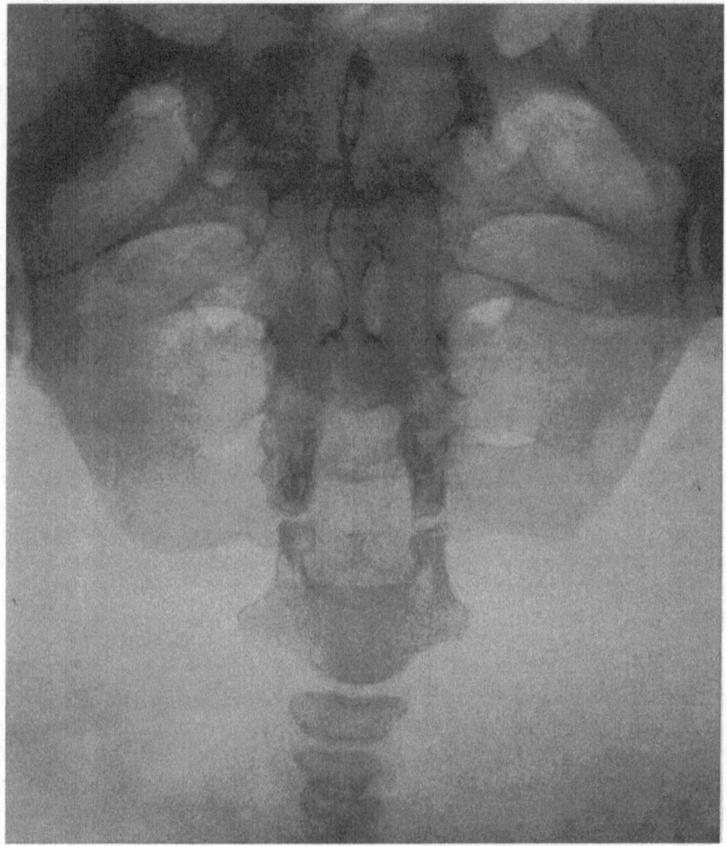

Abb. 216. Spina bifida occulta.

intern-röntgenologischen Gebiete Anlaß geben: Polgar [2] hat kürzlich auf kleine Exostosen, die denen bei deformierender Arthritis (s. unten) ähneln, im Bereiche der Rippenwinkel bzw. Rippen-Querfortsatzgelenke der ersten Rippen hingewiesen. Solche können bei der Durchleuchtung (kaum je bei der Aufnahme) der Lungenspitzen als intrapulmonale Herde imponieren. Wir fanden sie gar nicht so selten auch bei jüngeren Individuen. Gelegentlich bereiten auch stärkere Anomalien der ersten Rippe (Fehlen, Hypoplasie) oder Halsrippen Zweifel bei der Durchleuchtung, die aber durch eine Aufnahme sofort behoben werden.

[1] 12. Röntgenkongreß 1922.
[2] Fortschr. a. d. Geb. d. Röntgenstr. Bd. 32, H. 3/4.

2. Gelenke.

Die röntgenographische Darstellung der meisten Gelenke ist einfach; mittels zweier Aufnahmen in aufeinander senkrecht stehenden Richtungen, unter Umständen auch durch stereoskopische Aufnahmen läßt sich fast stets eine genügende körperliche Vorstellung von der gegenseitigen Lagebeziehung der Gelenkenden, ihrer Gestalt und eventuell Verunstaltung, der Breite des Gelenkspaltes usw. gewinnen. Man sollte meinen, daß die Diagnosenstellung unter krankhaften Umständen ebenso einfach sei; dem ist leider nicht so. Will man sich nicht auf eine bloße Beschreibung des röntgenanatomischen Befundes beschränken, sondern über die Natur des zugrunde liegenden Leidens etwas aussagen, so beginnen die Schwierigkeiten. Ganz ähnliche, ja identische Bilder werden von Krankheitsprozessen verschiedener Ätiologie und verschiedenen Verlaufes erzeugt. Nirgends in der Röntgendiagnostik ist deshalb ein Anhalt am klinischen Befund und vor allem eine zuverlässige Anamnese notwendiger als gerade hier.

Der Vielgestaltigkeit der klinischen Erscheinungsform gerecht zu werden, hat man sich seit langem bemüht, die chronischen Gelenkerkrankungen (nur um solche handelt es sich hier) in ein System zu bringen, als dessen leitender Gesichtspunkt mit Recht der ätiologische in den Vordergrund gestellt wird. Leider vermag gerade die Röntgendiagnostik mit einem solchen System nicht viel anzufangen, aus dem eben erwähnten Grunde. Notgedrungen greift sie daher auf die älteren, rein deskriptiven Einteilungen der chronischen Gelenkleiden zurück, wie sie zuletzt Jacobsohn gegeben hat (zitiert nach A. Köhler). Er unterscheidet neben der uratischen Gicht, die eine Sonderstellung einnimmt, und den sicher infektiösen Erkrankungen (Syphilis, Gonorrhöe usw.) sowie den Trophoneurosen (Tabes) nur zwei Gruppen von chronischer Arthritis, die atrophierende und die hypertrophierende. Die erstere Form entspricht dem, was landläufig als „chronischer Gelenkrheumatismus" bezeichnet wird, der primär und sekundär chronischen Arthritis verschiedener Autoren. Die zweite Form ist die Arthritis deformans im engeren Sinne. Seine Gegenüberstellung sei hier wiedergegeben:

<table>
<tr><td>

Arthritis atrophicans:

Polyartikulär. Starke Knochenatrophie der nächsten Umgebung (besonders bei der sekundär chronischen Arthritis, die aus einem akuten bzw. subakuten Gelenkrheumatismus hervorgeht). Nie Gelenkkörper, fast nie proliferative Prozesse. Stets enger Gelenkspalt (in vorgeschrittenen Fällen). Öfters Ankylosen und Kapselschrumpfung. Oft trotz langer Dauer des Leidens geringe röntgenologische Veränderungen.

</td><td>

Arthritis hypertrophicans:

Monartikulär oder symmetrisch. Geringe Atrophie der Umgebung. Oft Gelenkkörper. Stets Proliferation. Meist breiter Gelenkspalt, auch in vorgeschrittenen Fällen. Nie Ankylosen oder Kapselschrumpfung. Oft schon bei kurzer Krankheitsdauer röntgenologisch deutliche Veränderungen.

</td></tr>
</table>

Bei der ersten Affektion spielen die Veränderungen von seiten der Kapsel bzw. Synovia die Hauptrolle, bestehend in starker Schrumpfung der Kapsel, wodurch die Knochenenden einander genähert werden; nach Abschleifen des Knorpelüberzuges tritt eine bindegewebige oder knöcherne Ankylose oder durch Subluxation eine gegenseitige Verschiebung der Gelenkenden ein (Abb. 217). Es kann dies als Endzustand einer akuten oder subakuten fieberhaften Polyarthritis resultieren, wofür manchmal eine besonders hochgradige

Knochenatrophie oder das gleichzeitige Bestehen eines Herzklappenfehlers einen
Anhalt gibt. Sonst kommen dieselben Endzustände auch bei einer von vornherein
schleichenden „primär chronischen" Arthritis vor, der sog. „rheumatoid
arthritis" der Engländer. UMBER hebt als das Prototyp eines solchen
schleichendenVerlaufes die von ihm so genannte „Periarthritis destruens" besonders heraus. Die letztere beginnt an den kleinen distalen Extremitäten-
gelenken und setzt sich im Laufe der Zeit auf alle übrigen Körpergelenke fort.
MUNK sondert eine besondere, ohne Beteiligung der Weichteile sogleich mit
Usuren an den Knochen beginnende „trockene genuine" Arthritis ab, die nach
ihm auf nicht näher bezeichnete endokrine Störungen zurückgeht.

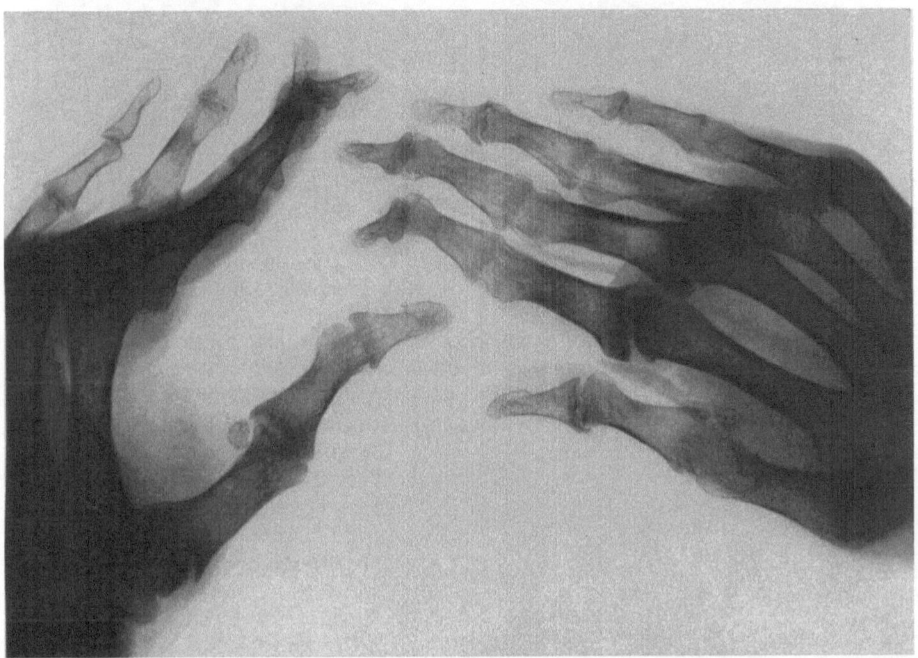

Abb. 217. Primär chronische Polyarthritis. Größtenteils knöcherne Obliteration der Gelenk-
spalten, Subluxationen usw. Starke regionäre Knochenatrophie.

Die Arthritis bzw. Osteoarthritis deformans, welche im Gegensatz
zu den obigen nicht entzündlicher Natur ist, zeichnet sich im Röntgenbilde
durch das Überwiegen proliferativer Prozesse am Knochen und Knorpel
aus, welche ihrerseits die Folge von Zerstörungen sind, die zuerst am Knorpel
der Gelenkfläche, wahrscheinlich infolge von Abnützung durch unzweckmäßige
Belastung usw., einsetzen. Nach HOFFA und WOLLENBERG spielt auch eine
verschlechterte Ernährung des betreffenden Gelenkes infolge Sklerose der zuführenden Arterien eine Rolle. Die Abschleifung des Gelenkknorpels zeigt sich
im Röntgenbild zunächst in einer Näherung der Knochenenden. (Da der Knorpel
an sich keinen Schatten gibt [1], erscheint der Gelenkspalt am normalen Gelenk
breiter als er in Wirklichkeit ist.) Später wird auch der Knochen lädiert;
er antwortet mit Wucherungen, die in Form von zapfen-, dornen- oder

---

[1] Nach HOFFA und WOLLENBERG werden jedoch durch Sauerstoffeinblasung in
manchen Gelenken, besonders am Knie, nicht nur die Knorpelüberzüge, sondern auch
intraartikuläre Bänder, Menisken usw. gut zur Darstellung gebracht.

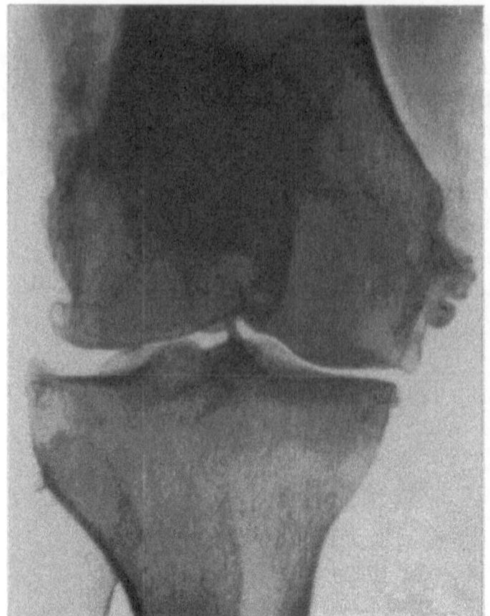

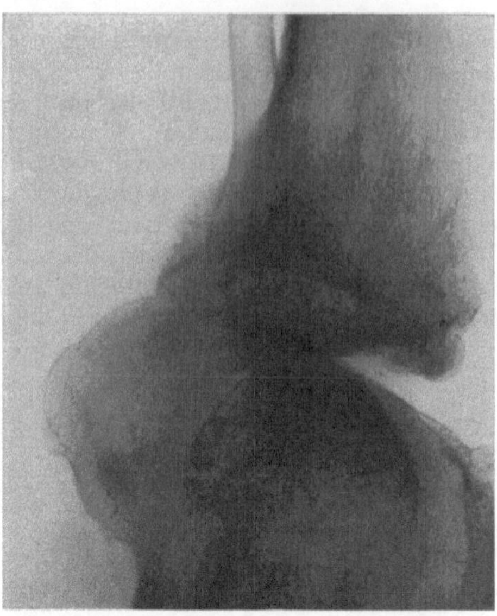

a   b

Abb. 218 a, b. Arthritis deformans des Kniegelenks. Starke Randwülste und Hyperostosen,
zum Teil freie Gelenkkörper.

lippenförmigen Excrescenzen an typischen Stellen, zumeist an den Rändern des
Gelenkspaltes, in Erscheinung treten und in ihrer Art unverkennbar sind
(Abb. 218 und 219). Gelegentlich können solche Wucherungen oder abgesprengte Knochenteile als „freie Körper" vom Knochen losgelöst erscheinen. Kapselschrumpfung und Knochenatrophie fehlen dagegen in reinen Fällen. Beides sind mehr Attribute entzündlicher Erkrankung (HOFFA und WOLLENBERG). Am häufigsten betroffen werden große Gelenke, oft in der Mehrzahl; das Prototyp ist das sog. „Malum coxae senile". An kleinen Gelenken ist das Bild weniger typisch, so z. B. an der Wirbelsäule, wo mit einem Schwund der Zwischenwirbelscheiben und Abschleifung der Wirbelkörper eine Randwucherung derselben einhergeht, welche schließlich zu derber knöcherner Ankylose einzelner Wirbelkörper und völliger Versteifung führt (Spondylitis deformans (Abb. 220). Anders sind Entstehung und Verlauf einer von STRÜMPELL, PIERRE MARIE und BECHTEREW beschriebenen Form der Wirbel-

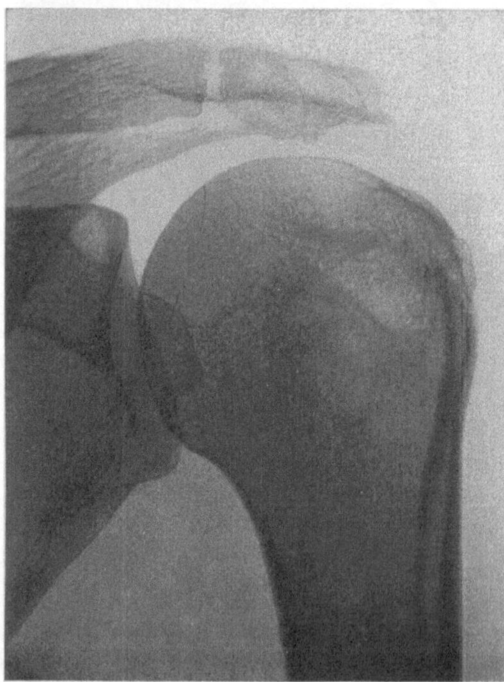

Abb. 219. Beginnende Arthritis deformans des
Schultergelenks. Kleine Randwülste am Acromion.

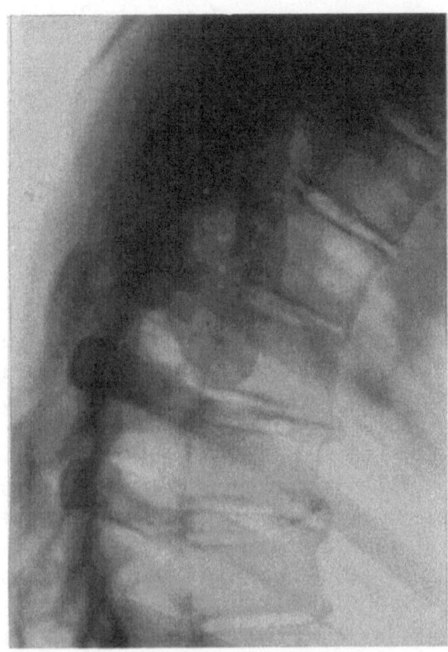

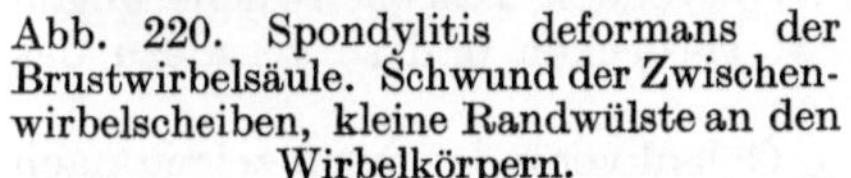

Abb. 220. Spondylitis deformans der Brustwirbelsäule. Schwund der Zwischenwirbelscheiben, kleine Randwülste an den Wirbelkörpern.

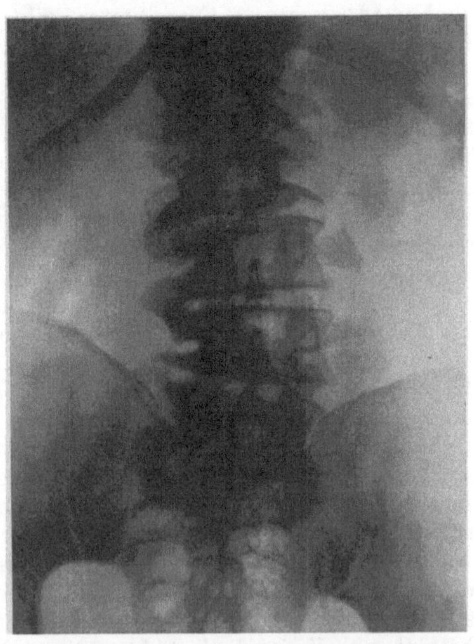

Abb. 221. BECHTEREWsche Erkrankung der Lendenwirbelsäule. Stark ausgeprägte seitliche Spangenbildung und Skoliose.

säulenversteifung, der sog. Spondylarthritis ankylopoetica, bei der es zwar auch zur Ankylose größerer Teile der Wirbelsäule kommt, aber ohne Zerstörung der Zwischenwirbelscheiben, lediglich durch Verknöcherung der die einzelnen Wirbelkörper seitlich verbindenden Bänder oder durch Bildung von Knochenbrücken zwischen benachbarten Wirbelkörpern unter Umgehung der Zwischenwirbelscheiben (Abb. 221). Es handelt sich dem Anschein nach um eine rheumatische Erkrankung der kleinen Gelenke zwischen den Wirbelfortsätzen. Im Röntgenbilde sind beide Formen der Wirbelsäulenversteifung unschwer zu unterscheiden, wenn man das Erhaltensein der Zwischenwirbelscheiben bei der STRÜMPELL-PIERRE MARIE - BECHTEREWSCHEN Krankheit sowie die Beschaffenheit der kleinen Wirbelgelenke genügend beachtet. Im Bereiche der Halswirbelsäule muß man sich davor hüten, partielle Verknöcherungen des Schildknorpels, wie das mehrfach geschehen ist, nach dem Sagittalbilde als intervertebrale Knochenspangen zu

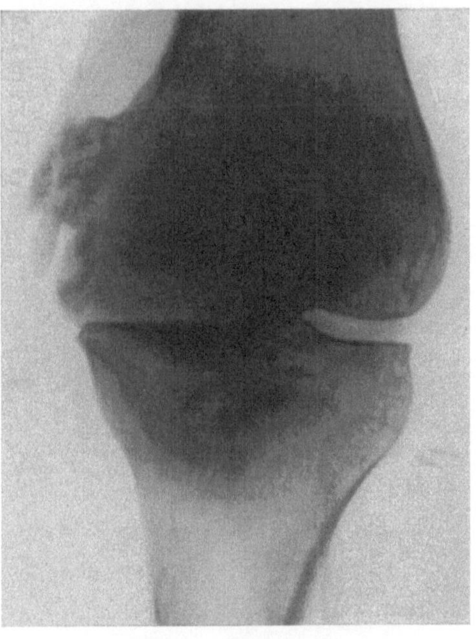

Abb. 222. Tabisches Kniegelenk.

deuten (ASSMANN). Einzelheiten gibt in einem zusammenfassenden Bericht E. FRÄNKEL [1].

Die echte uratische Gicht, welche sich anatomisch durch Ablagerung harnsaurer Salze in der Gelenkumgebung manifestiert, kann in manchen, nicht allzu häufigen Fällen an der Anwesenheit der von den letzteren gebildeten Tophi erkannt werden. Soweit solche im Knochen, meist an den Gelenkenden, lokalisiert sind, zeigen sie sich als glatt und scharf begrenzte lochförmige Defekte, da die Uratkristalle für Röntgenstrahlen bedeutend durchlässiger sind als der phosphor- bzw. kohlensaure Kalk des Knochens. Weichteiltophi hingegen erscheinen ziemlich dunkel im Verhältnis zu ihrer Umgebung.

Endlich sei noch auf die eigentümlichen Verunstaltungen hingewiesen, welche bei Tabes dorsalis die Gelenke der unteren Extremität, bei Syringomyelie hie und da auch die der oberen befallen. Durch unrichtige, infolge des gestörten Lage- bzw. Muskelgefühls und Herabsetzung der Schmerzempfindung nicht korrigierte Belastung, welche zum Teil eine Folge ungenügender Adaption der Gelenkenden seitens der meist hypotonischen Muskulatur der Tabiker ist, entstehen im Verein mit noch ungeklärten Einflüssen neurogen-trophischer Art Abschleifungen usw., dem Wesen nach Abnutzungsvorgänge. Die Folge sind reaktive Knochenwucherungen, wie bei der deformierenden Arthritis; nur entwickeln sie sich in weit kürzerer Zeit und in größerem Ausmaß. Hinzu kommt eine abnorme Knochenbrüchigkeit, die zu Spontanfrakturen führt. Es entstehen so oft ganz bizarre Formveränderungen, besonders an dem am häufigsten betroffenen Kniegelenk (Abb. 222). Die exzedierenden Knochenwucherungen können den Gelenkspalt völlig ausfüllen bzw. verdecken und so geradezu das Bild eines ossifizierenden Tumors hervorrufen.

Ähnliche, wenn auch nicht so hochgradige Gelenkveränderungen zeigen nach den Beobachtungen von ENGELS [2] u. a. die Gelenke von Hämophilen nach wiederholten, durch geringfügige Traumen immer wieder provozierten Blutergüssen. Auch hier ist ganz besonders häufig das Kniegelenk beteiligt.

[1] Fortschr. a. d. Geb. d. Röntgenstr. Bd. 6.
[2] Fortschr. a. d. Geb. d. Röntgenstr. Bd. 25.

Namenverzeichnis.

Sachverzeichnis.

Allergische Diathese und allergische Erkrankungen

⟨Idiosynkrasien, Asthma, Heufieber, Nesselsucht u. a.⟩

Von

Professor Dr. **Hugo Kämmerer**, München

Leiter des Ambulatoriums der 2. Mediz. Klinik

VIII. 210 Seiten. 1926. RM 13.50, gebunden RM 16.20

Inhalt:

Vorwort. — Begriff der Allergie und allergischen Erkrankungen. — Die experimentelle Eiweißanaphylaxie. — Allergische Diathese ⟨Konstitution⟩ und allergische Disposition. — Idiosynkrasien. -- Die Widal'sche haemoklasische Krise. — Allgemeine Therapie der allergischen Erkrankungen. — Die Nesselsucht. — Asthma bronchiale. — Heufieber. — Migräne. — Epilepsie und Geisteskrankheiten. — Eklampsie. — Nervöses Erbrechen und allergischer Darmkatarrh. — Henochsche Purpura. — Allergische Erscheinungen bei Infektionskrankheiten. — Allergische Hautaffektion außer Nesselsucht und sonstige allergische Erscheinungen.

Aus den Besprechungen: Das Buch vertritt kein abgeschlossenes Urteil über das immer mehr wachsende Forschungsgebiet der allergischen Diathese, sondern ist gerade dadurch so ungeheuer anregend und reizvoll, daß es die ganze Fülle der Fragestellungen und Ergebnisse umfaßt. Es ist für die ganze weitere wissenschaftliche Erforschung des Allergieproblems daher von grundlegendem Werte. Ganz besonders wertvoll sind die ersten Kapitel, die sich mit der Begriffsbestimmung auseinandersetzen und vor allem die Grundlagen der experimentellen Anaphylaxie mitteilen. Eine erstaunliche Fülle von Einzelkenntnissen der allergischen Krankheitsgruppen schließt sich an, und bildet den Hauptteil des Buches. Der große Wert des Buches liegt darin, daß es jedem hier Forschenden eine sehr brauchbare und gediegene Stütze in die Hand gibt und dadurch eben auch zu experimenteller Weiterforschung auffordert. *Medizinische Klinik.*

Die unmittelbare Krankenuntersuchung

Ärztliches Sehen, Hören und Fühlen

Von

Paul Martini

a. o. Professor an der Universität München

Mit 35 Abbildungen im Text VIII, 246 Seiten. 1927. Gebunden RM 8.70

Aus den Besprechungen: Das 246 Seiten starke Buch bringt eine vortreffliche Darstellung der Inspektion, Palpation, Perkussion und Auscultation, also der Methoden, die immer die Grundlagen jeder ärztlichen Untersuchung bleiben müssen. Es ist erfreulich, daß in unserer Zeit, in der die Laboratoriumsmethoden überwuchern, der Autor den Mut hatte, das Buch erscheinen zu lassen. Martini ist aber auch durch seine bekannten Arbeiten über die Theorie der Perkussion und Auscultation ganz besonders befähigt zu einer solchen Darstellung. Das Buch ist außerordentlich klar und versteht auch schwierigere theoretische Auseinandersetzungen in gut verständlicher Form vorzutragen. Es wird dem klinischen Lehrer für die Auscultations- und Perkussionskurse eine erwünschte Unterlage bieten und dem Studenten, wie dem Arzt ein sicherer Führer auf diesen Gebieten sein. *Klinische Wochenschrift.*

Die Licht=Therapie

von

Dr. med. Hans Malten

Leitender Arzt des Dr. Maltenschen Institutes für Nerven= und Stoffwechselkranke in Baden=Baden

Mit 66 Abbildungen. VIII, 88 Seiten. 1926. RM 6.60

Aus dem Inhalt:

I. Licht=Physik. — II. Licht=Biologie. — III. Die Lichtquellen. — IV. Praxis der Lichttherapie. — V. Die Meßmethoden. — VI. Indikationen für Lichttherapie.

Aus den Besprechungen: Wenn wir auch verschiedene Monographien über die Quarzlichtbehandlung sowie über die Heliotherapie besitzen, so existierte bislang kein Buch, das die gesamten in der Therapie gebräuchlichen Methoden der Lichtbehandlung umfaßte. Es ist dem Verfasser gelungen, auf wenigen Druck=bogen eine umfassende, erschöpfende und kritische Übersicht über die physiologischen Grundlagen, die Methodik, Apparatur und Indikationen der Lichtbehandlung zu geben. Auch die Methoden der Lichtdosimetrie sind berücksichtigt. Überall ist auf die Bedürfnisse der Praxis besonderer Wert gelegt. Das kleine Buch wird sich sicher sehr rasch einen großen Leserkreis erwerben. *Deutsche Medizinische Wochenschrift.*

Atlas der Anatomie des mensch= lichen Körpers im Röntgenbild

von

Dr. Albert Hasselwander

o. ö. Professor der Anatomie an der Universität Erlangen

Mit 199 Abbildungen auf Lichtdrucktafeln und 22 Stereoskopbildern. 82 Seiten 1926. Gebunden RM 36.—

Inhalt:

Vorwort. — Einleitung. — I. Schädel. — II. Stammskelett. — III. Becken. — IV. Obere Extremität: Einige Bewegungsbilder der oberen Extremität. — Einige Variationserscheinungen und vielfach mit Varietäten verwechselte pathologische Bindungen. — V. Untere Extremität: 1. Hüfte. — Bewegungsbilder des Hüftgelenks. — 2. Kniegelenk. — 3. Fuß. — Die Variationserscheinungen am Fußskelett. — VI. Verknöcherung. — Verknöcherungen der Hand (Vergleich bei Mädchen und Knaben) — Verknöcherung des Fußes.

Aus den Besprechungen: Vorliegendes Werk verspricht, falls der zweite Band zur Ausführung kommt, eine vollständige Darstellung der Röntgenanatomie, die, soweit aus dem bisher Gebotenen geschlossen werden kann, in jeder Hinsicht als mustergültig zu bezeichnen ist, ja in manchem sogar die bisher erschienenen Werke dieses Charakters zu übertreffen scheint. Vor allem wurde nicht bloß die Gegenüberstellung von Röntgenogramm und gewöhnlicher Konturskizze, wie es in den meisten Lehrbüchern dieser Art üblich ist, beibehalten, um die Überdeckungen und die räumliche Verlagerung möglichst distinkt vorzuführen, wurden außerdem noch den Röntgenbildern Photogramme gegenübergestellt, welche von den gleichen Projektionszentren gewonnen worden waren. Außerdem sind dem Atlas eine größere Menge von lose eingesteckten stereoskopischen Röntgenbildern beigegeben, die aber zum Teil auch als Zweitdrucke in die Abbildungen aufgenommen sind. Die Bilder sind von einer solchen Feinheit und Schärfe, daß dem Werk nur volles Lob zugesprochen werden kann. *Wiener klinische Wochenschrift.*

Soeben beginnt zu erscheinen:

Handbuch
der gesamten Strahlenheilkunde,
Biologie, Pathologie und Therapie
in zwei Bänden

Vollständig umgearbeitete und erweiterte zweite Auf‐
lage des Handbuches der Radiumbiologie und Therapie

Bearbeitet von

A. Bayet‐Brüssel, A. Béclère‐Paris, H. Behnken‐Berlin, M. Belot‐Paris, Elis
G. E. Berven‐Stockholm, A. Bickel‐Berlin, A. Biedl‐Prag, I. Borak‐Wien,
W. Caspari‐Frankfurt a. M., A. Czerny‐Berlin, P. Degrais‐Paris, Fr. Dessauer‐
Frankfurt a. M., C. Dorno‐Davos, G. Forssell‐Stockholm, R. Glocker‐Stuttgart,
F. Groedel‐Frankfurt a. M., O. Hahn‐Dahlem/Berlin, L. Halberstaedter‐Berlin,
G. Hertwig‐Rostock, H. Holfelder‐Frankfurt a. M., H. Holthusen‐Hamburg,
A. Jesionek‐Gießen, O. Jüngling‐Stuttgart, L. Karczag‐Budapest, P. Karger‐Berlin,
E. Kisch‐Berlin, Fr. Kraus‐Berlin, L. Küpferle‐Freiburg i. Br., A. Lacassagne‐
Paris, W. Lahm‐Chemnitz, P. Lazarus‐Berlin, G. Levy‐Paris, E. London‐Lenin‐
grad, O. Lubarsch‐Berlin, G. Meldolesi‐Rom, St. Meyer‐Wien, E. Milani‐Rom,
M. Nemenow‐Leningrad, C. Neuberg‐Dahlem/Berlin, E. Opitz †‐Freiburg i. Br.,
W. Parrisius‐Tübingen, A. E. H. Pinch‐London, D. Quick‐New York, B. Rajewsky‐
Frankfurt a. M., S. Recasens‐Madrid, Cl. Regaud‐Paris, A. Reyn‐Kopenhagen,
A. Rollier‐Leysin, J. Rother‐Berlin, S. Russ‐London, V. Schmieden‐Frankfurt a. M.,
G. Schwarz‐Wien, L. Seitz‐Frankfurt a. M., E. v. Seuffert‐München, J. Solo‐
mon‐Paris, A. Sommerfeld‐München, I. Stoklasa‐Prag, J. Wätjen‐Berlin,
R. Werner‐Heidelberg, H. Wintz‐Erlangen, H. Zwaardemaker‐Utrecht.

Herausgegeben von

Professor Dr. Paul Lazarus
Berlin

Erster Band: **Physik — Chemie — Biologie und Pathologie
der Strahlung.**

Zweiter Band: **Therapeutische Methodik und spezielle Strahlen‐
klinik.**

Fertig liegt vor:

Erster Band, 1. Lieferung

Mit 25 zum Teil farbigen Abbildungen im Text und zahlreichen Tabellen
VI, 166 Seiten. 1927. RM 16.50

**Einleitung: Die neuen Wege, das Wesen und die Indikationen der Strahlen‐
heilkunde** von Paul Lazarus‐Berlin. — **Atom. Elektron. Ion. Strahlen‐
energie** von A. Sommerfeld‐München. — **Die physikalischen Grundlagen
der Sonnen‐ und Lichttherapie** von Dorno‐Davos. — **Die therapeutisch
wichtigen radioaktiven Stoffe und ihre Strahlungen samt den Meßmethoden**
von Otto Hahn‐Dahlem‐Berlin.